U品生活
U product life

常见病治疗容易，经常复发怎么办？

家人有病痛，偏方帮到你

修订版

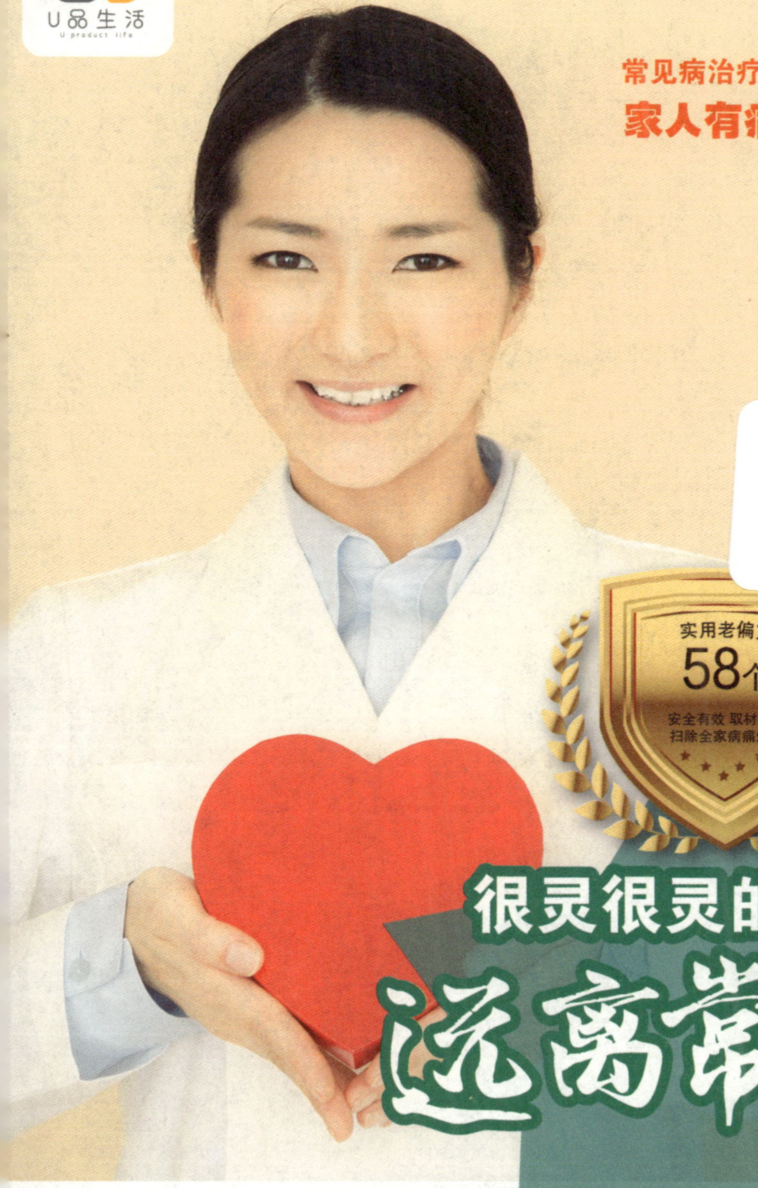

实用老偏方
58个
安全有效 取材天然
扫除全家病痛烦恼

很灵很灵的老偏方
远离常见病

呼吸困难 · 头疼脑热 · 感冒咳嗽
外伤烫伤 · 痤疮湿疹 · 腹泻便秘

凝聚当代名老中医多年行医经验
灵验偏方助你解决烦恼

臧俊岐◎主编

黑龙江科学技术出版社
HEILONGJIANG SCIENCE AND TECHNOLOGY PRESS

图书在版编目（CIP）数据

很灵很灵的老偏方. 远离常见病 / 臧俊岐主编. --
2版. -- 哈尔滨：黑龙江科学技术出版社, 2020.5
ISBN 978-7-5719-0281-0

Ⅰ. ①很… Ⅱ. ①臧… Ⅲ. ①常见病－土方－汇编
Ⅳ. ①R289.2

中国版本图书馆CIP数据核字(2019)第186567号

很灵很灵的老偏方 远离常见病
HEN LING HEN LING DE LAO PIANFANG
YUANLI CHANGJIANBING

主　　编 臧俊岐
责任编辑 回　博
封面设计 何智杰
出　　版 黑龙江科学技术出版社
地　　址 哈尔滨市南岗区公安街70-2号
邮　　编 150007
电　　话（0451）53642106
传　　真（0451）53642143
网　　址 www.lkcbs.cn
发　　行 全国新华书店
印　　刷 雅迪云印（天津）科技有限公司
开　　本 710 mm×1000 mm　1/16
印　　张 13
字　　数 180千字
版　　次 2020年5月第2版
印　　次 2020年5月第2次印刷
书　　号 ISBN 978-7-5719-0281-0
定　　价 39.80元

编者自序

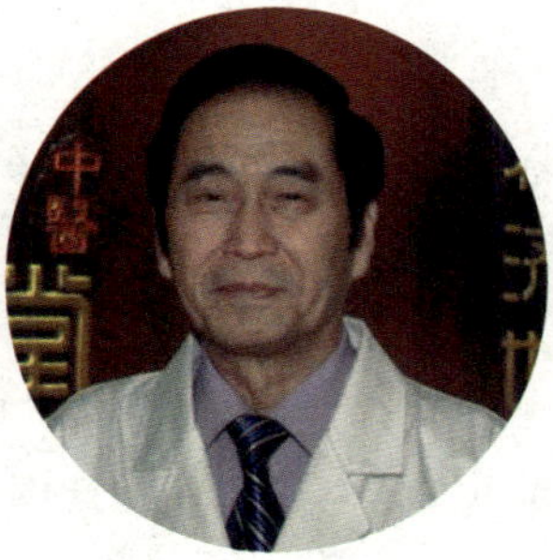

臧俊岐

主任中医师，著名针灸、中医药保健养生专家。

中医界“温和派”代表人物。

一直以来，偏方深受人们的喜爱，民间自古就有“偏方治大病”的说法。偏方，是指药味不多，但是对某些病症具有独特疗效的药方。直到今天，仍有很多饱受疾病困扰的患者在打听、寻找各种偏方。

偏方之所以受到群众的欢迎，原因主要有四点。第一，偏方疗效显著，除了日常生活中的小毛病，其对许多慢性病、疑难杂症及一些突发情况等也有很好的治疗效果。第二，偏方取材方便、经济实用，其药材多为常见易找的食物，比如姜、枣、当归和鸡蛋等，且价格低廉。第三，偏方操作简便，只需对食物或药材进行简单处理，如煎煮、泡酒或外敷，即可奏效。第四，偏方的不良反应小，其多取自人们日常饮食材料，所用的药材也来自于大自然的天然植物，且仅仅采用几味药材，甚至是单味药材治病，如板蓝根治感冒，治病方式较为温和，不良反应极小。可见，偏方治病经济、实用、方便、安全，是一个不可多得的治病方法。

“身体是革命的本钱”，每个人都想拥有健康强壮的好身体。俗话说，“病来如山倒，病去如抽丝”，即使患再小的疾病，也是一件很麻烦的事情。

在日常生活中，很多疾病的发生往往是出其不意的，即在你还没搞清楚状况之前，就已经不知不觉地“惹”上了！因此，为了你和家人的健康，不妨准备一些“小偏方”。

本人将从医多年的临床经验及对民间偏方的所见所闻集合成册，把生活中常见的五官科、皮肤科、外科、男科、妇科、儿科等方面的疾病及其他生活小杂病呈现给大家。书中所取偏方均删繁就简，贴近生活，以求实用；所列偏方体例简明，可速查速用，是现代人必备的日常疾病速查宝典。本书提供的偏方具有无可比拟的经济性和实用性，制作和服用均能因地、因时制宜。希望读者朋友们能从中受益，远离疾病。

CONTENTS 目录

第一章 日常病小偏方

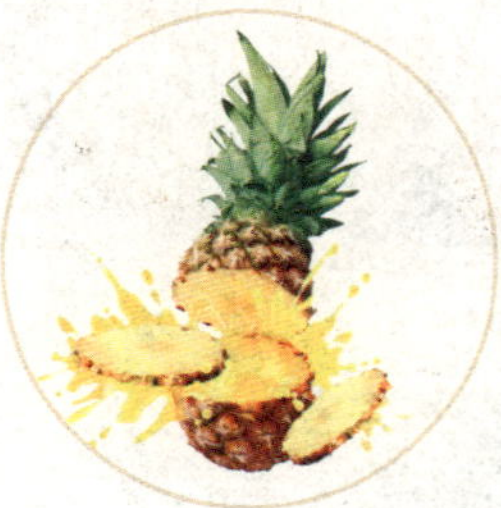

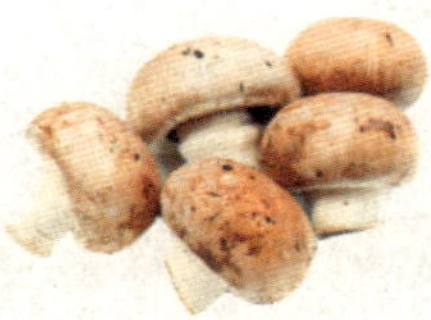

第二章 五官问题小偏方

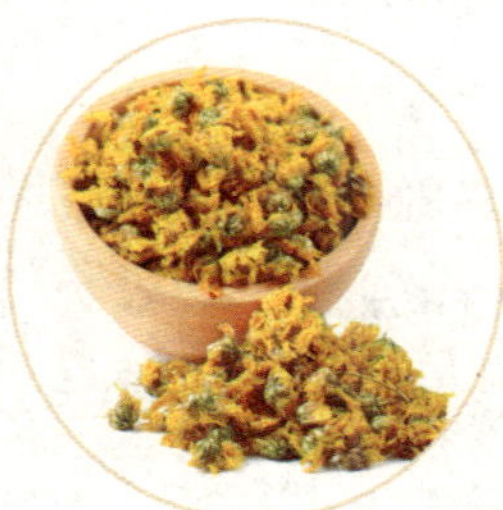

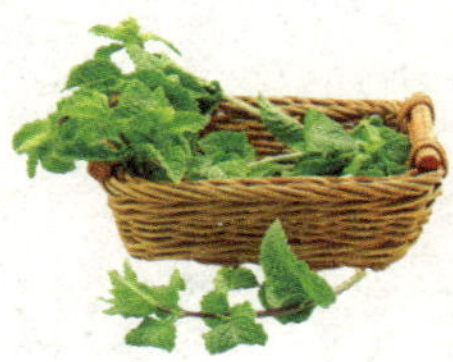

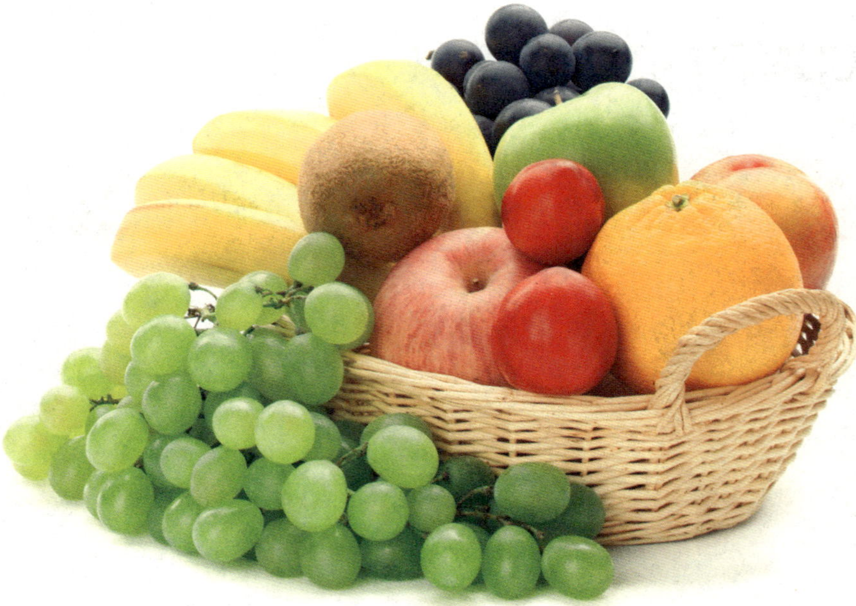

第三章 外科伤病小偏方

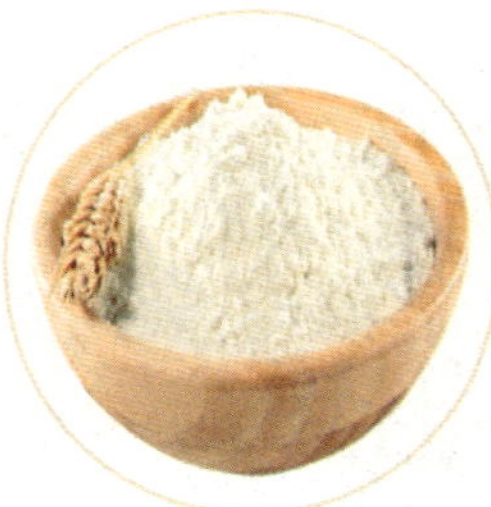

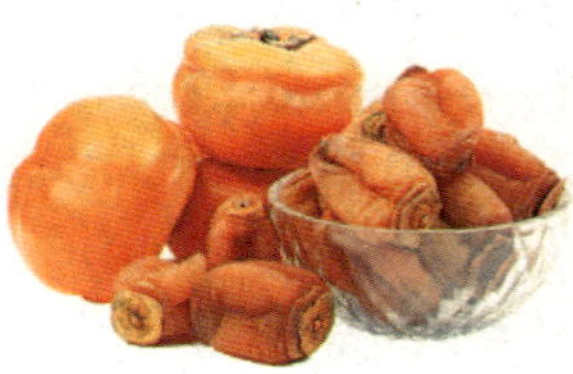

第四章 皮肤问题小偏方

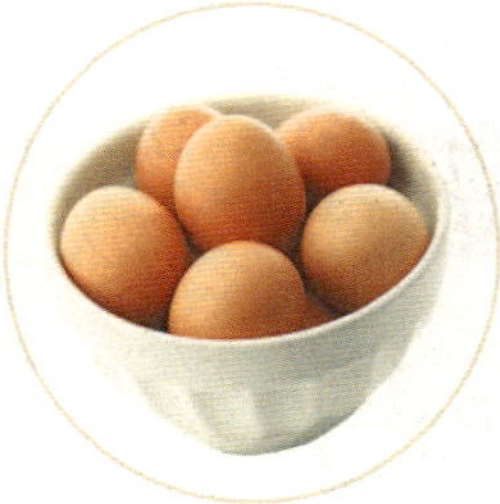

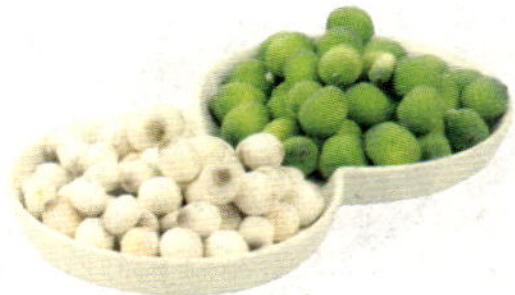

第五章 安神养心小偏方

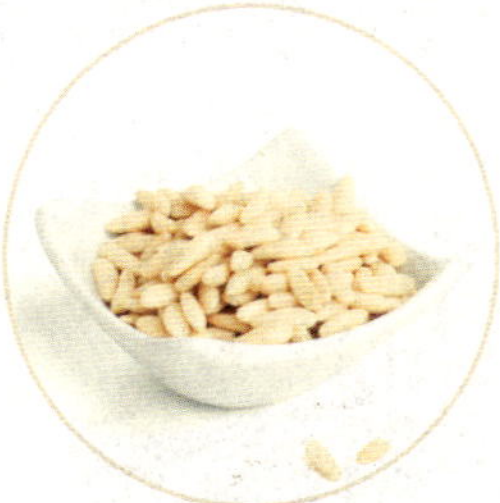

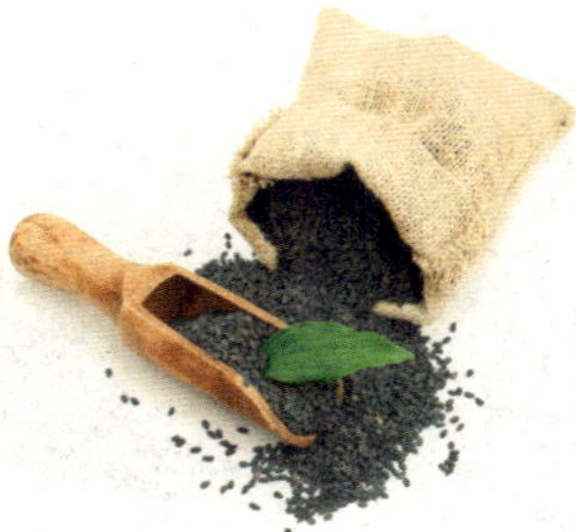

第六章 小孩常见病小偏方

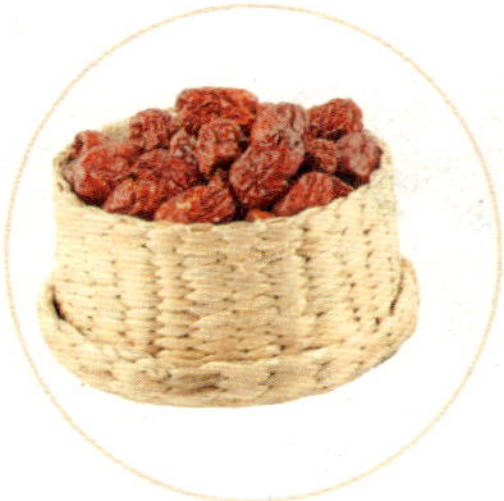

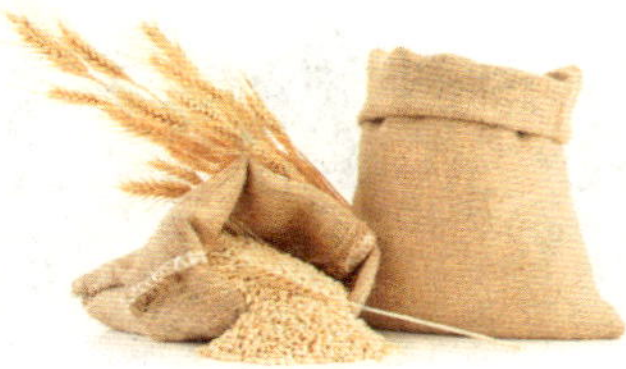

第七章 妇科问题小偏方

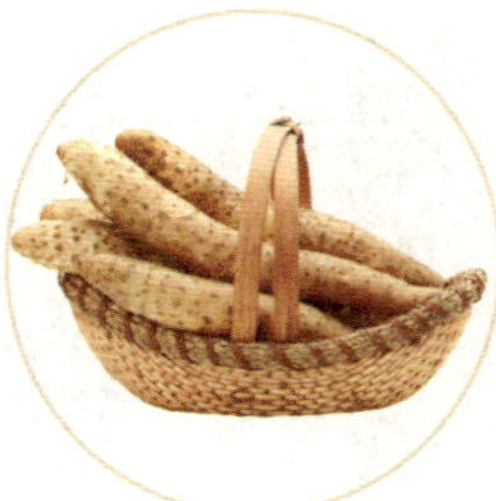

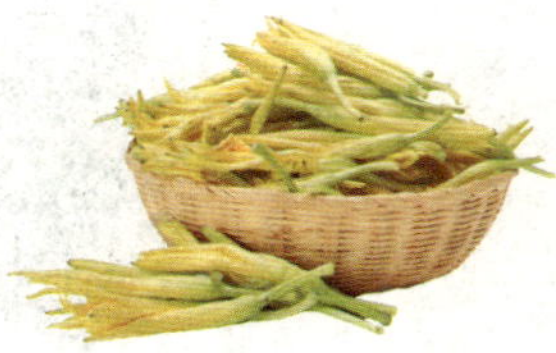

第八章 男科问题小偏方

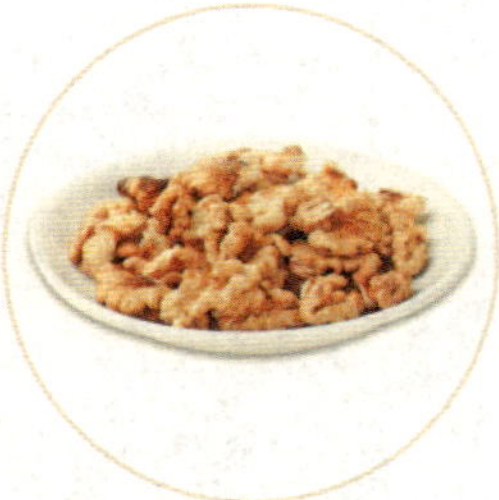

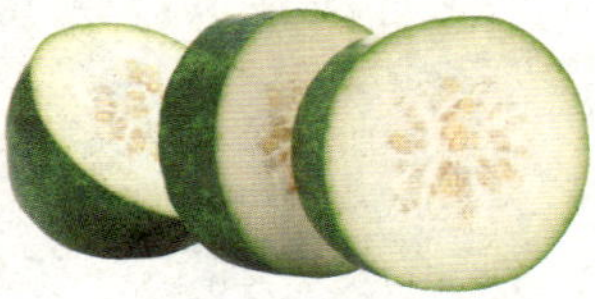

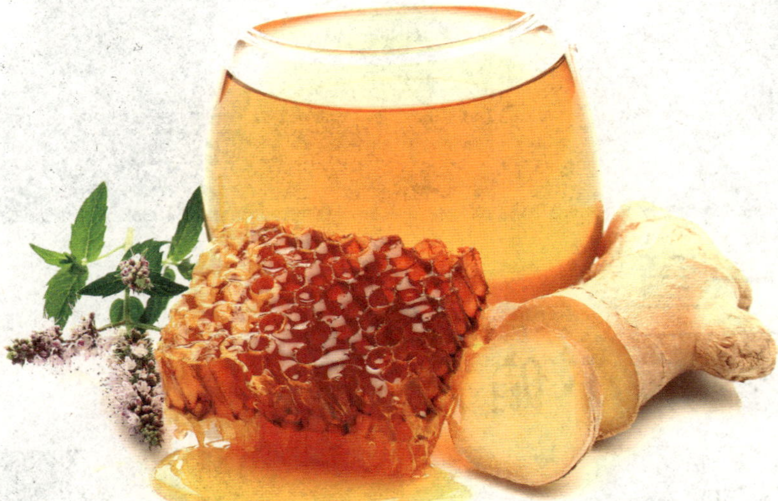

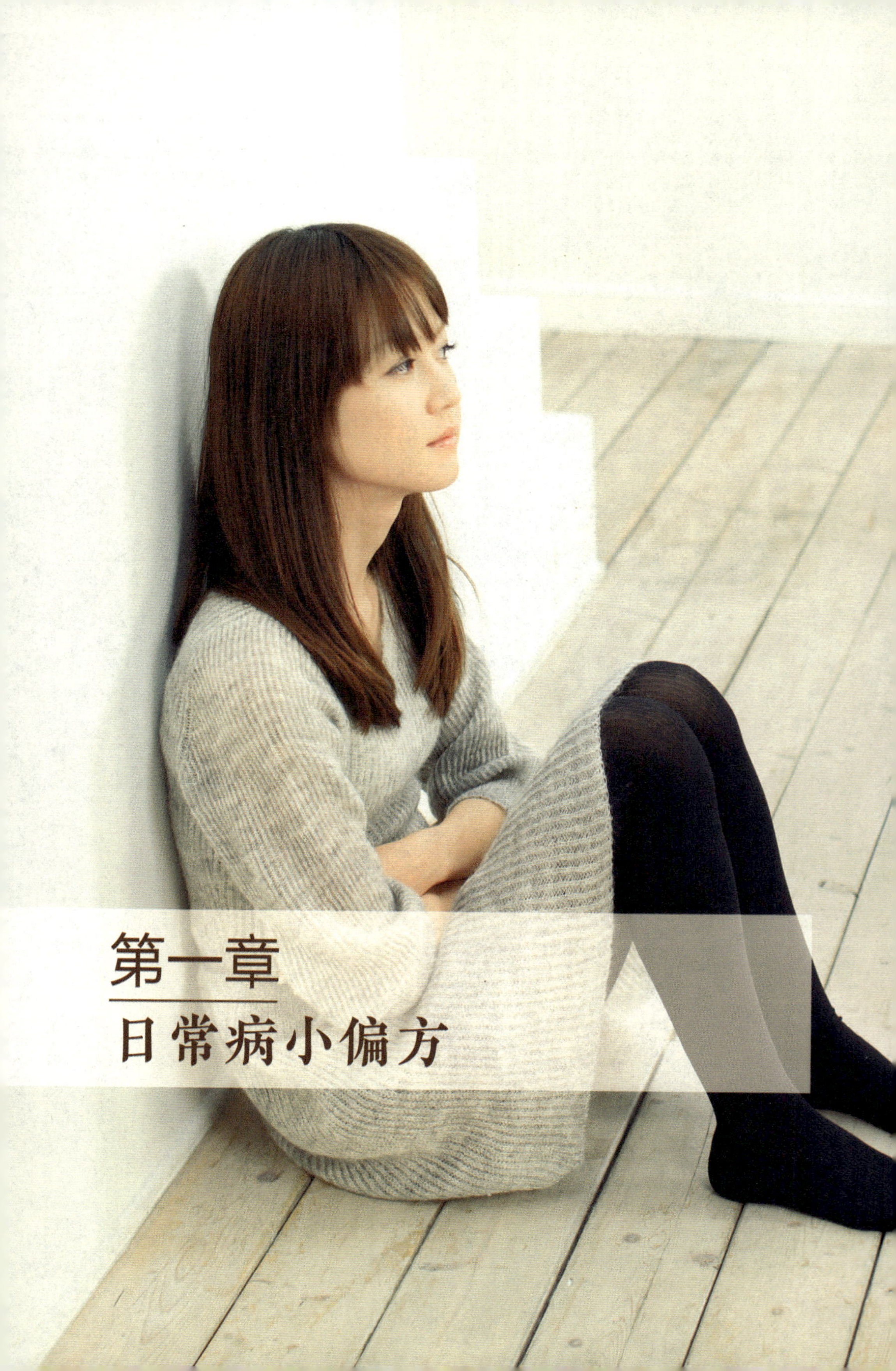

第一章

日常病小偏方

在日常生活中，我们容易患上一些小病小痛，比如感冒、咳嗽、中暑、便秘等；不良的生活方式和其他因素，也容易使人患上高血压等慢性疾病；此外，哮喘、消化不良、消化性溃疡、骨质疏松等也很常见。

本章通过9个病例小故事，为大家简要介绍了上述日常病痛的病因、症状、诊断过程等内容，针对每种病症挑选了最有效的老偏方进行对症治疗；此外，还提供了更多食疗方用以辅助调养，让每位患者朋友都能用最健康的方式获得最灵验的治疗效果。

葱白生姜饮治感冒

近日，气温骤降，很多人都感冒了，来找我诊治的患者也比平日里多。这天清早，中医馆就来了一位病人小琴。她说自己是湖北中医药大学的学生，在学校就听说过我的名字。前几天，小琴回到家中后不久便感冒了，通过打听得知我在一家中医馆坐诊，就专程过来找我治病。

小琴跟我说，不久前刚好学校放假，为了勤工俭学，她在家附近找了一份餐馆服务员的工作，每天工作十几小时，忙到很晚才下班。回家后，她还会看一小时的专业书，有时看书累了，就直接趴在桌子上睡着了，也没盖任何东西。一个星期过后，小琴的身体出现了问题：先是一直打喷嚏，几天后就出现了流鼻涕、咳嗽、全身酸疼无力的症状。

帮小琴初步诊断后，我发现她苔薄白、脉浮紧、鼻塞声重、打喷嚏，还有恶寒、头痛、喉痒咳嗽、骨关节酸痛的症状，为风寒感冒的表现。我边诊断边告诉小琴，由于这段时间过于劳累，晚上睡觉时没有盖被子，才导致她身体着凉而出现以上不适症状的。

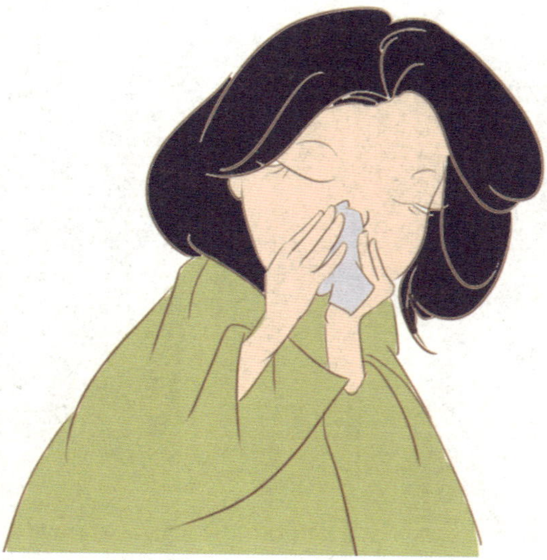

从中医的角度来说，六淫时邪猖獗，肺卫调节疏泄；起居不当，腠理不密，营卫失和；体质虚弱，卫外不固，虚体感邪，最终导致卫表不和、肺失宣降而引发感冒，多表现为鼻塞、流涕、打喷嚏、咳嗽、头痛、恶寒、全身不适、脉浮等症状。

我特地向小琴推荐了一道民间流传很久的老偏方——葱白生姜饮。葱白具有发汗解表、通达阳气的功效。《本草纲目》记载："葱，所治之症，多属太阴、阳明，皆取其发散通气之功。通气故能解毒及理血病。"生姜在中医药学里具有发散、止呕、止咳等功效，可"治伤寒头痛、鼻塞、咳逆上气，止呕吐，治痰嗽"。将生姜和葱白一同煎煮，取其汁液分顿趁热服用，每天1次，坚持7天，可明显缓解小琴这类风寒感冒患者的不适感。

几天后，小琴打电话跟我说，服用了葱白生姜饮，她的感冒很快就好了，之前的不适症状全都消失了。

因和她比较投缘，我在电话里再三叮嘱她，以后不要太过拼命，睡觉前一定要盖好被子，身体好才能学习好。我还给她提供了几个有用的食疗方来预防感冒，并告诉她，平时多注意饮食调养，多按摩委中穴、曲池穴，也可有效预防感冒；注意保温，不要受凉，天气变冷及时添加衣服；保证充足的睡眠，多喝水，少吃辛辣刺激的食物，多吃蔬菜和水果；平时多进行体育锻炼，增强身体抵抗疾病的能力。"睡前泡脚，胜吃补药"，坚持睡前用温热水泡脚，不仅可以促进睡眠，还可以有效预防风寒感冒。

暑假过后，我去湖北中医药大学开讲座，无意中碰到了小琴，就询问了她的近况。她说，自从上次听了我的建议后，她每天都坚持跑步，还用我给的方子调养身体，再也没有感冒了。

最灵调理方：葱白生姜饮

- 准备生姜半块、葱白3根。先将生姜洗净，切片，入锅，加适量水，煎煮10分钟；然后加入切碎的葱白，再煮2分钟，去渣取汁即可。每天1次，分顿趁热服用，7天为1个疗程。生姜具有发散、止呕、止咳等功效，葱白能发汗解表、通达阳气。两者共同作用，适用于风寒感冒患者。

更多调理方

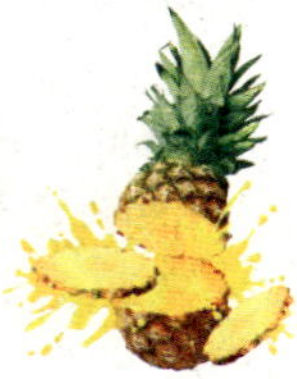
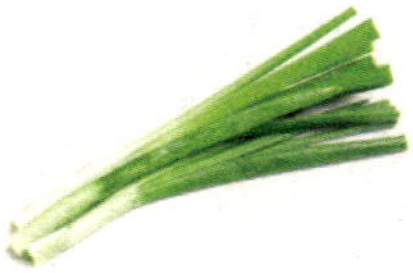
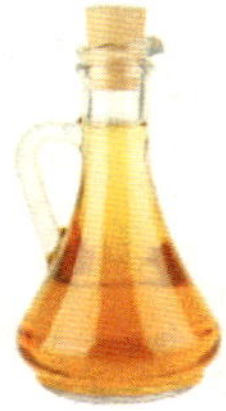
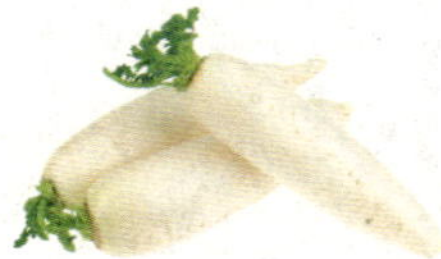

菠萝蜂蜜汁

准备菠萝 100 克，蜂蜜适量。将菠萝去皮后切块，放于盐水中浸泡大约 20 分钟，取出菠萝块改切成小丁；取榨汁机，将菠萝丁榨汁，可加适量水。倒出菠萝汁，依据个人口味添加适量蜂蜜即可食用。1 日 2 次，连服 3 日。菠萝中含有的菠萝蛋白酶不但可以帮助感冒患者缓解喉咙痛和咳嗽的症状，还可以有效分解食物中的蛋白质，增强机体的免疫力。此方适合风热感冒患者。

葱白粥

准备粳米 50 克，葱白、白砂糖各适量。将葱白摘去外皮，冲洗干净，切细。粳米淘洗干净，用冷水浸泡半小时，捞出，沥干水分。然后向锅中加入约 1000 毫升冷水，将粳米放入锅中，先用旺火烧沸，加入葱白、白砂糖，再改用小火熬煮成粥即可食用。每日 1 次。葱白粥具有解表散寒、和胃补中的功效，可用于风寒感冒。

杭菊糖茶

准备杭菊花 30 克，白砂糖适量。在透明的玻璃杯中放入杭菊花，根据个人口味加入适量白砂糖，倒入沸水冲泡 2~3 分钟，可看到茶水渐渐酿成微黄色。每次喝时，不要一次喝完，要留下 1/3 杯的茶水，然后续水再喝，直至茶味淡了为止。此茶具有通肺气、止呃逆、清三焦郁火的功效，适用于风热感冒初起、头痛发热患者。

米醋白萝卜菜

准备白萝卜 250 克，米醋 30 克，花椒 1 克，盐 2 克，香油 1 克。将白萝卜洗净，切成薄片，然后放入花椒、盐，加米醋浸 4 小时即可。食用时淋香油，当菜下饭，每日 1 次。此方具有辛凉解表、消食解毒的功效，适用于流行性感冒。

● 按摩特效穴：委中穴、曲池穴

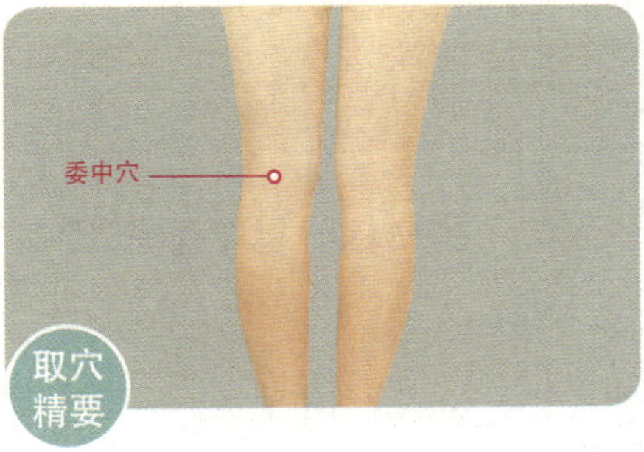

委中穴：舒经活络，散瘀活血，清热解毒穴位。穴位位于腘窝横纹中点，当股二头肌腱与半膜肌肌腱的中间。

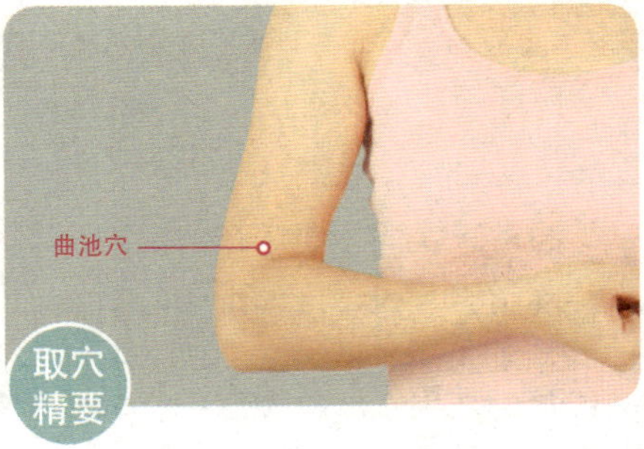

曲池穴：疏风清热，调和营卫，清胃肠热，通络活血穴位。穴位位于肘横纹外侧端，屈肘，当尺泽与肱骨外上髁连线中点。

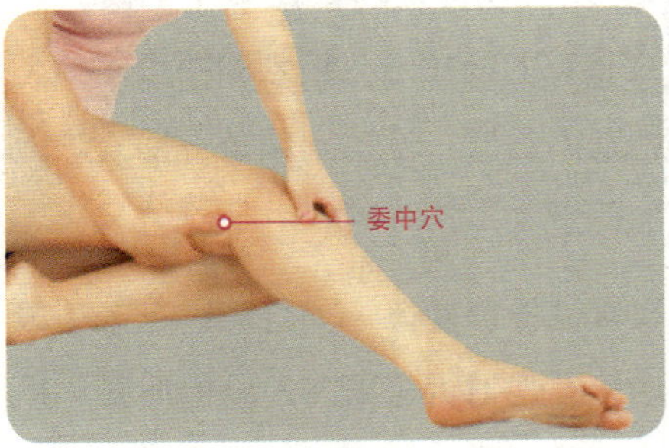

Step 1：取坐位，一手绕到腘窝，大拇指置于穴位上，另一手扶住膝盖，以大拇指指腹按揉穴位。

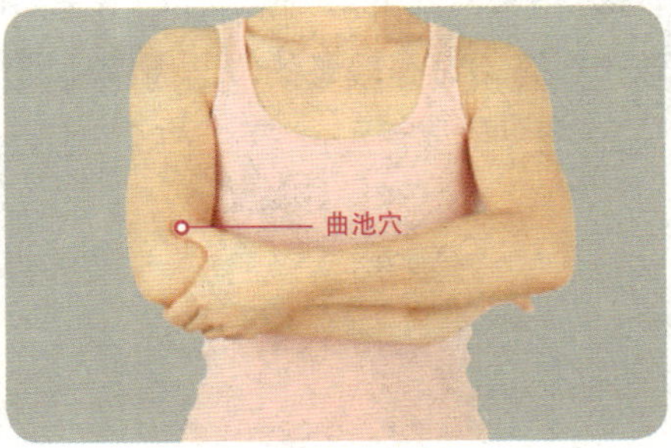

Step 2：站立，屈肘呈 90°，前臂贴在腹部，另一手握住肘部，大拇指对准穴位，用指腹按揉。

操作要领

①力度以出现酸胀的感觉为宜。

②每天早晚各按摩 1 次，每次 1~3 分钟。

盐蒸橙子养肺止咳

经常来我们中医馆送快递的小邓，三十出头，做事利索，从不拖沓，每天在社区奔走，将快递送到家家户户。

有一天早上，我无意中看见一个年轻的小伙子送快递到中医馆，像极了小邓，走上前去一看，果然是他。他摘下口罩和我打招呼，我见他头发凌乱，面色苍白，忙问："小邓，你今天是怎么了？怎么还带着口罩上班了？"

小邓边咳嗽边回答道："臧老，别提了。前些天连下暴雨，又恰逢'双十一'，众多商家都搞打折促销的活动，网上购物的人比平日里不知多了多少倍，快件自然也特别多。公司所有人都在加班加点，我冒雨跑了十几个地方送快递，咳，一直忙到晚上十点半才回到家。第二天我就有点咳嗽了，咳，咳咳……开始只是轻微的、断断续续的，后来是整天地咳嗽，根本无法控制，人感觉特别不舒服。没想到病情一拖，咳嗽得更加严重了，咳咳咳……"

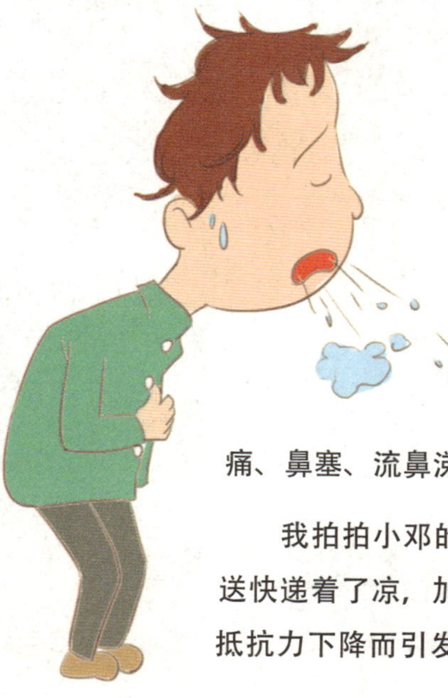

我看他神色憔悴，就给他进行了简单的诊治，发现他舌苔薄白，脉象浮紧，痰液稀薄、颜色发白，属于风寒咳嗽。中医认为，风寒咳嗽是由外邪侵袭肺系，或其他脏腑有病，损及于肺，肺气不利所引起，常表现为咳嗽、痰白而稀、恶寒发热、头痛、鼻塞、流鼻涕等。

我拍拍小邓的肩膀说："小伙子，你是因为前些天冒雨送快递着了凉，加上工作又累，没有注意休息，导致身体的抵抗力下降而引发咳嗽的。不用担心，我知道一个非常有效的老偏方——盐蒸橙子，你可以回家试试。先将橙子洗净去顶，然后在橙肉上撒少许盐，再放入锅中蒸，熟后去皮食用，每天 1 个，坚持 1 个星期。”

我告诉他，橙子被称为“疗疾佳果”，含有丰富的维生素 C、钙、磷、β-胡萝卜素、柠檬酸等物质，有宽胸理气、化痰止咳、养阴润肺的功效；盐具有清热解毒、凉血润燥、杀虫消炎的作用。橙子中加入适量盐一起蒸，最大程度上保留了橙子止咳润肺的功效。果肉连同蒸出来的水一起服用，对缓解咳嗽有明显的疗效。

一个星期过后，小邓送快递路过中医馆，特地停下车来向我道谢。他高兴地对我说，按照我推荐的方子，回家服用了几天后，不仅咳嗽明显减少了，痰液没有了，人也恢复了活力，干活特别有劲。听到小邓这样说，我感到很欣慰。

临走时，我再三嘱咐他，就算工作再忙，健康也不能忽视，以后饮食要规律，不要吃生冷和油腻的食物；平时要多注意休息，加强身体锻炼，增强抵抗力，注意防寒保暖，特别是下雨天不要淋雨，以免受凉。我又给他推荐了几个食疗方，用来预防咳嗽。

不久之后，小邓又送快递到中医馆，他跟我说，他现在的身体特别棒，再也没有咳嗽，也很少生病了。他还把这个偏方介绍给了他的同事，同事们都觉得效果不错。

最灵调理方：盐蒸橙子

- 准备新鲜橙子 1 个，盐 1/3 匙。先将橙子洗净，并在盐水中浸泡一会儿。再将橙子割去顶，将少许盐均匀撒在橙肉上，用筷子戳几下，便于盐分渗入，用牙签插住橙子固定好。将橙子装入碗中，上锅蒸，水开后蒸 10 分钟左右。取出后去皮，果肉连同蒸出来的水一起食用。每天服用 1 个，坚持 1 个星期。此法适用于秋冬受凉感冒而咳嗽的患者。

更多调理方

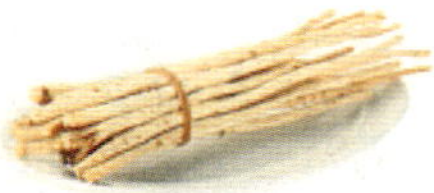
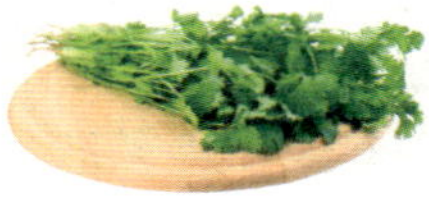
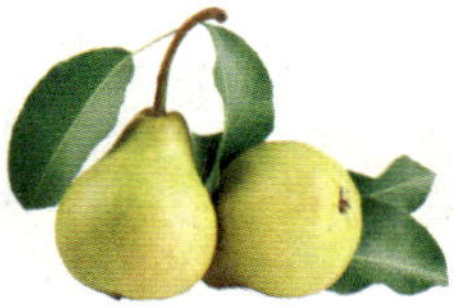
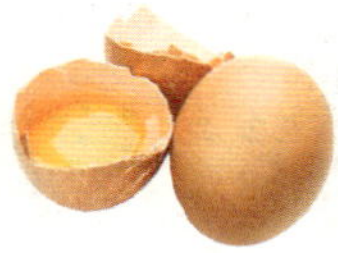

沙参玉竹莲子百合汤

准备沙参 50 克，玉竹、莲子、百合各 25 克，鸡蛋 1 个，冰糖适量。将沙参、玉竹、莲子、百合洗净，放入锅中，加入适量清水浸泡 30 分钟左右，然后将锅置于旺火上，将鸡蛋连壳一起下锅，同炖半小时，取出鸡蛋除壳，再用小火继续炖煮 20 分钟至食材软烂。食鸡蛋饮汤，也可酌加适量冰糖调味。此方能滋阴清热，润肺止咳，可用于气虚久咳、肺燥干咳，见咳嗽声低、痰少不利者。

香菜汤

准备香菜 30 克，饴糖 30 克，大米 100 克。先将大米洗净，浸泡半小时；香菜洗净，去根，切碎。大米放入锅中，加入适量清水煮汤。取大米汤 3 匙与香菜、饴糖搅拌后蒸 10 分钟即可。趁热 1 次服完，服用后注意避风寒。香菜具有发汗透疹、消食下气、醒脾和中之功效；饴糖能补中缓急，润肺止咳，解毒。其与大米汤一同煮，可发汗透表，适用于伤风感冒引起的咳嗽。

鲜梨贝母

准备鲜梨 2 个，贝母末 6 克，白砂糖 30 克。将梨洗净、去皮，对半剖开，挖去梨核，保留梨的外形不变，然后把贝母末及白砂糖填入挖去梨核的部位，将两半梨合并放在碗内蒸熟。每天蒸 2 个梨，早晚各吃 1 个。梨所含的配糖体及鞣酸等成分，能祛痰止咳，对咽喉有养护作用；贝母是常用的化痰止咳药。此方具有清热化痰、散结解表的功效，可用于治疗咳嗽、咽燥、痰黄腥臭或脓血痰等。

糖水冲鸡蛋

准备鸡蛋 1 个，生姜、白砂糖各适量。先将姜切碎，绞汁。再将鸡蛋打入碗中搅匀，白砂糖加水半碗煮沸。趁热冲鸡蛋搅和，然后倒入姜汁调匀。每日早晚各服 1 次。鸡蛋具有祛热、镇心安神、安胎、止痒、止痢的功效；白砂糖能润肺生津、补中缓急。此方可用于治疗肺燥咳嗽、津液不足、口干渴，久咳不愈患者可多食。

核桃杏仁蜜治哮喘

前天傍晚，我去小区附近的公园散步，看到不远处一群人在围观，走近一看：一个 6 岁左右的男孩，上气不接下气，还不停地大口喘气，脸色很难看。这时，他的妈妈慌忙从包里拿出气管扩张剂，喷入男孩的嘴里。几分钟过后，男孩的呼吸渐渐地平缓下来了。

通过交谈，我得知这个妈妈姓黄，她的儿子在 4 岁左右就查出患有轻度哮喘，现在情况越来越严重了，每次发病时，都是靠气管扩张剂来缓解。去了多家医院治疗，儿子的哮喘还是经常复发。我看着这位母亲因为担心儿子的病情变得如此消瘦，便叫她哪天得空带着孩子到中医馆找我。

一个星期后，黄女士带着儿子来到中医馆。小男孩看上去特别活泼，完全不像上次看到的那番模样。我给他把了脉，看了舌苔，发现小男孩舌苔薄白，脉象细而无力。黄女士说，哮喘发作时，孩子会突然面色苍白，胸闷气短，容易出汗；缓过神来后，又像一个正常健康的孩子。说着说着，黄女士的眼泪就掉了下来，她一个劲儿地恳求我想办法治好儿子的哮喘。

我告诉黄女士，哮喘属于一种慢性疾病，一般是突然发作，患者发作前会有鼻塞、打喷嚏、干咳等症状，发作时会出现呼吸困难、胸闷、胸痛、咳嗽，还会咳出大量白色的泡沫痰。上次男孩发病的过程正是哮喘的常见症状，综合刚才了解的情况来看，他

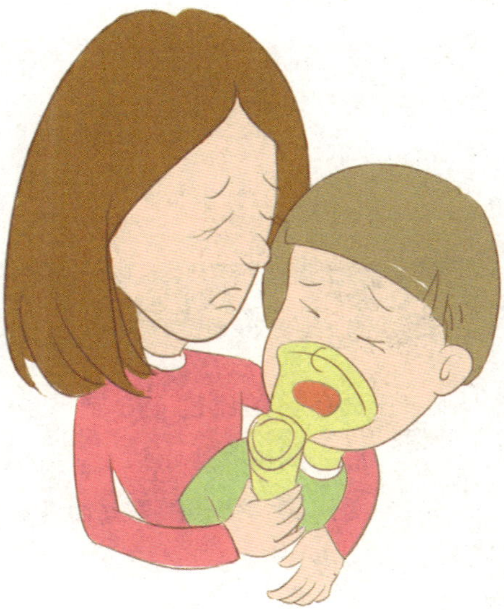

属于肺气虚弱型哮喘。

中医学认为，肺为气之主，肾为气之根。当哮喘病发作时，肺道不能主气，肾虚不能纳气，则气逆于上，而发于喘急。脾为生化之源，脾虚生痰，痰阻气道，故见喘咳、气短。因此，哮喘病是肾、肺、脾三虚之症。

我对黄女士说，治疗哮喘，有一道民间验方，疗效不错，就是核桃杏仁蜜。这个方子简单易做，做出来味道甜美，很适合小儿患者食用。核桃仁营养价值丰富，有镇咳平喘、补气养血、润燥化痰、温肺润肠的作用，对哮喘病患者疗效极佳。杏仁能降肺气，兼有宣肺之功，能止咳平喘，为治咳喘之要药。蜂蜜有和营卫、润脏腑、通三焦、调脾胃的功能。三味同煮，每天适量食用，坚持 2 个星期，可明显缓解哮喘。

另外，我还提醒黄女士，要想彻底摆脱哮喘，单靠偏方是不够的。每次带孩子出门一定不要忘带气管扩张剂或喷雾剂。此外，平时还要加强身体锻炼，增强机体的抵抗力。尽量少带孩子去人流密集的地方，不要让孩子接触花粉、面粉等刺激类物质，保持室内清洁、通风，注意随季节的改变替孩子增减衣服，密切注意孩子的表现等。我还推荐了其他几道食疗方给黄女士，建议她经常做给孩子吃。

几个月后，黄女士带着儿子登门向我道谢，并告诉我，她的儿子有很长一段时间没有犯哮喘了。

在这里，我想再次提醒大家，哮喘是一种常见病、多发病，发作时，如果得不到及时的处理，很可能会危及生命，大家一定要有所重视。

最灵调理方：核桃杏仁蜜

- 先准备好核桃仁 250 克，杏仁 250 克，蜂蜜 500 克。然后加水将杏仁放入锅中煮 1 小时，再加入核桃仁收汁，水将开时，加入蜂蜜，搅匀至沸腾，每天取适量食用，坚持 2 个星期。此方可用于哮喘经常发作的患者。

更多调理方

黑芝麻姜糖

准备黑芝麻 250 克，生姜汁、蜂蜜、冰糖各 125 克。先将蜂蜜、冰糖蒸熟，待冰糖融化后混合均匀，然后凉凉。将黑芝麻用小火不停翻炒，待黑芝麻炒出香味时倒入生姜汁继续拌炒，将冷却后的蜂蜜与冰糖汁倒入锅中与姜汁、炒黑芝麻一起搅拌，待搅拌均匀后，关火待其稍微放凉，放入瓶中封闭备用。每日早、晚各服 1 匙。黑芝麻、蜂蜜、冰糖都具有很好的滋肺阴、润肺燥的作用，生姜汁具有化痰的作用，此品多用于老年性哮喘患者。

核麻蜜

将核桃仁 250 克、黑芝麻 100 克、蜂蜜 100 克备好。将黑芝麻用小火不停翻炒，待炒出香味后盛出，凉凉备用。核桃仁捣碎。取蜂蜜放入锅中，加入 400 毫升清水，在炉火上煮沸，然后趁热倒入捣碎的核桃仁和炒好的黑芝麻，用筷子搅拌均匀，放在笼屉上蒸 20 分钟即可。每天早饭前、晚睡前吃 2 匙，按量服完为 1 个疗程，病重者可连续服用。此方主治哮喘，不良反应小，可长期调理食用。

五味子鸡蛋

备好五味子 250 克，红皮鸡蛋 10 个。五味子洗净，浸泡 30 分钟。鸡蛋煮熟后捞出，把鸡蛋壳打碎出现小裂纹即可。然后在锅中加适量冷水、五味子、鸡蛋，大火煮开，小火煮 30 分钟后关火，1 小时后取出鸡蛋食用。每日早晨吃 1 个鸡蛋。此方有补气养阴的功效，可用于肺肾两虚之虚咳、气喘。

大葱红糖水

准备大葱 20 克，红糖 10 克。将洗净的大葱捣碎。锅中放入适量清水，用大火烧开，放入捣碎的大葱略煮 2 分钟后倒出，用纱布过滤大葱渣，加入红糖调味即可。早晚各 1 次，每次 100 毫升。此品利肺通阳、发汗解表，对寒性哮喘有一定防治作用。

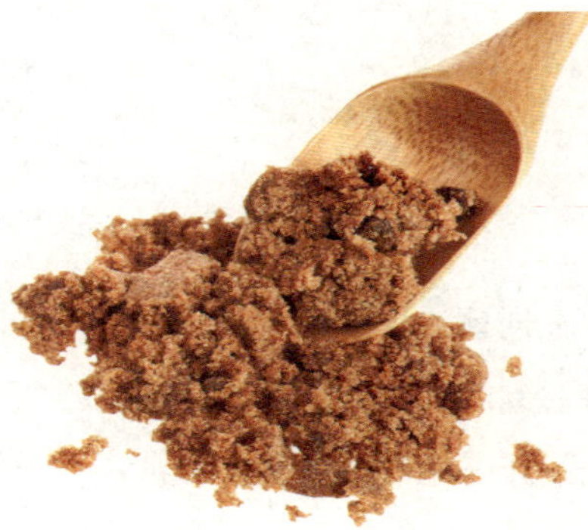

消化不良就喝山楂粥

随着时代的发展，人们的生活节奏越来越快，所承受的压力也越来越大。压力，不仅给人们带来了心理上的负担，同时也带来了身体上的不良影响，消化不良就是其中最常见的毛病之一。近年来出现消化不良症状的人日渐增多，该症状尤其多发于从事金融、销售等工作，压力较大的白领人士。

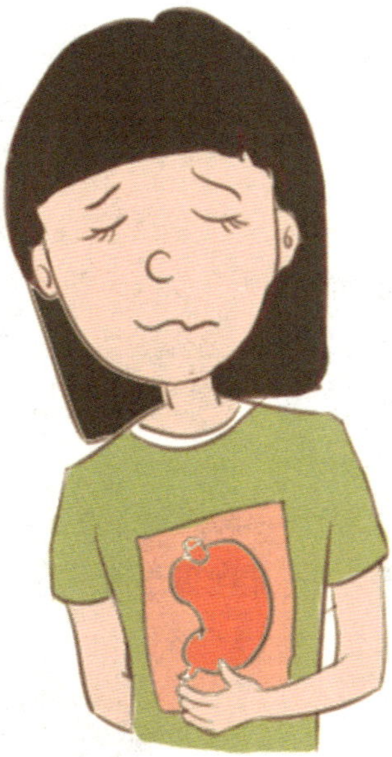

我曾诊治过一位消化不良患者小莉。她从事销售工作有 3 年了，靠着自己的打拼，坐上了部门经理的位子。在旁人看来，她外表光鲜，收入可观，是人们羡慕的白领一族。可销售行业竞争激烈，压力大，她经常加班到深夜，没有固定的休息时间。为了节省时间多跑业务，她常常啃点面包应付一日三餐，饮食极其不规律，吃了这顿，忘记下顿。每个周末她还要陪客户，餐桌上免不了大鱼大肉和酒水。慢慢地，她发现自己经常腹部鼓胀，吃不下饭，有时还会恶心、呕吐。刚开始她觉得不是什么大事，也未重视；等到严重时才去买药吃，暂时好了，但没过几天，又出现了消化不良。一个同事听说小莉反复出现这种情况，便建议她找个中医想想办法。

在同事的建议下，小莉来到我这求诊。她向我详细讲述了病情，说隔三差五地感到腹部胀痛、恶心，还没吃饭就打饱嗝。我看她舌质淡红、舌苔白、脉细弱，正是中气不足引起食欲不振进而导致的消化不良。

消化不良在中医学属于“脘痞”“胃痛”等范畴，常由于先天禀赋不足、饮食失节、外感湿邪等引起，多表现为饮食无味、食后上腹饱胀、恶心呕吐等。

因小莉特殊的工作性质，我专门为她选择了一个老偏方：山楂粥。这个偏方很好弄，将山楂煎取浓汁，将山楂汁、砂糖放入大米中煮成粥，分二三次服用，每天 1 剂，坚持 7~10 天。我告诉小莉，山楂有健脾胃、消食积的作用。《日用本草》记载山楂可“化食积，行结气，健胃宽膈，消血痞气块”；大米能补中养胃、和五脏、通血脉；砂糖可起到调理胃肠道的作用。三者合用，可促进食物消化，防治消化不良。

我告诉小莉，改变不良的生活习惯对治疗消化不良也很重要。她应少吃辛辣、油腻的食物，切忌暴饮暴食，饮食应以清淡为主，减少咖啡及碳酸饮料的摄入，戒烟戒酒，注意生活和进餐的规律性；此外，还要注意劳逸结合，保证充足的休息时间；保持乐观积极的心态，多参加户外运动，才能让自己的身体始终保持健康的状态。

在这我提醒大家，消化不良的病情可大可小，虽不危及生命，但如果不及时治疗，也会酿成不良后果；工作之余，不妨多留心自己身体的小变化，如有不适症状应及时就诊，避免病情恶化。

最灵调理方：山楂粥

- 准备山楂 30 克，大米 60 克，白砂糖 10 克。山楂煎取浓汁，取汁入大米、白砂糖煮粥，分二三次服用，每天 1 剂，7~10 天为一疗程。此偏方适用于消化不良引起的食少厌食者。

更多调理方

鸡内金汤

准备鸡内金100克，米汤适量。将鸡内金洗净晒干，研成细粉末过筛，然后放入锅中炒焦备用。每次服用3克，用米汤冲服，每天2次。鸡内金有健胃消食、涩精止遗、通淋化石的作用。《滇南本草》记载，鸡内金可“宽中健脾，消食磨胃”，加入米汤对治疗消化不良、食积等效果明显。

佛手姜汤

准备佛手10克，生姜6克，白砂糖适量。将生姜洗净去皮，切成薄片；佛手洗净，切成小块。先将生姜、佛手放入砂锅中，加适量清水煎煮，去渣后加入白砂糖即可。代茶频饮。佛手具有理气化痰、止呕消胀、舒肝健脾等药用功能；生姜能祛冷散寒，还有解毒杀菌的作用。二者合用，能理气宽胸、和胃止呕，适用于肝胃不和所致的胸脘堵闷、呃逆时作、纳食不香等症。

三鲜消滞饮

准备鲜山楂20克，鲜萝卜30克，鲜青橘皮6克，冰糖适量。将鲜山楂、鲜萝卜、鲜青橘皮洗净，切丝，放入锅中加水适量，用旺火烧开后改用文火煨半小时，然后用干净纱布过滤，弃渣取汁后，加入冰糖继续煮沸即成。每次饮用20~30毫升，每日3次，连饮3日为1个疗程。鲜山楂可健脾开胃，活血化痰；鲜萝卜可下气，解毒生津；橘皮可理气调中，燥湿化痰。三者与冰糖合用，适用于消化不良症。

蛋黄油

准备鸡蛋（最好选择红皮鸡蛋）20个。煮熟鸡蛋留取蛋黄，放入平底锅内压碎，以中火干煎，煎取蛋黄油，然后将蛋黄油倒进瓷碗中，等冷却后，用纱布过滤留下黑色蛋黄油，放在干燥的阴凉处或冰箱里保存。每天5~10毫升，分2次服用，4~5天为一疗程。此方能升清降浊，多用于脾胃虚弱所致的消化不良。

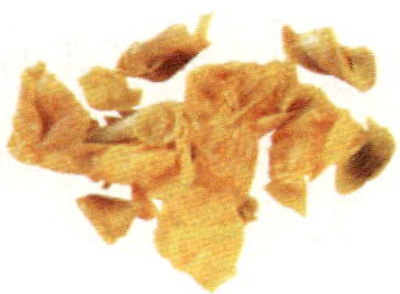

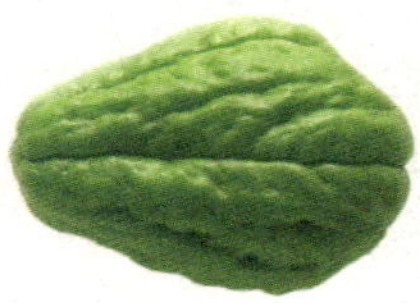

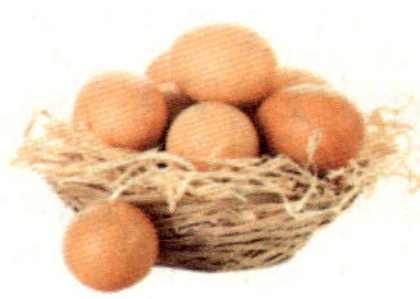

绿豆薄荷汤防中暑

夏天烈日炎炎，室外温度非常高。如果长时间在湿热环境中，体内聚集过多的热量无法及时散发出去，容易引起自身的体温调节功能失调，进而导致中暑。出现中暑的症状时，一定要及时处理，不然后果不堪设想。

大鹏是我认识的一个送水工，经常给我们小区送水。记得一年夏天，我看到大鹏肩上扛着一大桶水，脸色不太好，我有点担心，便叫住了他。我问他，是不是哪里不舒服。他说有点头晕，口渴，胸闷，浑身使不上力。我边把矿泉水递给他，边告诉他已经出现中暑的前兆了，要休息一下。他说干这行就得能吃苦。我告诉大鹏，长期顶着烈日送水，很容易中暑，要引起重视。大鹏说，这样的情况不是一次两次了，每次感觉不舒服的时候，他就会在阴凉处休息，补充点水分。

我告诉他，虽然每次只是出现中暑的前兆，不太严重，喝点水，注意降温散热，在阴凉处休息一下就可以缓解。但如果不加以重视，势必会发展成轻度中暑或重度中暑。

中医认为，中暑是病人体质虚弱，加上劳累过度，耗伤精气，导致正气亏虚，暑热之邪乘虚而入所致。中暑前会表现为头昏、头痛、口渴多汗、全身疲乏、心悸、注意力不集中等，体温正常或略有升高。轻度中暑者还会出现面色潮红、大量出汗、脉搏快速跳动等，体温升高至38.5℃以上。

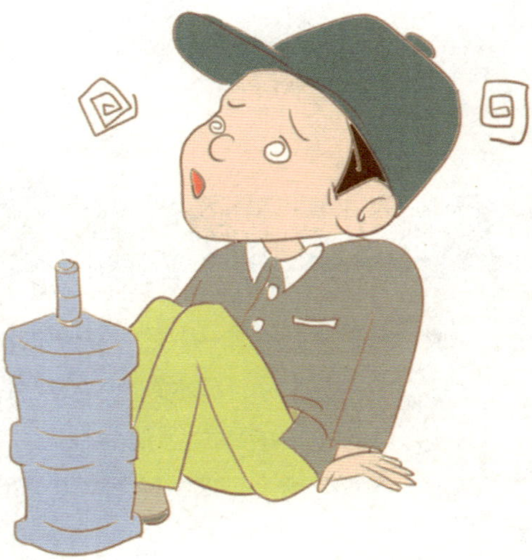

重度中暑者甚至会出现意识不清、昏迷，体温升至 39℃以上。

听到这，大鹏紧张了。他跟我说，天气越热，需水量就越大，送水的次数自然就越多，他也无可奈何。

大鹏问我有什么好方法可以预防中暑，我把自用多年的一个民间验方介绍给了他：绿豆薄荷汤。先将绿豆放入清水中煮熟，再将薄荷放入水中煮沸，冷却后过滤，与绿豆汤混合搅匀即可，一天服用二三次。绿豆味甘、性寒，具有清热消暑、利尿消肿、润喉止渴及明目降压之功效，对于中暑有明显的疗效。《本草求真》中说绿豆能“厚肠胃、润皮肤、和五脏、滋脾胃”。薄荷有宣散风热、解毒败火、清头目的作用。在炎热的夏天，喝上一口绿豆薄荷汤，能清热解毒、消暑除烦、止渴健胃、利水消肿，有效预防中暑。

几天后，我又碰到了大鹏，他热情地和我打招呼，还一个劲儿地跟我说，自从他学会了做这道绿豆薄荷汤，每天都把它带在身上，时不时地拿出来喝上一口，再也不用担心中暑了。

我叮嘱大鹏，炎炎夏日，除了可以经常喝绿豆薄荷汤来防暑，还可试试其他几种食疗方，如金银花粥等；尽量保证充足的睡眠，及时补充水分；注意饮食调理，多吃些清淡的食物，少吃些高油、高脂的食物。

最灵调理方：绿豆薄荷汤

- 先准备好绿豆 40 克，薄荷叶 2 片。将绿豆放入清水中煮好。薄荷叶用水冲洗干净，加水约一大碗，浸泡半小时，然后用大火煮沸冷却，过滤，再与冷却的绿豆汤混合搅匀，可频频代茶饮用，一天二三次。常喝绿豆薄荷汤，可消暑除烦、止渴健胃，能有效预防中暑。

更多调理方

金银花粥

准备金银花30克，粳米50克。将金银花水煎去渣，取浓汁约150毫升，再加水300毫升与粳米煮成稀粥。早、晚2次温服，夏秋季服用尤为适宜。金银花与粳米煮粥食用，可预防中暑。

海带冬瓜豆瓣汤

准备海带100克，冬瓜500克，去皮蚕豆瓣100克，香油、盐各适量。将海带用清水浸泡，切成小块；海带和蚕豆瓣一起下入锅中，用香油煸炒一下，然后添加500毫升清水，加盖烧煮，待蚕豆煮熟时，再把冬瓜和盐一并放入，继续烧至冬瓜九成熟，即可停火出锅。此汤可用于中暑引起的头昏、头痛、烦渴等症。

藿香粥

准备藿香15克，粳米50克。将藿香加水150~200毫升，煮2~3分钟，过滤去渣；再把粳米淘净熬粥，将熟时加入藿香汁，再煮沸2~3分钟即可。每日2次，温食。藿香与粳米煮粥食用，对中暑高热有较好的防治作用。

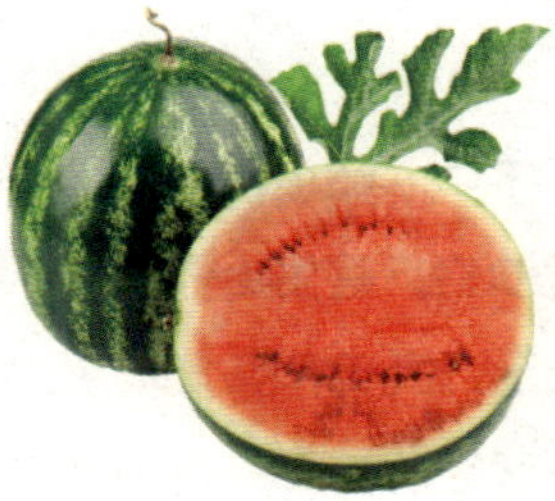

西瓜西红柿汁

取西瓜1个洗净，取瓤，去子；西红柿1个，用沸水冲烫，去皮去子；二者用纱布绞取其汁液。常饮用，有清热解暑、生津开胃的作用，适用于暑病发热、口渴心烦、食欲不振等症。

夏日解暑汤饮

准备苦瓜500克，黄豆200克，猪排骨250克，生姜3~4片，盐适量。苦瓜洗净，切块；黄豆放入清水中泡发；猪排骨洗净，切块；生姜洗净去皮，切片。四者一同放入砂锅里，加水1200毫升，先用武火煮沸，然后用文火续煮，约1小时后，放入盐调味即可。此汤是民间常用来治疗中暑、烦渴等症的汤饮，炎热天气可多喝，能预防中暑。

甘草蜂蜜饮治消化性溃疡

一天下午，我正在看报纸，一个中年男人推门进来。他姓冯，去年查出得了消化性溃疡。医生给他开了不少药。他吃完一个疗程之后，病情有了一定改善。可是没过几天，又复发了，于是他又跑去医院。这半年多来，他来来回回跑了很多趟医院，每次发病都是通过吃药来控制。他烦透了这种日子，可不吃药又痛得受不了。有一天他向朋友诉苦，这个朋友便叫他过来找我看看。

冯先生跟我说，自己开了一家小公司，前段时间公司开始了一个重大项目。为了能顺利完成，他只好加班加点，不分白天黑夜地陪客户，谈业务，处理文件；白天忘记吃饭，就推迟到晚上吃夜宵；夜宵吃完后，又接着埋头工作。压力特别大时，就靠吸烟、喝酒来舒缓。一段时间过后，他发现每次吃饭前，肚子阵阵剧痛，饭后又减轻了。到了半夜，肚子又开始疼痛，根本无法入睡。

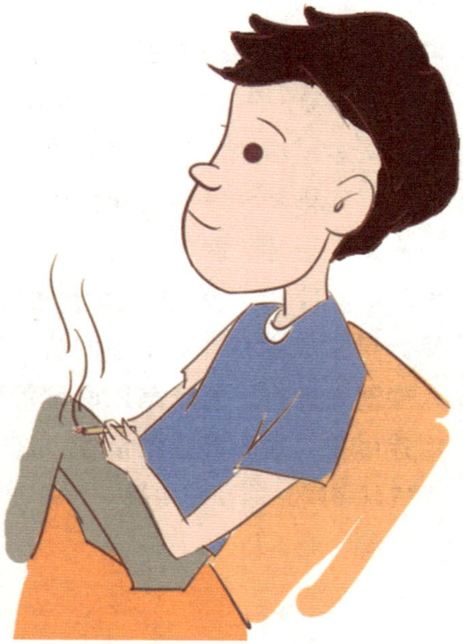

冯先生长期饮食不规律，工作压力大，经常吸烟、喝酒，造成脾胃功能失调，导致他患上了消化性溃疡。

中医一般认为消化性溃疡初病在胃，日久由浅入深，由实转虚，虚则太阴，同时肝气郁滞，亦乘脾土，故病程后期常表现为脾气虚、脾阳虚证候。综上所述，消化性溃疡的病机应为脾气虚弱、虚实夹杂、阴阳失调、升降失司、寒热错杂、饮食不节。

针对冯先生的情况，我叮嘱他每餐要按时吃饭，多休息，工作上不要这么拼命，并给他开了一道食疗方让他回去慢慢调养。此方即甘草蜂蜜饮，将甘草用开水泡好后，调入蜂蜜就可以了。

冯先生对我所说的方子半信半疑。我跟他解释道，甘草为常用中药，始载于《神农本草经》，具有补脾益气、清热解毒、缓急止痛、调和诸药的功能。《本草纲目》中说蜂蜜有“和营卫，润脏腑，通三焦，调脾胃”的作用。清热解毒、补中益气的多种方药皆可与蜜同煎，与蜜为丸，其除众病、和百药之功力巨大。这道甘草蜂蜜饮对消化性溃疡有明显的治疗效果。

不久之后，冯先生打电话跟我说，他坚持服用甘草蜂蜜饮，不适症状减少了很多，消化性溃疡很少复发了。

我告诉他，消化性溃疡与饮食有着密切的关系，吃饭时要细嚼慢咽；保证每餐按时进食，饮食要营养均衡，少吃零食，睡前不宜进食；应戒烟酒，并避免辣椒、酸醋和咖啡、浓茶、浓肉汤等刺激性强的调味品或饮品；饮食不宜过饱。此外，针对他的病情，我还给他开了其他几道食疗方，以辅助治疗。

最灵调理方：甘草蜂蜜饮

- 先取甘草 10 克，用开水泡 10 分钟后，再加入 50 克蜂蜜，搅匀后，于饭前 1 小时喝下，每日 3 次，连服 2~4 周。此方适用于消化性溃疡。

更多调理方

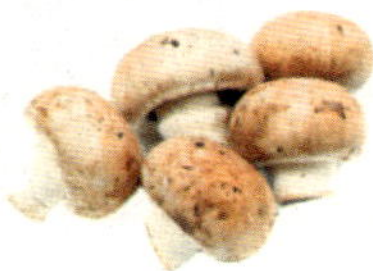 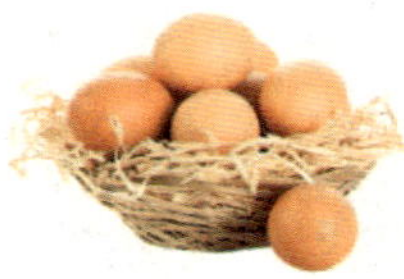 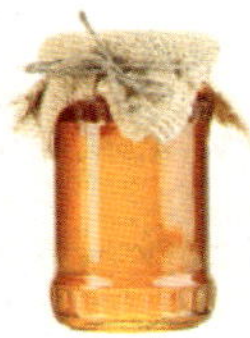 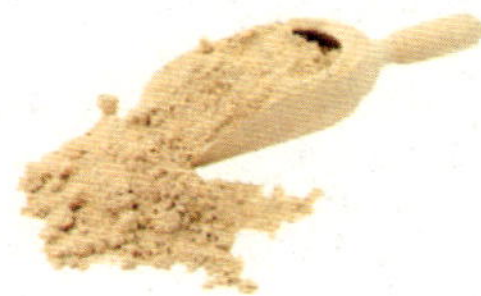

猪肚生姜汤

准备猪肚1具，生姜250克，胡椒粉适量。将猪肚洗净，生姜洗净切丝；将姜丝全部塞进猪肚里，用线封口，放进砂锅中，煮烂，加胡椒粉即可。此汤可以散寒发汗、温胃止吐、杀菌镇痛，可治胃及十二指肠溃疡。

红枣冬菇汤

准备红枣15个，干冬菇15个，生姜片、盐、味精各适量。将红枣、干冬菇洗净，放进砂锅中，加入生姜片、盐、味精，用大火煮沸，小火熬煮成汤。此方有益气开胃的功效，适用于治疗胃及十二指肠溃疡等病症。

桃仁猪肚粥

准备生地黄10克，桃仁10克，猪肚1具，大米50克。将生地黄、桃仁洗净，煎水取汁；猪肚洗净，切块；再把大米洗净，放进砂锅中，加适量水和药汁，与猪肚一起熬成粥。此方益气活血，化瘀止痛，可作为消化性溃疡患者的调养佳品。

佛手薏苡仁粥

准备佛手10克，薏苡仁30克，山药30克，猪肚汤适量。将佛手洗净，煎水取汁，去渣，加入薏苡仁、山药及猪肚汤，煮成粥即可。此方具有行气止痛、疏肝养胃的功能，适用于消化性溃疡所引起的不良症状。

柚皮粥

准备鲜柚皮1个，粳米60克，葱、盐、香油各适量。将柚皮放炭火上烧去棕黄色的表层，并刮净后放清水中泡1天，切块，加水，煮开后放入粳米，加葱、盐、香油调味后食用。每2天吃柚皮1个，连食4~5个。此方可舒肝健胃，缓解消化性溃疡的症状。

鸡蛋炖三七

准备鸡蛋1个，三七粉3克，蜂蜜30克。先将鸡蛋打入碗中搅拌，再加入三七粉拌匀，隔水炖熟，再加蜂蜜调匀服食。这个方子可疏肝理气、和胃健脾，适用于消化性溃疡所引起的上腹部疼痛。

香蕉蜂蜜汁解决便秘问题

便秘是很多人都会遇到的问题。一旦发生便秘，很多人会选择去药店买开塞露或泻药用。可药用得再多，便秘始终无法根治，而且还经常复发，对身体有很大的不良反应。中医传统饮食疗法选择天然的对症食材，对习惯性便秘有显著的疗效。

我的邻居方思是一名杂志社编辑，每天坐在电脑前工作8小时以上，平时喜欢吃辛辣、油炸的食品，不爱运动，上厕所还总爱玩手机。近些日子，她发现身体出现了一点小毛病，在厕所蹲上半小时都排不出大便，就算排出来，也是费了很大的力气，而且大便又硬又臭，严重的时候，连续三四天都排不出大便。每次便秘，她总感觉肚子胀胀的，吃不下任何东西，脸上的痘痘也渐渐冒出来了。无奈之下，她只好去药店买了一盒清肠药，吃完后大便顺利排出来了。本以为好了，谁知几天后，她又便秘了！因为害怕老吃药对身体有损害，方思不敢再吃了，心里很焦虑。

方思到我家做客时，向我诉说了这段时间的烦心事。我发现她有点口臭，舌红苔黄；通过把脉，发现她脉弦数，属于胃肠燥热型便秘。这种便秘多表现为大便干结、数日排一次、腹胀腹痛、口干口臭等。我对她说：“方思，你每天久坐不动，经常吃难以消化的食物，上厕所不专心，造成便秘，你可得加以重视。”方思说：“臧老，您快帮我想个法子吧，便秘实在太痛苦了。”

我说：“便秘与不良的生活习惯、饮食习惯和工作性质等因素有关。中医认为燥热

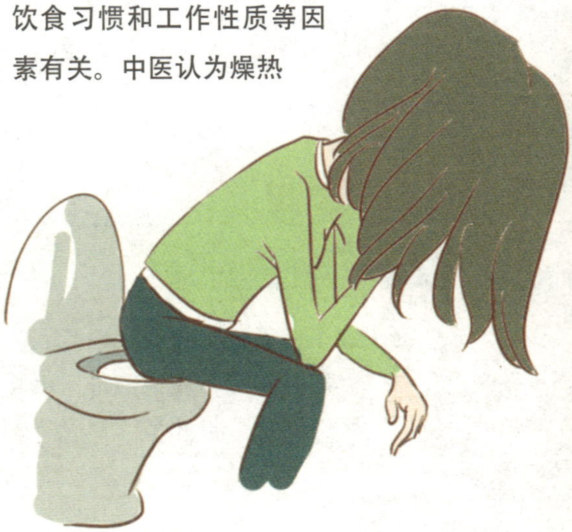

内结、肠胃积热，或热病伤肠、肠道津枯，或乳食积滞、结积中焦，或气血不足、肠道失于濡润等，均可引起大便秘结。要彻底治好便秘，关键得看你。你得改善饮食结构，改正不良的生活习惯。”

方思觉得我说得很有道理，直点头。我接着说：“我这有一个方子对治疗便秘很有效，我曾推荐给很多便秘患者。这个方子由蜂蜜和香蕉制成，材料易得，制作过程也很简单。”

我告诉方思：“这个偏方之所以能治便秘，是蜂蜜、香蕉共同作用的结果。蜂蜜具有调补脾胃、润肠通便的功效，可治肠燥便秘。香蕉味甘性寒，可清热润肠，促进肠胃蠕动。香蕉榨汁后放入蜂蜜，可将两者的功效有机地融合在一起，能明显缓解并预防便秘。”

除了上面的方子，我还给方思推荐了其他几个食疗方，建议她以后养成定时排便的好习惯，排便时集中注意力；少吃油炸类食品，多吃水果和蔬菜；在办公室多活动活动，不要久坐。

方思依照我说的偏方，从超市买回香蕉和蜂蜜，并制成香蕉蜂蜜汁，开始调理肠胃。一个月后，方思专门提着一篮水果到我家道谢。她跟我说，最近一个月她都在服用我介绍的食疗方，再也没有便秘了，脸上的痘痘也不见了，每天心情也很不错。看到方思高兴的样子，我也替她开心。

最灵调理方：香蕉蜂蜜汁

- 取 1 根香蕉，去皮，切段，放进榨汁机中榨汁，将汁倒入杯中，加半勺蜂蜜，搅拌均匀即可。早晚各 1 次，坚持服用 1 个星期。此方可用于经常便秘的患者。

更多调理方

紫菜芝麻饭

准备紫菜 100 克，黑芝麻、白芝麻各 120 克。将紫菜剪成细丝，再将黑 芝麻、白芝麻用擀面杖擀碎。把以上 3 种原料拌在一起贮存在瓶子里，每餐舀一两勺和米饭拌在一起吃。紫菜和芝麻都是治疗便秘的食材，三者合用可有效缓解便秘。

醋拌圆白菜

准备圆白菜 500 克，醋 30 毫升，高汤、黄酒、盐各适量。将圆白菜放入开水中焯一下，加少许盐，放凉后挤干水分，切成块，再把醋、高汤、黄酒、盐混合后煮开，制成汤料。等汤料变凉后和圆白菜一起倒入密封瓶内，储存 1 天即可食用。此方可促进肠胃蠕动，有效预防便秘。

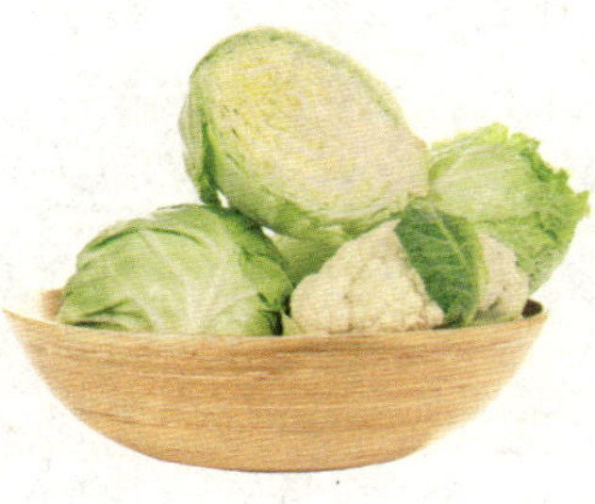

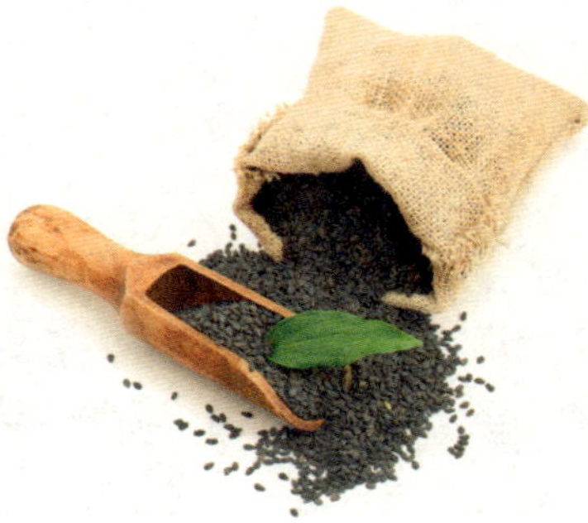

醋腌莲藕

准备莲藕 1 根，糖、盐、醋、香油各适量。将莲藕焯一下，放入糖、盐、醋和香油，拌匀。将拌好的莲藕存放在密封瓶内，每天作为就餐时的小菜。此方能有效防止大便干结，预防便秘。

海带拌黄豆

准备海带300克，黄豆100克，盐、酱油、味精、葱花各适量。将海带切丝，用开水焯熟；黄豆煮熟。将海带和黄豆放凉，控干水分，再加入盐、酱油、味精、葱花搅拌均匀即可。此方可促进消化，防止大便干结。

银菊粥

准备金银花、杭菊花各 10 克，大米 50 克，白糖适量。将金银花、杭菊花择净，水煎取汁，纳入淘净的大米煮粥，待熟时调入白糖，再煮一两沸即成，每天 1 剂，连续服用 5 天。此方可养血润燥，适用于热结便秘等症。

决明子茶缓解高血压

有一次我回湖北老家省亲，遇到多年未见的朋友老郭。他年龄和我差不多，但身体已经出现很多问题。他说，这些年他一直患有高血压，经常感觉头晕、头痛，老是忘东忘西，还时常睡不着觉，容易烦躁发脾气；一连找了好几个老中医瞧病，开了几个方子，服用多次后却不见效。儿子帮他买了血压测量仪，叮嘱他一定要每天坚持量血压，按医嘱定时吃降压药。老郭根本没在意，前天早上，他的血压突然升高，顿时感觉眩晕，还好扶住了床架，不然摔倒后果就不堪设想了。

经过把脉和观舌，我发现老郭脉象弦而有力、舌红、苔薄黄，又结合他头痛、头晕、夜眠不宁、烦躁易怒的症状，我认为他属于肝阳上亢型高血压。

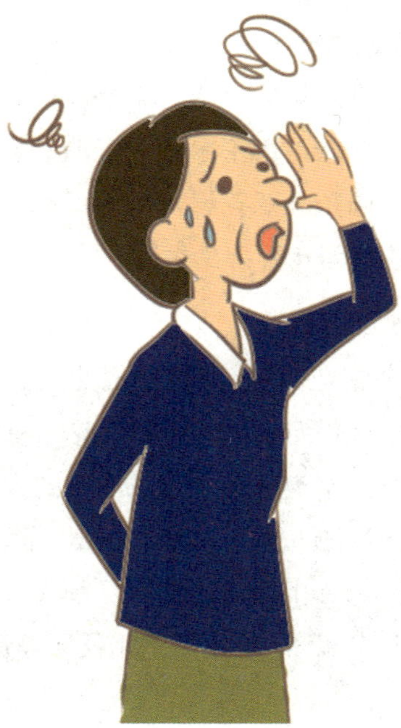

中医认为情志失调、饮食不节、内伤虚损是导致高血压的主要病因。如长期精神紧张或恼怒忧思，可致肝气郁滞，日久则郁而化火；劳累过度或年老体弱，可使肾阴虚损，肝失所养；阴不敛阳则肝阳偏亢，上扰清窍；恣食肥甘或嗜酒过度，可损伤脾胃，致脾失健运，湿浊壅遏，久壅化火。凡此种种，都能使肝阳亢奋于上，阴血亏损于下，形成上实下虚之象。

我问老郭平时生活习惯、饮食怎么样。他说，平时喜欢抽点烟、喝点小酒，白天很少出去走动，晚上就和老伴待在家里看电视。血压升高时，他就会临时吃点降压药，现在感觉越来越离不开它了。

我告诉老郭，吸烟、喝酒容易导致血压升高，如果不戒掉这些不良习惯，情况只会恶化，还容易引发其他并发症。

说到这，我给老郭提了一些建议，告诉他以后尽量不要吸烟、喝酒，减少钠盐、动物脂肪的摄入；多锻炼身体，多打打太极，散散步；每天坚持量血压，按照医嘱定时吃药；合理安排生活，注意劳逸结合，保证充足的睡眠。

我还给了他一个方子，叫决明子茶，不仅制作方便，而且可代茶饮用，每天喝二三次，长期坚持对治疗高血压效果很好。决明子味甘、苦，微寒，能清肝明目，调脂降压，用水冲服，再配上蜂蜜，味道甜美，适宜高血压患者服用。

几个月后，老郭在给我的来信中说，方子果然灵验，服用一个月后，就很少出现头痛、头晕的症状了，血压也比较平稳了。他现在经常和老伴一起散步，还学会了打太极拳，不适的症状越来越轻了。在给他的回信中，我鼓励他一定要坚持服用偏方，调养身体，戒掉烟酒，经常锻炼身体，增强体质，慢慢地血压就会稳定了。

最灵调理方：决明子茶

- 准备决明子 250 克，蜂蜜 3 克。将决明子放入杯中，用沸水冲泡，再加入适量蜂蜜，代茶饮用，每天二三次。本方可治疗高血压引起的头痛、目昏等症。

更多调理方

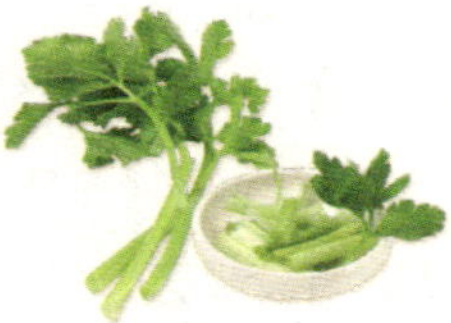 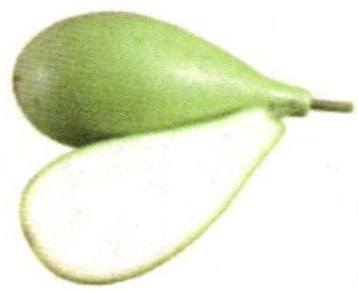 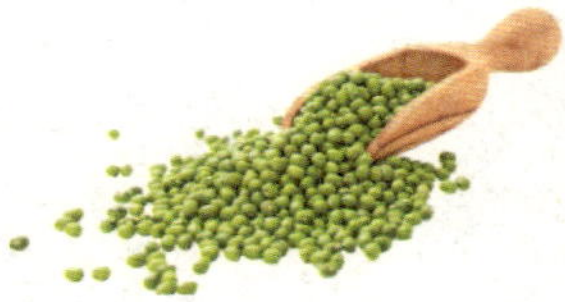 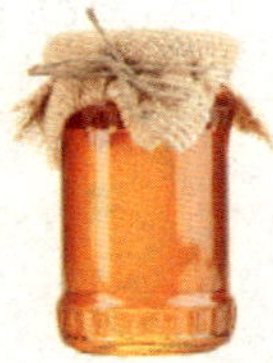

芹菜蜂蜜汁

准备鲜芹菜（选用外型粗大者）、蜂蜜各适量。芹菜洗净，切成段，放入榨汁机中榨取汁液，以此汁加入等量的蜂蜜，加热搅匀。日服 3 次，每次 40 毫升。此方具有平肝清热、祛风利湿的功效，可用于治疗高血压引起的眩晕头痛、面红目赤血淋，对降低血压有很好的疗效。

鲜葫芦蜂蜜汁

准备鲜葫芦、蜂蜜各适量。将鲜葫芦洗净去皮，切成小块，放入榨汁机中，榨取汁水后倒入杯中，加入蜂蜜调匀即可饮用。每次服用半杯至一杯，每日2次。鲜葫芦具有清热利尿、除烦止渴、润肺止咳、消肿散结的功能；蜂蜜具有滋养、润燥、解毒、美白养颜、润肠通便之功效。二者合用，能除烦降压，治疗高血压引起的烦热口渴症。

冬瓜草鱼汤

准备冬瓜250克，草鱼50克，盐、味精各适量。将冬瓜洗净去皮之后切成片，备用；草鱼去鳞及内脏后洗净，放入素油锅内煎至金黄色，再与冬瓜一起放入砂锅中；加入清水适量，煲3~4小时，再加盐、味精调味，佐餐食用。此方具有降压降脂的功效，对高血压患者有食疗作用。

绿豆豌豆蜂蜜糊

准备绿豆50克，豌豆10克，蜂蜜30克，湿淀粉适量。将绿豆、豌豆分别去杂后洗净，一同放入砂锅中，加水适量，武火煮沸后改用中火煮至熟烂，用湿淀粉勾芡成糊，用蜂蜜拌匀。每日早、晚分食。此方有益气除烦、利湿降压之功效，适用于高血压等病症。

豆腐排骨汤防治骨质疏松

40 岁的吴琳是一家文化公司的总编，在职场上打拼了将近 20 年，身体一直还不错，没想到一天在公园散步时，不小心摔倒，竟然就骨折了。身体痊愈后吴琳去医院做了一次骨密度测量，医生说她患有轻微的骨质疏松。

后来，吴琳来到我这里，问我她怎么这个年纪就得了骨质疏松，让我给看看。我告诉她，骨质疏松一般以中老年人和绝经后的女性居多，不过现在也有不少年轻人患上这种病。我问她平时工作、生活怎么样，会不会太劳累。吴琳跟我说，因工作关系，她经常在电脑面前一坐就是一整天，很少去户外运动，也不爱晒太阳，周末总爱宅在家里看小说，还喜欢抽烟、喝酒，时常会有腰背疼痛的感觉。自从上次发生骨折，吴琳怕再次摔倒，已经很少出门了。

我告诉吴琳，如今骨质疏松患者之所以有年轻化的趋势，与不健康的生活、饮食习惯密不可分，如抽烟、喝酒、熬夜、缺乏锻炼等。此外，很少晒太阳容易造成体内的维生素 D 含量偏低，导致人体骨骼内严重缺钙而逐渐软化，这也是造成年轻人骨质疏松的重要因素。

中医上讲，骨质疏松症属于“骨痿”“骨枯”“腰痛”的范畴。中医认为肾中精气的变化与骨的关系密切，若肾精耗损，则其主骨生髓

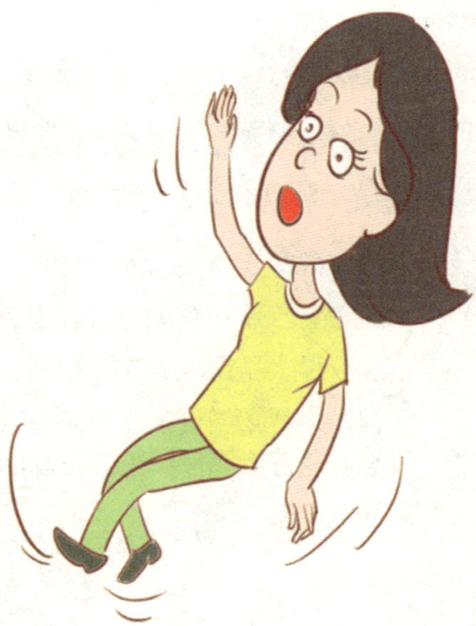

的功能减弱，而致髓不养骨，骨质丢失。

出现骨质疏松的症状后，合理的膳食调养可帮助患者缓解症状。我介绍了一道久经民间验证的豆腐排骨汤给吴琳，让她回去经常煮着吃。

排骨具有壮腰膝、益力气、补虚弱、强筋骨的功效；豆腐有益气和中、生津润燥、清热解毒的作用；虾皮味甘、咸，性温，具有补肾壮阳、理气开胃之功效。以上三者与鸡蛋、葱、蒜等搭配佐餐食用，坚持一个星期，可起到强骨补钙的作用，对缺钙所引起的骨质疏松有一定疗效。

除此之外，我还给吴琳开了其他几个民间验方。另外，我还嘱咐她，要多出去晒晒太阳，补充维生素D；多锻炼身体，但要适度；注意合理搭配饮食，多食用牛奶、豆制品、瘦肉、花生、核桃等食物；戒烟限酒；家里要做好防滑措施，室内要有足够的照明，跨越台阶应小心，避免乘坐无扶手的汽车，下蹲时腰背要挺直，避免举重物，防止意外发生。

一个月后，吴琳打电话来，说按照我的方法悉心调养，经常喝豆腐排骨汤，一有时间就约上好友出去晒太阳、锻炼身体，感觉身体好多了，腰背疼痛也减轻了。

最灵调理方：豆腐排骨汤

- 准备排骨300克，豆腐2块，鸡蛋1个，虾皮25克，葱、蒜、生油、盐适量。将排骨煮成高汤备用。鸡蛋破壳入小碗，用筷子搅打均匀，加少量水和盐，蒸熟备用；豆腐切小块；葱切碎。油锅烧热放入蒜爆香，倒入排骨汤、虾皮，煮沸后将蒸蛋以大匙分次舀入汤中，再加入豆腐煮沸，放葱、盐，出锅，可经常佐餐食用，1周为1个疗程。

更多调理方

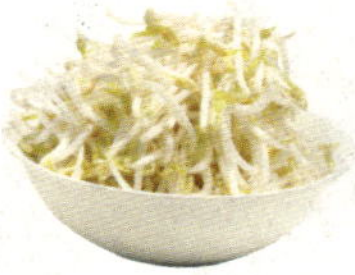
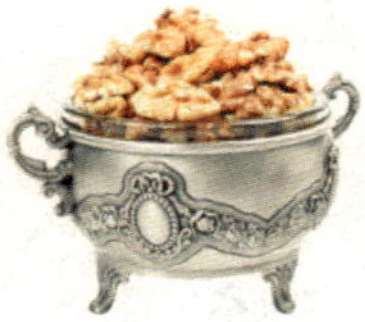
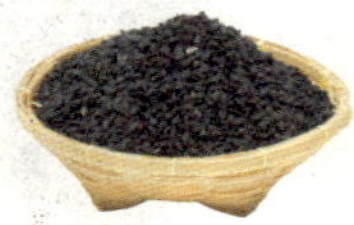
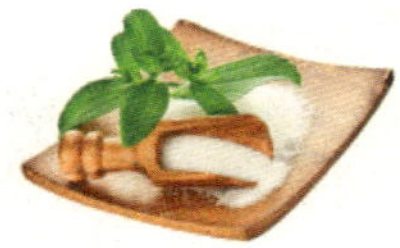

黄豆芽炖排骨

准备黄豆芽、排骨各500克，生姜2片，黄酒15毫升，盐、味精、胡椒粉各适量。排骨洗净，切成块；把排骨放入高压锅中，放入生姜，加适量清水炖成排骨汤备用；黄豆芽去根洗净，切成两段，倒入砂锅，大火翻炒；加入排骨汤、黄酒，小火炖30分钟，放入盐、味精、胡椒粉调味即可。此方对预防和缓解骨质疏松有明显的疗效。

猪骨海带汤

准备猪骨1000克，海带150克，姜片、葱丝、味精、鸡精、盐、白砂糖、香油、料酒各适量。排骨剁成3厘米长的段，海带切成菱形片。排骨入沸水锅中略焯后捞出。锅内加鲜汤、料酒、葱丝、姜片、鸡精，下入排骨，用中火烧开，下入海带、盐、白砂糖，用小火炖至排骨熟烂，然后加味精、香油，出锅装汤碗即可食用。猪骨历来被人们当作补钙、强筋健骨的食材，此方可用于防治骨质疏松。

桃酥豆泥

准备扁豆150克，黑芝麻25克，核桃仁5克，白砂糖、油各适量。将扁豆入沸水煮30分钟后去外皮，再将扁豆仁蒸烂熟，取出捣成泥。炒香黑芝麻，研末待用。油锅烧热后将扁豆泥翻炒至水分将尽，放入白砂糖炒匀，再放入黑芝麻、核桃仁炒匀即可。扁豆有健脾、和中、益气、化湿之功效；黑芝麻可补肝肾、益精血、润肠燥；核桃仁补肾温肺。三者合用，可健脾益肾、强筋健骨，能有效地防治骨质疏松。

芝麻核桃仁

准备黑芝麻250克，核桃仁250克，白砂糖50克。将黑芝麻拣去杂质，晒干，炒熟，与核桃仁同研为细末，加入白砂糖，拌匀后装瓶备用。每日2次，每次2.5克，温开水调服。二者与白砂糖搭配食用，能滋补肾阴，有效预防骨质疏松。

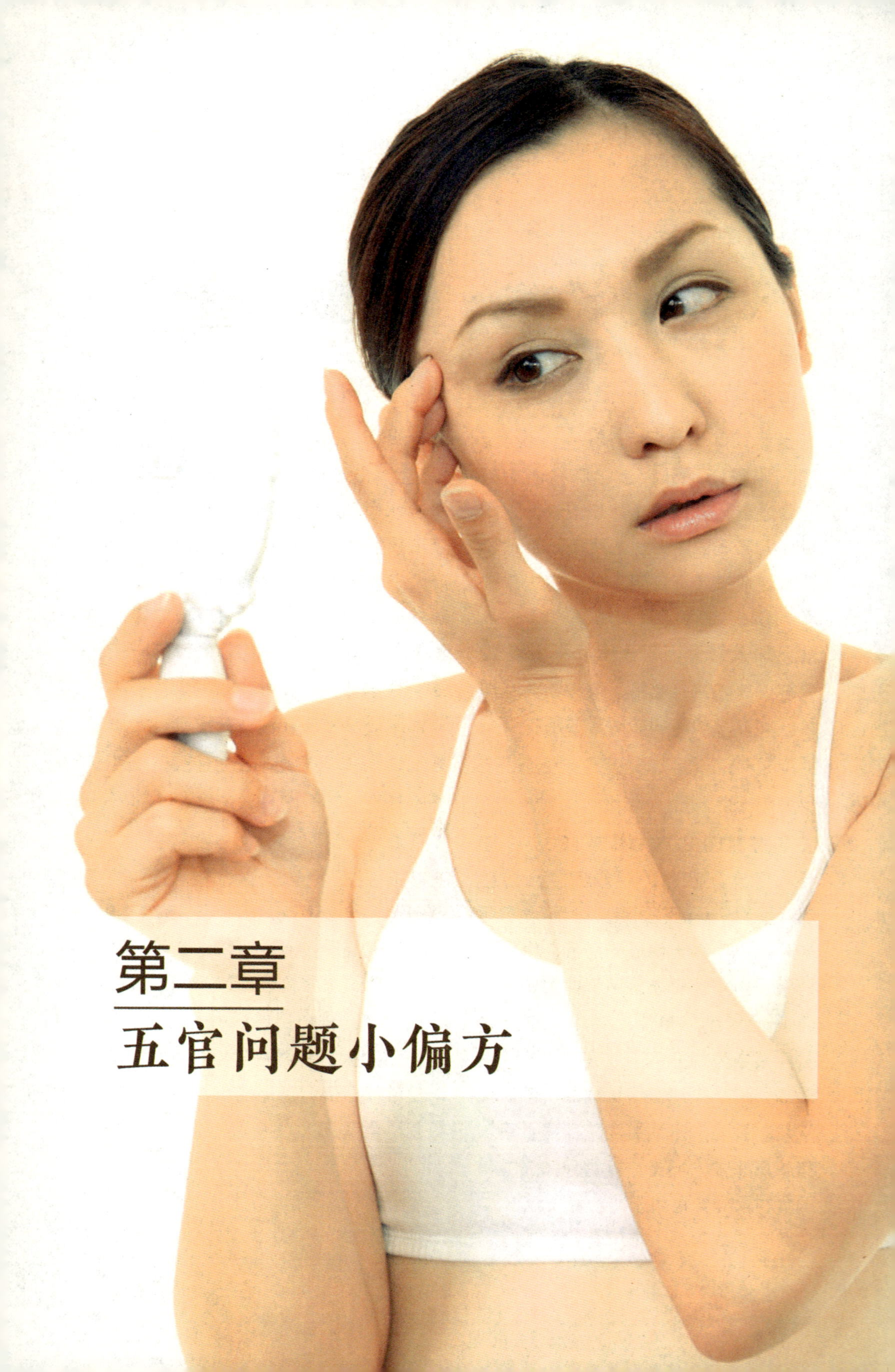

第二章

五官问题小偏方

在现代社会，好的口才能给人愉悦感，获得他人的尊敬与赏识。可如果一开口说话，就传出一阵阵难闻的异味，难免产生尴尬。其实，除了口腔问题，在多种因素的综合作用下，我们还会遇到诸如近视、眼睛疲劳、红眼病、鼻炎、鼻出血、耳鸣耳聋、口腔溃疡、咽炎、牙痛等其他五官问题，这些问题将严重影响正常的工作和学习。

本章通过一个个真实的故事，不仅为读者再现了以上病症的诊治经过，还精心挑选了多种老偏方，帮助受困扰的读者尽快摆脱五官问题的烦恼。

盐水洗鼻治鼻炎

俗话说："秋天到，鼻炎闹。"从秋季开始直到来年开春，都是鼻炎患者遭罪的季节。

今年入秋后不久，我接待了一位鼻炎患者。他姓孟，是一名外景记者，经常外出采访。小孟的鼻子有个"怪癖"：对冷空气异常敏感。每年秋风一起，或者冷空气到来，气温骤降时，鼻子就开始不舒服，经常早上起来鼻子一痒，就连续不断地打几个甚至十几个喷嚏，连带水样的鼻涕止不住地流出来，桌子上一会儿就堆满了用过的面巾纸。一天下来鼻子被擤得红红的，人也无精打采，头昏脑涨，没食欲，白天无法正常工作，晚上也睡不好觉，只好请假在家休息。可过几天，天气晴了，温度升上去了，症状又奇迹般地消失了，他的鼻子又与常人没什么两样了。小孟对鼻炎不是很重视，往往是鼻炎发作时饱受折磨，鼻炎消失后就"好了伤疤忘了痛"。可如此反复受尽鼻炎的折磨，他也是苦不堪言。尤其是今年，入秋以来冷空气频繁，小孟的鼻炎早早地就爆发了好几次，他已经被弄得不胜其烦了。

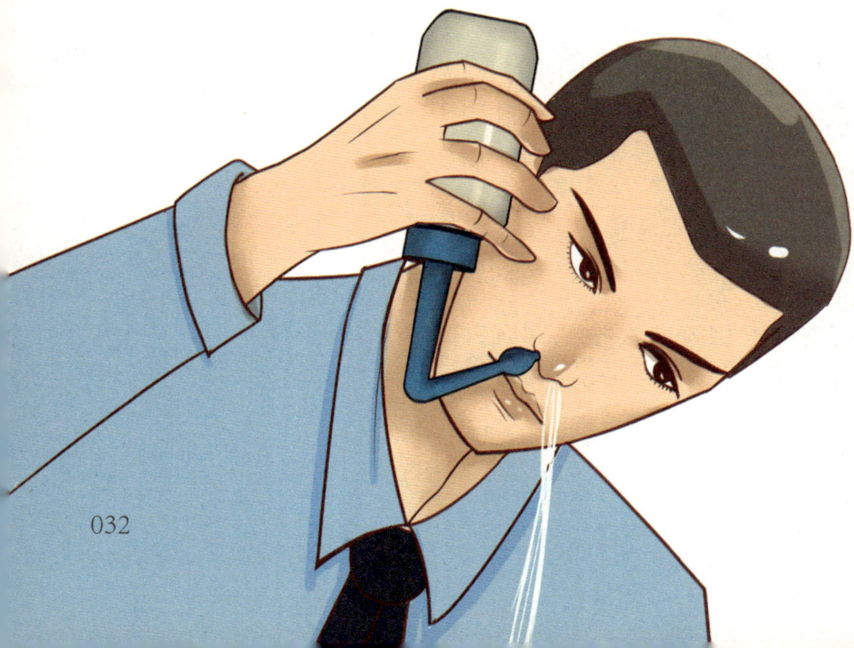

听了小孟的抱怨，我对他深表同情，说我这里有一个老法子，很多过敏性鼻炎患者都反映效果很好，而且安全性高，这个法子是盐水洗鼻。该法通过一定的器材，借助于生理盐水自身的杀菌作用及水流的冲击力，将鼻腔内已聚集的病菌及污垢排出，使鼻腔恢复正常的生理环境，恢复鼻腔的自我排毒功能，达到保护鼻腔的目的。

我告诉他，过敏性鼻炎看似小病，但一旦患上却备受折磨，以鼻痒、阵发性喷嚏、流清水样鼻涕和鼻塞等为主要临床表现，一般晨起或遇冷加重，会严重扰乱生活，导致生活质量下降、工作效率降低。

鼻炎患者出门时应关注天气变化，遇冷及时增添御寒的衣物，尤其是迎风时需戴口罩。这样除了对保持鼻腔的湿度有较好的效果外，还可同时预防感冒等疾病。另外，香水、化妆品等都会刺激鼻腔黏膜，应尽量避免接触。鼻炎患者还应多吃含维生素 C 及维生素 A 的食物，如菠菜、大白菜、小白菜、白萝卜等；当鼻炎发作时，要注意休息，保持室内空气流通，避免直接风吹与日晒；多做体育锻炼，选择适合自己的体育运动，增强身体免疫功能，预防鼻炎发作。

小孟回去后试着用这个方法洗鼻子，1 个多月后，鼻炎症状明显缓解了；坚持使用大约 1 年时间，鼻炎已经很少发作了，每天都神清气爽的。

最灵调理方：盐水洗鼻法

- 准备生理盐水1杯（由5克无碘盐和500毫升温开水混合而成），洗鼻器1个。通过洗鼻器，将接近体温的生理盐水送入鼻孔，流经鼻前庭（露在头部外面的部分）、鼻窦、鼻道绕经鼻咽部，或从一侧鼻孔排出，或从口部排出。每日可清洗一二次，7天为1个疗程。

更多调理方

菊花栀子饮

取菊花、栀子、枸杞子各10克，薄荷、葱白各3克，蜂蜜适量。将葱白洗净，切段；将菊花、栀子、薄荷、枸杞子用清水冲洗一遍，再用沸水冲泡，取汁去渣，最后加蜂蜜调匀。此品可代茶频饮，每日1剂，连用3~5日可起到很好的功效。菊花可清热解毒；栀子有泻火除烦、消炎祛热、清热利尿、凉血解毒之功效。二者与薄荷、葱白、枸杞子等同食，适用于风热感冒、头痛眩晕、目赤肿痛、眼目昏花所致的鼻炎。

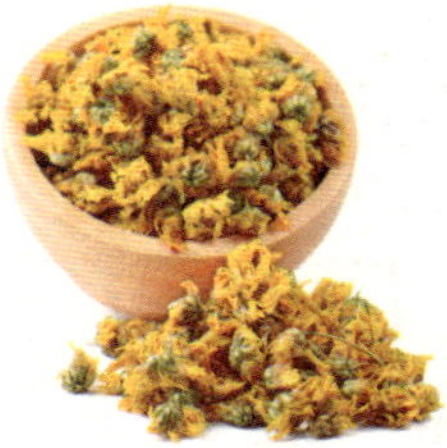

石斛粥

准备鲜石斛20克，粳米30克，冰糖适量。先将鲜石斛加适量清水煎煮，去渣取汁；粳米洗净，浸泡半小时；用药汁熬粳米成粥，加入冰糖，早晚服食。石斛具有益胃生津、滋阴清热的功效；冰糖可润肺、止咳、清痰、去火。二者合用煮粥，适用于自觉鼻内干燥不适，或有刺痒、异物感，常引起喷嚏，易出血等患者。

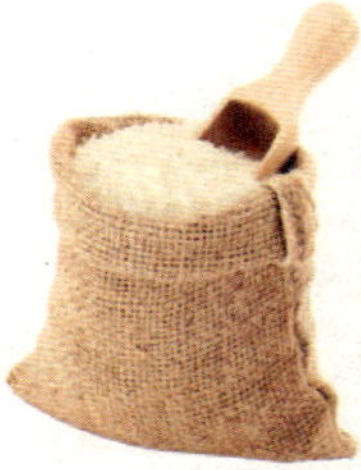

芝麻蜂蜜粥

准备黑芝麻、蜂蜜各50克，粳米200克。先将黑芝麻炒熟，研成细末；用慢火熬粳米，待米开花后，加入芝麻末和蜂蜜，熬至粥成，早晚食用。黑芝麻具有补肝肾、滋五脏、益精血、润肠燥等功效；蜂蜜能滋养机体、润燥、解毒、美白养颜、润肠通便。二者与粳米一起煮粥，可滋阴润燥，适用于干燥性鼻炎。

黄芪百合饮

准备生黄芪、百合各20克，红枣20个，红糖适量。红枣洗净，去核，掰成两半；黄芪、百合冲洗干净。红枣、黄芪、百合一起下入锅中，加适量清水煎煮，最后加入红糖调味。每天分2次服用，喝汤吃百合、红枣。发作时一般服用2~3天即见效。季节交替时服用，有预防复发的效果。如能长期坚持服用，部分患者有望治愈。此方可增强抵抗力，抗过敏，安神，适宜过敏性鼻炎患者饮用。

芥菜蜜枣汤止鼻血

小殊是我亲戚家的孩子，在北京的一所大学读书。他常说喜欢北京的人文底蕴和古建筑，就是接受不了北京干燥的气候，特别是秋天，空气更加干燥。他经常感觉鼻子痒痒的，不舒服，忍不住地用手指抠，但抠鼻子虽然舒服，每次都会带出丝丝血迹。虽然出血量不多，也怪瘆人的。小殊不知道这样正不正常，趁着放假回家便到我这来看看。

小殊说，每次鼻子出血都是一滴滴的，血色呈鲜红色，还伴有鼻塞、干燥等症状。他鼻干，口干，身热，舌质红，舌苔发黄，脉数，属于肺热引起的鼻出血。鼻出血即“鼻衄”。中医认为，衄血主要是由于肺、胃、肝部火热偏盛，迫血妄行，血溢清道而出血导致的，主要分为肺热和胃热两种。

我告诉他，北京气候干燥，很容易造成鼻黏膜分泌的液体挥发过快，经常吸气的鼻腔也自然而然很容易干燥了，鼻腔干燥会导致鼻腔里的血管破裂而出血。此时如果还有抠鼻子等不良习惯，鼻黏膜更容易损伤导致鼻出血。

考虑到小殊的实际情况，我建议他经常服用芥菜蜜枣汤来防治鼻出血，其原因是芥菜可宣肺豁痰，温中利气；蜜枣有补血、健胃、益肺、调胃之功能，此方对治愈鼻出血效果良好。

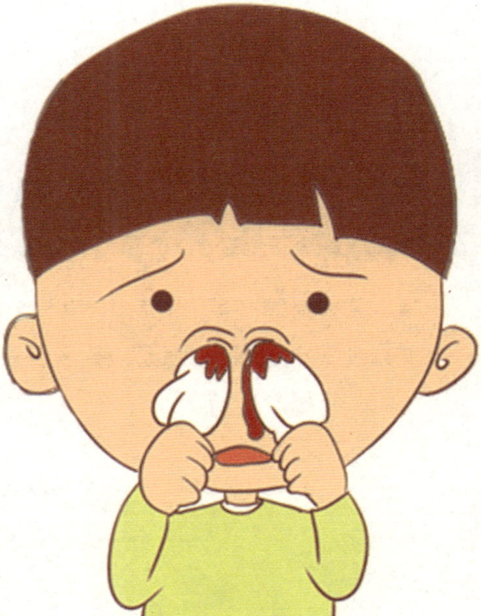

后来小殊跟我说，服用这个方子一个月有余，很少出现鼻子出血的情况了。我叮嘱他方子要继续服用，同时也要戒掉抠鼻子的坏毛病，以防出血。

此外，患者还必须养成良好的卫生习惯，并从以下几个方面进行预防：注意休息；少抽烟，少喝酒；少吃辣椒、烧烤等易上火的食品；平时要注意均衡膳食，不要挑食、偏食，多吃蔬菜水果，多饮水；秋冬季节气候干燥，最好在室内放一个加湿器或一盆水。

当鼻子突然出血，大多数人的第一反应是仰起头，鼻孔朝上，以为这样就可以让血回流，将血止住。事实上，这种做法是错误的。其实，正确的做法应该是保持正常直立或稍向前倾的姿势，压迫止血。当紧急鼻出血发生时，可将卷紧的纱布条、棉花条或卫生纸轻轻填塞住前鼻孔和后鼻孔，并用食指和拇指紧紧捏住两鼻翼，以压迫止血。如堵塞后出血仍然不止，或血经咽喉从嘴里流出来，表示出血位置比较深或者有其他原因，应该立即去医院耳鼻喉科挂急诊，不可怠慢。

最灵调理方：芥菜蜜枣汤

- 准备新鲜芥菜 90 克，蜜枣 5 个。先将芥菜、蜜枣洗净，一同放入锅中，加清水适量，煨汤，烧开后去渣食用，饮汤吃枣效果最好。早晚 2 次分服，坚持 1 个星期。

更多调理方

甘蔗雪梨汁

准备甘蔗250克，雪梨100克。先将甘蔗洗净，去皮，切成2厘米长的小段，压榨取汁，过滤，备用。将雪梨洗净，去皮，切成小块，放入榨汁机中榨成浆汁，用洁净的纱布过滤，取汁放入容器中。加入甘蔗汁，混合均匀即成。早晚2次分服。此方具有凉血止血、滋阴润燥、清热解毒的功效，适用于鼻出血者。

百合黄芩蜂蜜饮

取鲜百合100克，黄芩、蜂蜜各20克。黄芩洗净，切片，放入砂锅中，加水煎煮30分钟，过滤取汁。百合择洗干净，放入砂锅，加水适量，大火煮沸后，改用小火煨煮至百合熟烂，加入黄芩汁，再煮至沸，离火，趁温热调入蜂蜜，搅拌均匀即成。早晚2次分服。本食疗方具有清热解毒、凉血止血、宁心安神的功效，对肺热上壅型鼻出血尤为适宜。

蜜饯鲜桑葚

准备新鲜、成熟桑葚500克，蜂蜜150克。将桑葚拣杂洗净，去蒂柄，入锅，加水少许，用小火熬至汤汁将干时加入蜂蜜，再煮沸即成。该品可当作蜜饯服食，每日服食以50克为宜。桑葚具有滋阴补血、生津润燥的功效；蜂蜜可调补脾胃、缓急止痛、润肺止咳。常食此品对肝肾阴虚型鼻出血尤为适宜。

绿豆鲜藕汤

准备绿豆50克，鲜藕200克。先将鲜藕洗净，切片备用。绿豆洗净，放入砂锅中，加水适量，大火煮沸后，改用小火煨煮30分钟。待绿豆熟烂，放入藕片，继续用小火煨煮30分钟，至藕熟、汤汁黏稠即成。早晚2次分服。绿豆可清热解毒，消肿；莲藕清凉润肺，止血散瘀。本方适用于鼻出血。

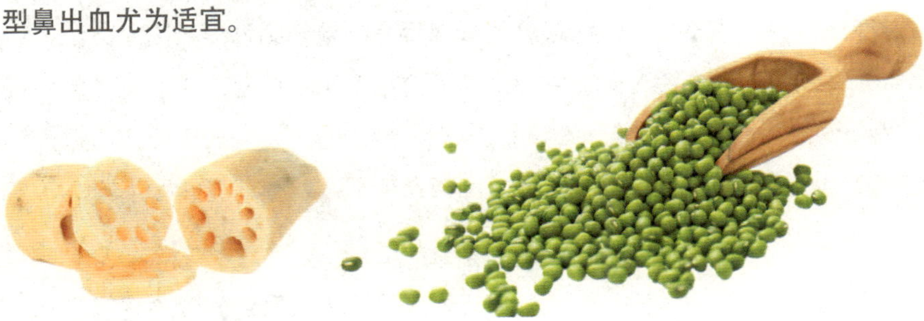

治鸣醒聋汤治耳鸣

耳朵是人体重要的听觉器官，它可以感受到自然界的各种声音。耳朵也是一个比较脆弱的部位，外界的不良影响容易损害耳朵的各项功能，从而出现耳鸣耳聋。

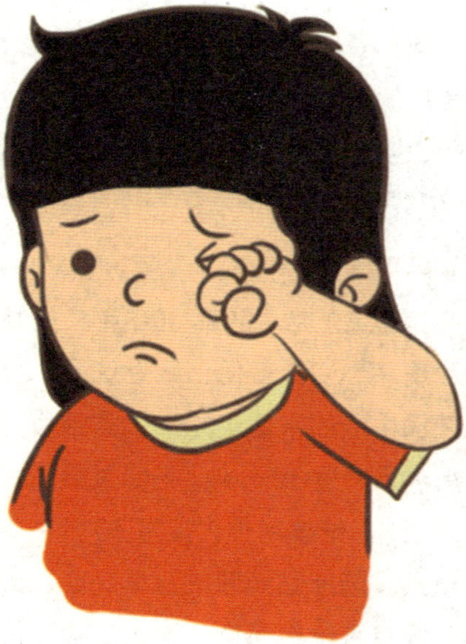

董小姐是一名客服人员，每天要接上百个电话，有时候忙得连上厕所的时间都没有。她还是个小说迷，经常熬夜看小说，真正休息的时间很短。周末放假她也不喜欢出去运动，总是宅在家里。最近，她总觉得头痛，耳朵里老是嗡嗡响，更严重的是左耳还有点听不清了。每次接到客户的电话，明明能听到声音，但总听不清说话的内容，这种情况不是一次两次了，为此她还被投诉了好几回。身体出现状况让董小姐无法正常工作，脾气也变得暴躁起来，有一次还差点跟客户吵起来。董小姐本以为自己太累了，休息下就会好，但是请了两天假后情况并没有好转，不得不来我这瞧瞧。

过度疲劳、睡眠不足、情绪过度紧张都容易导致耳鸣耳聋。因此，我建议董小姐先将她的不良生活方式戒除掉，并使情绪变得积极起来：避免工作中过度紧张，不要熬夜；控制自己的情绪，保持心情舒畅，以愉快的心情面对工作中的一切；保持心胸开阔，少发脾气；加强身体锻炼，选择多种运动方式，如打太极、散步、慢跑、游泳等。

生活不规律、心情积郁易导致肝火旺盛，而肝火旺盛可表现为耳鸣耳聋。

中医认为，肾水不足，水不涵木，复由情志抑郁，肝气失于疏泄，肝火偏亢，循肝胆之经上扰，引发耳鸣耳聋。因此，我让董小姐同时服用治鸣醒聋汤。这道方子由木香、川芎、木通、香附、枣仁、枳壳、蝉蜕、菊花、泽泻、合欢、胆草、柴胡、石菖蒲、夜交藤组成。只需将以上材料用水煎服即可。该方有清肝泻胆、理气开窍的功效，可治肝火上逆、痰浊内积导致的耳鸣耳聋。

此外，我再向大家推荐几个有效治疗耳鸣耳聋的方法。一个是梳头抹耳法：双手十指由前发际向后梳头，梳到头后部时，两掌心贴住耳郭后部，两手分别向左右两侧抹耳郭至面颊部为 1 次，连续 108 次。一个是掌心震耳法：两手掌搓热，用搓热的两手掌心捂住两耳，手掌与耳朵完全封闭，然后两掌突然松开，听到“叭”的一声，起到震耳的作用，共 50 次。还有鸣天鼓法：两掌搓热，用两掌心分别贴住左右两耳，手指托住后脑部，食指压在中指上，使食指从中指上重重地落于颈部，经此弹击后颈发际处，可听到“咚咚”之声，如击天鼓，共击 108 次。在进行食疗调理的同时，配合以上方法，效果更好。

饮食方面，耳鸣耳聋患者应多食用鱼、牛肉、猪肝、鸡蛋、苹果等。牛奶是很好的饮品，对改善血液循环和防治耳鸣耳聋很有帮助，所以日常生活中可多喝些牛奶。要减少脂肪的摄入，过量摄入脂肪往往会使血脂增高，导致血液黏稠度增大，引起动脉硬化。而耳朵对于血的供应很敏感，一旦发生供血障碍就会导致听神经营养缺乏，产生耳鸣耳聋的征兆。所以，患者在日常饮食中要少吃肥肉、奶油、油炸食物等富含脂类的食物。

最灵调理方：治鸣醒聋汤

- 准备木香、胆草各 15 克，川芎、木通、香附、枣仁、蝉蜕、菊花、泽泻、合欢、柴胡、石菖蒲、夜交藤各 20 克，枳壳 30 克。用水煎服，每日 1 剂，1 个星期为 1 个疗程。

更多调理方

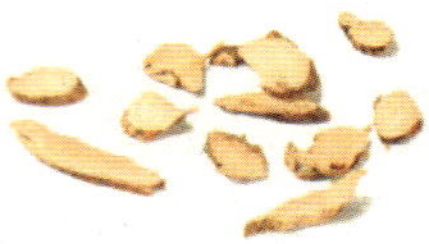

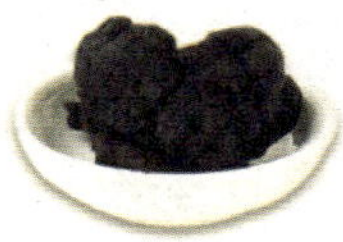

菖蒲甘草汤

准备石菖蒲 20 克，生甘草 10 克。以上药材先用冷水浸泡 1 小时，然后用水煎。分 2 次服用，每日 1 剂，10 天为 1 个疗程，一般一二个疗程即可痊愈。二者合用，可治疗耳鸣耳聋。

人参鹌鹑蛋

准备人参 7 克，黄精 10 克，鹌鹑蛋 12 个，高汤、白砂糖、盐、酱油、味精、醋、水淀粉、麻油、葱末、姜末各适量。将人参闷软，切段，放瓷碗中加水蒸 2 次，滤取汁液；将黄精煎两遍，取其滤液，与人参液合在一起。将鹌鹑蛋洗净，煮熟去壳，用少许麻油炸成金黄色备用；另用小碗把高汤、白砂糖、盐、酱油、味精、醋、药汁、水淀粉兑成汁。另起锅，用葱末、姜末炝锅，将鹌鹑蛋同兑好的汁一起下锅，翻炒均匀，淋麻油后即可出锅。本品可补充铁元素，还能补益肝肾，适合肾虚导致的耳鸣、耳聋患者食用。

二参清鸡汤

准备红参 20 克，桂圆肉 15 克，西洋参 10 克，鸡 500 克，盐少许。红参、西洋参洗净，浸泡 2 小时；桂圆肉洗净。鸡洗净，斩块，入沸水中焯去血水。将 2000 毫升清水倒入瓦煲内，煮沸后加入鸡块、红参、桂圆肉、西洋参，武火煲开后，改用文火煲 3 小时，加盐调味即可。本品具有温中益气、补精添髓的功效，对因肾精不足所致的耳聋耳鸣有辅助治疗作用。

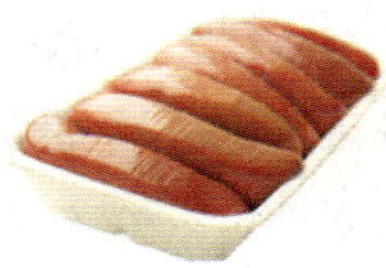

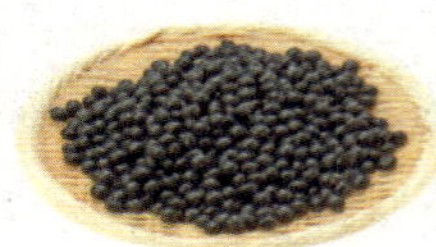

黑豆猪肾汤

取猪肾 2 具，黑豆 60 克，盐适量。将猪肾处理干净，切片；黑豆洗净，浸泡片刻。猪肾和黑豆一起入锅，加水适量，煲至烂熟，加入盐调味，佐膳服食。两者共煮成汤可用于治疗耳鸣耳聋。

莲子心饮清心去火

“牙痛不是病，痛起来真要命”，一句话道出了许多人的心声。每当牙痛作祟，吃也吃不好，睡也睡不香，那种钻心的疼痛将人折磨得不成人样。“有什么办法可以缓解并治好牙痛呢？”昨天我诊治的一位牙痛患者问我。

这位患者姓吴，是一家房地产公司的老总。虽然事业有成，衣食无忧，但这么多年他一直被牙痛缠身，饱受折磨。他也去牙科检查过，并没有蛀牙等牙齿疾病，可就是时不时牙痛，每次牙痛发作时，都是通过服用止痛片来缓解痛苦。尽管每次都能快速止痛，但反复发作的牙痛让他几近崩溃。有一次，他正在外地出差，半夜牙痛突然发作，连续服用止痛片都不管用；本以为喝一杯热茶会有所缓解，没想到过了没多久牙龈都肿了；后来又试了一下冰敷，疼痛总算减轻了。他跟我说，他特别想摆脱牙痛的纠缠，可一直没有找到有效的方法，让我一定帮帮他。

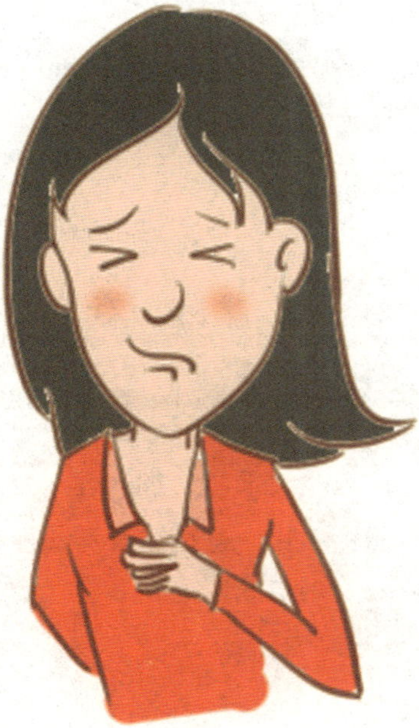

中医学将牙痛分为风热牙痛、胃火牙痛、虚火牙痛。通过诊治，我发现吴先生牙龈红肿、舌红、苔白干、脉浮数。牙痛遇冷则减轻，遇热则加重，属于典型的风热牙痛。我让他不要担心，并告诉他止痛片只能暂时缓解痛苦，若要根治，可依据中医的方法来慢慢调养。要治好他的牙痛，实际上就是要进行疏风清火、解毒消肿。莲子心味苦性寒，能降热、消暑气，有清心、安抚烦躁、去火气的功效。将莲子心与冰糖放入水中蒸煮，作为茶点饮用，7 天为 1 个疗程，长期坚持可治牙痛。

吴先生听我这么一说，回去后马上就做莲子心饮来喝，果然缓解了，如今他的牙痛很少发作了。

当然，止痛并不是一劳永逸的办法。平时应多注意口腔、牙齿卫生，坚持早晚刷牙、饭后漱口，刷牙可以清除口腔中的大部分细菌，减少菌斑形成，防止牙痛。刷牙时的方向应保持与牙缝方向一致。这样既可达到按摩牙龈的目的，又可改善牙周组织的血液循环，减少牙病所带来的痛苦。睡前刷牙更重要，因为夜间时间长，细菌容易大量繁殖。

像吴先生这类风热牙痛患者，应忌吃辛辣、刺激性的食物，如辣椒、洋葱、芥菜、大葱、蒜等；此外，还应忌食粗糙、坚硬以及煎炸、酸性食物；平时可以多吃些富含高蛋白、维生素的食物，如豆制品和蔬菜、水果等。

对于胃火牙痛患者来说，他们除了会感到剧烈疼痛外，还会出现牙龈红肿、溢脓或出血的状况。患有这种牙痛的人，应该多吃新鲜的红、黄、绿色蔬菜；要忌食辛辣、油炸、坚硬、粗纤维、熏烤类食物及甜食。虚火牙痛大多发生在老年人身上，表现为牙齿隐隐作痛，常出现牙齿松动、咬东西无力的状况。这类患者应多吃一些滋阴益肾、降火止痛的食物。

最灵调理方：莲子心饮

- 准备莲子心 50 克，冰糖 10 克。锅中放入适量清水，加入莲子心，先用大火煮沸，加入冰糖，续煮至冰糖完全溶化。待稍微冷却后，频频饮用即可，1 个星期为 1 个疗程。

更多调理方

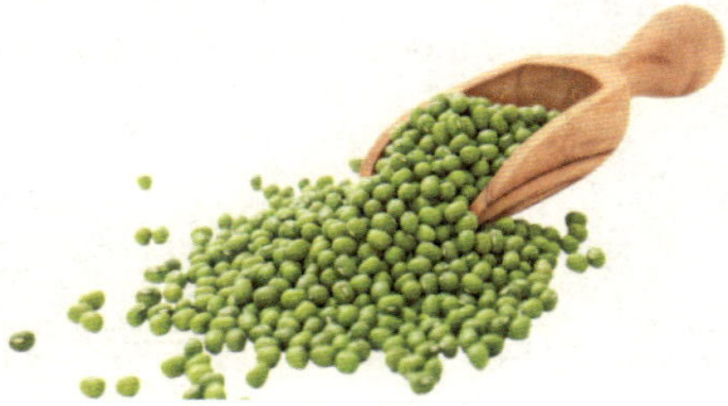

生地煮鸭蛋

取生地50克，鸭蛋2个，冰糖适量。将生地用清水浸泡，再把鸭蛋与生地一同放进砂锅中，加适量清水煮至蛋熟。取出鸭蛋剥去壳，然后再倒入生地汤续煮片刻。服用时加冰糖调味，吃蛋饮汤即可。生地具有清热、生津、养血的功效；鸭蛋清热凉血；冰糖滋阴去火。此方对风火牙痛很有疗效。

丝瓜姜汤

准备丝瓜500克，鲜姜100克。将丝瓜洗净去皮切段，鲜姜洗净后切成片，一同放入锅中，加适量清水煎煮2~3小时。每日喝汤，1天2次。丝瓜有清火、利尿、活血、通经、解毒之效，与生姜搭配食用，可清热、消肿、止痛，用于治疗牙龈肿痛。

绿豆鸡蛋糖水

准备绿豆100克，鸡蛋1个，冰糖适量。将绿豆捣碎，用水洗净，放锅里加水适量，煮至绿豆烂熟，加入冰糖煮开；把鸡蛋打入绿豆汤里，搅匀，稍凉后1次服完，连服2~3天。此方适宜口腔红肿热痛的风热牙痛者食用。

绿豆荔枝

准备绿豆100克，干荔枝7颗。将绿豆洗净，沥干水分，荔枝剥去外壳，放入锅中加适量清水同煮。待绿豆煮熟后，将荔枝、绿豆连同汤汁一起食用。绿豆具有消肿通气、清热解毒的功效；荔枝具有补脾益肝、理气补血、温中止痛、补心安神的功效。本方可清热去火、消肿解毒，善治风火牙痛。

花椒白酒

准备花椒10克，白酒50毫升。将花椒加入适量的水中，煮约5分钟，加入白酒，待水完全凉后，将花椒滤掉，再把白酒花椒水倒入洁净的玻璃瓶中备用。牙痛时，用洁净的棉球蘸此水后放到疼痛的部位，紧紧咬住，很快就能止疼。本方中的花椒具有局部麻醉、止痛的作用，可用作止痛剂对症治疗，迅速缓解龋齿牙痛。

患红眼病首选海带决明汤

春夏之交，天气反复无常，空气湿度较大，细菌和病毒容易滋生并入侵人体。人们进行室外活动，如游泳、外出旅行时，容易接触外界病源而患上红眼病。中医认为，红眼病由风邪热毒侵袭人体眼部引起，主要表现为眼红、烧灼感，或伴有畏光、流泪等。

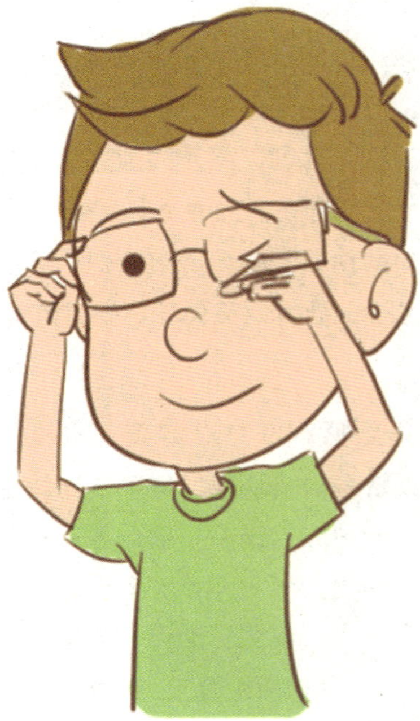

这天，马先生和老婆带着女儿妞妞去游泳馆学游泳。妞妞玩得很起劲，不停地嬉戏玩水，还经常把水弄到脸上。第二天，马先生本想再带妞妞去游泳，不承想，起床后就发现妞妞不停地揉眼睛，还一个劲儿地流眼泪。马先生平日里喜欢关注健康养生类新闻，看到妞妞的眼睛红通通的，马上就想到了红眼病，于是决定带妞妞前往医院治疗。妞妞一听到要去医院，便哇哇大哭起来。无奈之下，马先生只好哄骗妞妞来我这玩，妞妞才勉强答应。

我告诉马先生，游泳馆是红眼病传播的高危场所，因为游泳馆不可能随时消毒，如果池水中有病毒的话，很容易造成人体感染。妞妞在游泳的时候，多次将池水弄进眼里，导致眼睛感染病菌；回到家后又没有及时发现和处理，还用手揉眼睛，这一系列因素共同作用导致了红眼病。我轻轻地扒开妞妞的眼睑，仔细检查了一下，觉得情况较轻，用一个方子调养就会好起来。这个方子叫海带决明汤。将海带浸软切丝，与决明子共煮成汤即成。早上空腹食用，坚持 1 个星期。海带可消痰软坚，泄热利水，止咳平喘，祛脂降压，散结抗癌；决明子清肝火，祛风湿，益肾明目。二者合用，对红眼病可起到良好的治疗作用。

马先生依照方子做了海带决明汤给妞妞吃，妞妞觉得眼睛舒服多了，慢慢地眼睛也不红了。我提醒马先生，在红眼病高发的季节，带妞妞去游泳馆等公共场所游泳需佩戴游泳镜，游泳前后可适当滴用消炎眼药水，以防万一。

如果家里有人已感染红眼病，那么在日常生活中必须牢记：一旦与患者接触，应立刻洗手消毒。眼药水或眼药膏只能专人专用，以免造成交叉感染。患者使用过的毛巾、手帕要煮沸消毒，晒干后再用；家人要为患者准备专门的洗脸用具。患者使用电脑时，切勿揉搓眼睛，使用电脑后要清洗双手。另外，治疗期间患者要避免光和热的刺激，也不要看书或看电视，出门时可戴太阳镜；不要遮盖患眼，因为遮盖患眼后，眼分泌物不能排出，有利于细菌或病毒繁殖，反而加重病情。

同时，在饮食方面，红眼病患者应禁酒，戒烟，不饮用浓茶、咖啡，禁食辛辣上火之品，如葱、韭菜、大蒜、辣椒等，最好不吃带鱼、鲤鱼、虾、蟹、黄鱼等发物，多吃枸杞子、苦瓜、西瓜、香蕉等食物，可起到清热解毒等辅助治疗作用。

最灵调理方：海带决明汤

- 准备海带 25 克，决明子 12 克。海带用水浸软泡发，洗净后切成丝，放入锅中，加适量水与决明子共煮成汤。早上空腹食用，食海带喝汤，坚持 1 个星期。

更多调理方

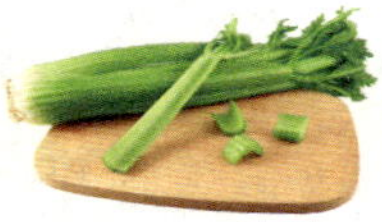
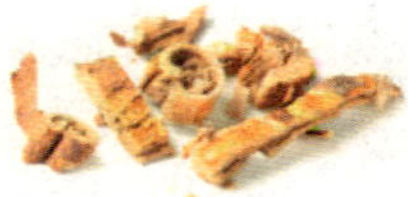
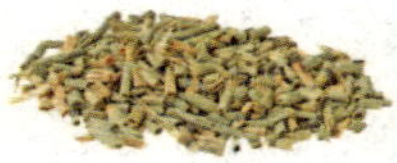
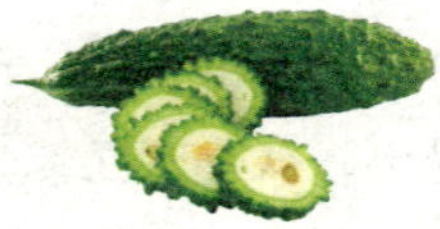

芹菜杞叶粥

取新鲜芹菜 60 克，新鲜枸杞子叶 30 克，大米 80 克左右，盐适量。将芹菜洗净切碎，枸杞子叶洗净，与大米一同放入砂锅，加适量水煮成粥，将熟时加盐调味。患者可现煮现吃，早晚温热食用。芹菜具有平肝清热、祛风利湿、除烦消肿、凉血止血、解毒宣肺的功效；枸杞子叶可清热止渴、祛风明目。二者合煮成粥，适用于肝火上升所致的红眼病。

桑白皮薏苡仁粥

准备桑白皮50克，薏苡仁20克，粳米100克，白砂糖适量。桑白皮、薏苡仁、粳米分别洗净，以水浸泡片刻。把桑白皮放入锅中，熬煎两次，弃渣留汤，加入薏苡仁、粳米，煮至熟烂，可加入白砂糖调味。桑白皮具有利尿、泻肺平喘、行水消肿的功效；薏苡仁可健脾渗湿、除痹止泻。此粥对红眼病患者有食疗作用。

白菊黄豆汤

取白菊花、桑叶各 12 克，夏枯草 15 克，黄豆 30 克。先将白菊花、桑叶、夏枯草共放砂锅内，加水适量，用小火煎汤，滤渣留汁。在药汁中加入黄豆，用中小火煮至豆熟即成。白菊花具有散风热、平肝阳、明目的功效；桑叶能疏散风热、清肝明目，兼润肺凉血；夏枯草味苦、辛，性寒，可治肝火上炎的目珠疼痛；黄豆清热，利便，解毒。此汤具有疏风清热、明目解毒的作用，适用于红眼病患者。

苦瓜木贼草汤

准备苦瓜250克，木贼草15克。苦瓜切薄片，木贼草切成3~5厘米长的短节。两味同时放入砂锅，注入清水，小火煎至两碗，将渣滤去服用。早晚各1次，3天1个疗程。苦瓜性寒、味苦，具有解毒、明目的功效；木贼草可清肝明目、止血、利尿通淋。二者合用，对红眼病有一定的食疗效果。

大海生地茶治咽炎

老师是辛勤的园丁，担负着为祖国培育人才的重任，但在繁重的教学任务下，几乎所有老师都不同程度地患有咽炎。

孙小姐今年刚从师范学校毕业，现在在一所民办小学教书。可刚开学没几天，孙小姐的嗓子就出现了毛病。孙小姐跟我说："小学生精力真的太旺盛了，老是大声喧哗，一刻也停不下来。有时候我真的想让嗓子休息一会儿，可没办法，还是得管好他们。为了让他们听到我说话，我只好扯开嗓子喊。"最近她感觉上课很吃力，虽然课时不多，但一天下来，她的嗓子干燥、发痒，喉咙里总感觉有东西咳不出来。

教师的职业病中排第一位的就是咽炎，说话多、喝水少、粉笔微尘的吸入是发病的主要原因。对于这类慢性疾病，中医传统疗法有明显的优势。我建议孙小姐平时经常用胖大海、生地、茶叶和冰糖混合泡开水，待水变温时喝一小口，一节课至少喝3次，每天保证2~3剂，以此保持喉咙湿润，长期喝可以有效缓解咽炎的不适感。

胖大海药性比较温和，有清肺利咽、清肠通便之功，是治疗咽喉疼痛、声音嘶哑的要药；生地既有清热凉血的作用，又是滋阴生津的良品；茶叶降火利咽；冰糖生津润肺。四

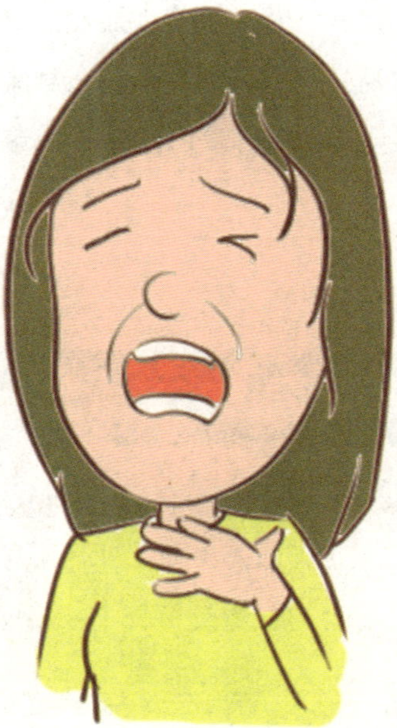

味同用，对于慢性咽炎者最为适宜。

我还建议孙小姐尽量使用麦克风讲课；讲课时，注意音量，不要太大声或急切地说话，以免造成嗓子嘶哑；学会用“气”讲课，中医讲求用“丹田”发声，说话时肚子紧、喉咙松，用腹腔的共鸣加大音量，而不是用嗓子大喊，可以很好地保护嗓子。此外，讲课时一定要使用普通话，一方面是普及普通话的需要，另一方面是由于普通话音调较高，较小的音量就可以发出具有穿透力的高音，对保护嗓子大有好处。课间休息时也应尽量让嗓子休息。

孙小姐说，服用大海生地茶一个星期后，嗓子舒服多了，上课时很少感觉喉咙干痒了。她还把这个方子介绍给其他老师，他们都说喝了之后感觉喉咙很清爽。

当然，保护嗓子还得从平日的生活细节着手：要经常锻炼身体，生活有规律，避免过度紧张及劳累；保持居住及工作环境的空气流通、清新；预防感冒；保证充足的睡眠与休息，让劳累的发音器官得以恢复；平时尽量避免过度说话、喊叫及唱歌等；适当多饮水及一些具有生津利咽作用的食疗饮品；不宜食用辛辣、煎炸、坚硬、燥热的食品，以及对咽部有刺激性的食物；宜食用有清热解毒、滋阴润肺作用的食物，包括蔬菜、水果及富含胶原蛋白和弹性蛋白、B族维生素的其他食物，如梨、香蕉、柿子、豆类、乳类、蛋类、瘦猪肉等。

最灵调理方：大海生地茶

- 取胖大海5个，生地12克，冰糖30克，茶叶2克。上药共置热水瓶中，沸水冲泡半瓶，盖盖闷15分钟左右。不限次数，频频代茶饮。根据患者的饮量，每日2~3剂。此方对于肺阴不足、虚火夹实之慢性咽炎而兼大便燥结者最宜。

更多调理方

百合莲子汤

准备百合、莲子各 15 克，冰糖适量。将百合用温水浸泡，莲子去心。再将百合与莲子一起放入锅中，加入 800 毫升清水，以大火煮开后，再以中火熬煮 30 分钟，加冰糖调服。百合有养阴润肺、止咳化痰、宁心安神等功效。百合与莲子配合使用，有补脾益肺、润泽皮肤之功效，能有效缓解咽炎等病症。

柠檬蜂蜜茶

准备柠檬半个，蜂蜜、盐各适量。用盐将柠檬表皮仔细蹭一遍，清洗后切薄片，将柠檬放入杯中，倒入温开水搅拌，最后加蜂蜜调服。柠檬具有生津止渴、健脾胃等功效，蜂蜜有滋润、保肝、清热、解毒之功效。该茶可用于治疗咽炎。

枸杞子菊花茶

取枸杞子 8 克，菊花 5 朵。将枸杞子、菊花同时放入有盖的杯中，用沸水冲泡，加盖闷 15 分钟。枸杞子补肾生精，明目安神；菊花味甘性寒。此茶有清散风热、平肝明目等功效，对于咽炎有明显的疗效。

蜂蜜金银花露

准备金银花、蜂蜜各 30 克。煎金银花水约两碗，放凉后去渣，服用前加入蜂蜜，调匀后饮用。每日 2 次。此方有清热毒、疏散风邪、利咽通便之功效，可用于咽炎等症。

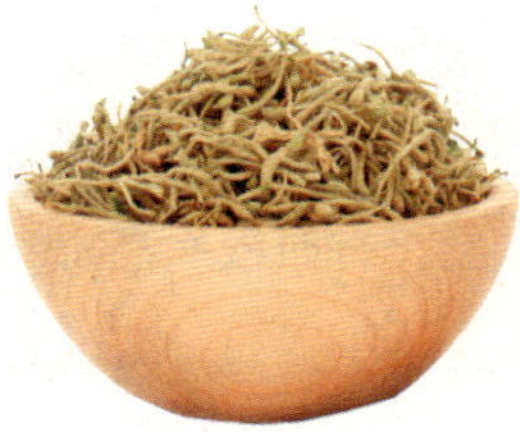

清咽茶

取干柿饼 1 个，罗汉果 10 克，胖大海 1 个。将柿饼放入小茶杯内盖紧，隔水蒸 15 分钟后切片备用；罗汉果洗净捣碎，与胖大海、柿饼同放入陶瓷茶杯中。用沸水冲入，盖严，5 分钟后饮服。此茶有清咽止痛、止咳消肿之效，可用于治疗咽喉炎、喉痛喑哑等症。

雪梨炖冰糖

取雪梨 1 个，冰糖适量。将雪梨洗净，去蒂切块。把切好的雪梨放入容器中，加入冰糖，上锅蒸 30 分钟。此方可润肺清燥，止咳化痰，养血生肌，适用于咽炎患者。

老丝瓜汤除口臭

口臭，可以说是生活中最常见的健康困扰，不仅妨碍人与人之间的交往，往往还预示着很多疾病的发生，如果不引起重视，很可能会遗患无穷。

小谷是一名化妆师，外形甜美可人，衣着得体大方，是很多人爱慕的对象。可她一直有个难言之隐，一年前她发现自己有口臭，心中很是郁闷，这口臭到底是从何而来？无奈之下，她只好每天上班前嚼上几片口香糖来遮盖口中的异味。害怕同事发现，小谷开始有意与他们疏远，减少面对面说话的机会。有时候同事主动来找她，她还特地用手捂住嘴巴。

见到我时，小谷坐得很远，也下意识地将嘴巴捂住。我让小谷坐过来，并告诉她口臭并不可怕，凡有胃肠消化不良、劳心伤神或肺与大肠结热者皆可出现口臭。我问小谷平常生活饮食怎么样，她说爱吃油炸食品和各种零食，经常喝点小酒，有时候会便秘。听她这样说，我让她张开嘴巴，果然闻到一股浓浓的酸臭味。我问她是否有腹部胀痛、打饱嗝的症状，她说有。

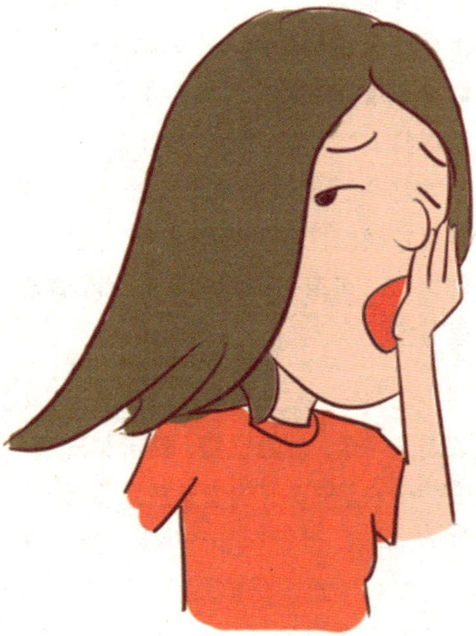

我对小谷说，她的口臭属于肠胃积热型，酒、油炸食品容易造成口中异味，不刷牙导致食物残渣留在口腔内，时间久了便容易引发口臭，还会导致便秘等症状。我给她开了个方子：老丝瓜汤。丝瓜性寒凉味甘，有消暑利肠、祛风化痰、凉血解毒、通经活络、行气化瘀等作用。我嘱咐她这道老丝瓜汤每天坚持喝 2 次，有助于清热降火，帮她清除口臭。

另外，保持口腔清洁卫生是消除口臭最为有效的基本方法。患者需养成良好的口腔卫生习惯，坚持早晚刷牙和饭后漱口，掌握正确的刷牙方法，及时清除滞留于牙面、牙缝及颊唇沟等处的食物残渣、软垢，控制口腔细菌的生长繁殖。刷牙的同时，最好配合刷舌苔，因为舌苔上也隐藏了大量的食物残渣。

小谷按照我说的方法，一周之后口腔异味的问题就基本解决了。慢慢地，她又变得自信起来，与同事的关系也越来越好了。

有口臭的人，饮食要清淡，多吃含有丰富纤维素的食物，有利于清洁口腔；还应适当食用具有清热化湿功能的食品，如甜瓜子、茴香、橘饼、乌梅脯等；忌烟酒及甜食，忌辛辣助火之物，忌厚腻难消化的高蛋白、高脂肪之物，回避异味食物，如蒜、葱、韭菜、臭豆腐等；进餐不宜过饱，尤其是晚餐；睡前不要吃零食；多饮茶，绿茶中的儿茶素、红茶中的茶黄素都有清除口臭的效果；保持大便通畅，防止便秘。有口腔及肠胃疾病的人应趁早治疗，以免引发口臭问题。

最灵调理方：老丝瓜汤

- 准备老丝瓜 1 条，盐少许。将丝瓜洗净，连皮切断，加水煎煮半小时，放盐再煮半小时即成。每天喝 2 次，可长期坚持喝。

更多调理方

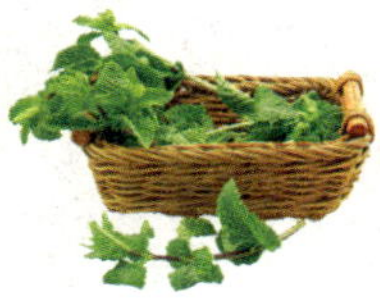
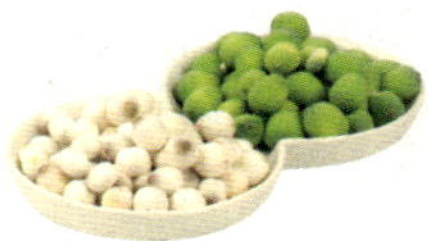
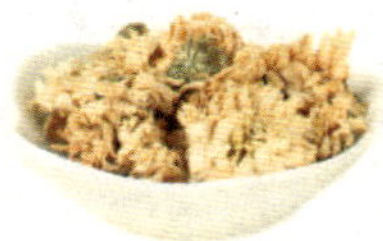
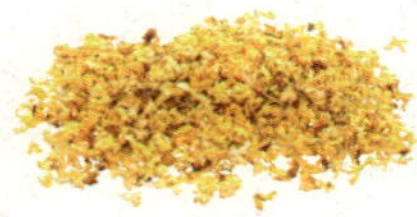

薄荷粥

取薄荷叶 10 克，粳米 100 克。将薄荷叶洗净，放入锅内，加适量清水，用大火烧开，立即取汁待用。将粳米淘净，加适量清水，也用大火煮至米粒熟软。将薄荷汁倒入粥中，继续煮至沸腾即成。薄荷、粳米同煮粥，食用之可治口臭。

桂花杏仁茶

准备绿茶水 100 毫升，杏仁 4 克，桂花 2 克，冰糖 25 克。先将泡好的绿茶水滤入碗中备用。锅中倒入约 800 毫升清水烧开，放入洗净的杏仁，倒入绿茶水，再撒上洗好的桂花，轻轻搅拌几下，盖上锅盖，转小火煮约 15 分钟后揭开盖，放入冰糖，再盖上锅盖，煮约 2 分钟至冰糖完全溶入汤汁中即可饮用。本方可养心润肺、杀菌消炎，使口气清新，对于治疗口臭有较好的效果。

莲子萝卜汤

准备莲子 30 克，白萝卜 250 克，白砂糖适量。将莲子去心，洗净；白萝卜洗净，切片，备用。锅内加适量水，放入莲子，大火烧沸，改用小火煮 10 分钟。再放入萝卜片，小火煮沸 5 分钟，最后调入白砂糖即可食用。本品具有抑制口腔细菌生长、消除食积的作用，适合口腔溃疡、胃肠食积导致口臭的患者食用。

桂菊茶

准备桂花、菊花各 6 克。取桂花和菊花，加入适量开水冲泡，加盖闷 4~5 分钟，待菊花瓣舒展开后即可饮用。每天 1 剂，分二三次冲泡，代茶饮用。菊花清热解毒，桂花清香解口臭，此方适用于胃热上蒸型口臭患者，有芳香清胃的效果。

蜂蜜涂搽法祛除口腔溃疡

蜂蜜是常用的滋补食品之一，可以润肠通便、润肺止咳。然而，很多人不知道蜂蜜也是一种药物，具有止痛解毒的作用，对于口腔溃疡有一定疗效。我用蜂蜜帮许多患者治好过口腔溃疡。

小李是一个地地道道的四川人，喜欢吃火锅，而且每顿都得要辣椒。有一次参加一个老乡的婚礼，婚宴上的特色火锅他吃的是津津有味、汗流浃背，还一个人干掉了5瓶啤酒。第二天早上，他漱口的时候，感觉口腔内特别疼，用舌头舔一下就疼得受不了。照镜子一看，口腔内竟然长了一处米粒大小的溃疡，只要一吃东西就痛，于是他赶紧开车跑到我这。

我让小李张开嘴，发现情况并不严重，只是轻微的口腔溃疡，面积也不大。小李问我有什么药能快速治好。我说不必用药，回家拿出一瓶蜂蜜，用消毒棉签将蜂蜜均匀地涂抹在溃疡部位，涂搽后暂时不要吃东西；15分钟过后，将口中的蜂蜜连同口水一起咽下，然后继续涂搽，一天重复数次，快则一天，慢则两天就可解除。这个方子既有效，又省钱，操作起来特别简单。其原理在于蜂蜜在口腔内

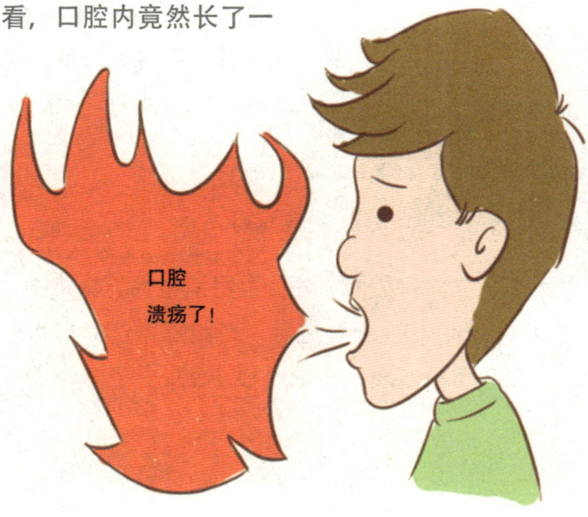

能起到灭菌消毒、消炎止痛的作用，能促进细胞再生，对湿热引起的口腔溃疡效果显著。

回去后小李依照建议用蜂蜜涂抹，一天后，溃疡面便开始愈合了，疼痛也得到了缓解。过了几天，溃疡就完全消失了。

俗话说，“病从口入”，经常口腔溃疡的人要特别注意饮食：多吃蔬菜、水果，保持大便通畅，防止便秘；易上火的人一定要尽量避免摄入过多辛辣燥热的食物，如辣椒、麻辣烫、毛血旺等；此外，具有温热性质的食物，包括牛羊肉、猪腊肉、鲫鱼、带鱼等，以及荔枝、菠萝、桂圆、石榴等热性水果，过多食用也会上火；需要强调的是，喝烈酒也会“火上浇油”。

生活方面，首先要保证充足的睡眠，避免过度疲劳。长期睡眠不足、劳累过度是口腔溃疡反复发作的常见诱因。这些不当行为会耗伤人体阴血，阴虚则火旺，常从口腔黏膜上“出火”，引起口腔溃疡。其次要保持心情舒畅、乐观开朗。中医认为，如果长时间受到烦躁、忧郁、压抑等不良情绪的困扰，人很容易产生“郁火”，这也是导致口腔溃疡的常见原因。

很多人因口腔溃疡疼痛难忍，不敢刷牙，其实是不对的。刷牙是每天必须做的事情之一，也是保证口腔健康的最佳方法。起溃疡时仍要坚持早晚刷牙、饭后漱口，患者可用加盐凉白开，也可用药物漱口液漱口，这样可减少口腔细菌，防止因食物残渣过多而加重感染。当溃疡疮口痊愈后，要注意将原来的牙刷换掉，以防止之前牙刷上残留的病菌对口腔造成二次伤害。

最灵调理方：蜂蜜涂搽法

- 准备 1 瓶蜂蜜，先将口腔漱干净，再用消毒棉签将蜂蜜涂于溃疡面上，涂搽后暂不要进食。15 分钟过后，可将蜂蜜连同口水一起咽下。再继续涂搽，1 天可重复数次，持续涂搽 1 周。

更多调理方

乌梅甘草饮

取乌梅肉、生甘草、沙参、麦冬、桔梗、玄参各10克，蜂蜜适量。将乌梅肉、生甘草、沙参、麦冬、桔梗、玄参分别洗净，备用。将洗净的药材放入炖盅内，然后加入适量的清水，用小火蒸煮大约5分钟。取汁倒入杯中，加入适量蜂蜜，搅拌均匀，等稍凉后即可饮用。每日3次，温热服食。乌梅肉具有敛肺、涩肠、生津、祛蛔的功效；甘草可补脾益气、清热解毒、缓急止痛；沙参、麦冬、桔梗等都可滋阴清热。因此，本品能清热泻火、生津止渴，可辅助治疗口腔溃疡等症。

绿豆粥

准备绿豆100克，小米50克，白砂糖适量。锅中注入约450毫升清水烧热，放入洗好的小米和绿豆，拌匀铺开，再盖好锅盖，煮沸后用小火续煮30分钟，至食材熟软、熟透。揭开盖子，匀速搅拌一小会儿，以免粘锅，再撒上白砂糖，拌煮至白砂糖溶化，盛入碗中即成。本品可清热解毒、利尿消肿、润喉止咳，用于治疗口腔溃疡。

赤小豆薏苡仁汤

准备赤小豆、薏苡仁各100克。先将赤小豆、薏苡仁分别洗净，浸泡数小时。然后将锅置于火上，加水500毫升，大火煮开，再倒入赤小豆、薏苡仁，用文火煮烂即可。可分3次食用。赤小豆具有利水消肿、解毒排脓等功效；薏苡仁可健脾利湿、清热排脓。因此，本品可清热解毒、健脾利尿，适合口腔溃疡患者食用。

胡萝卜苦瓜汤

准备胡萝卜1根，苦瓜350克，盐适量。胡萝卜洗净去皮，切片备用。苦瓜洗净去子，切片。锅中放入适量水，开中火，将苦瓜、胡萝卜放入锅内煮，待水滚后转小火将材料煮熟，加入盐调味即可食用。此方具有清热解毒、消肿、增强免疫力的功效，可加速口腔溃疡面的愈合。

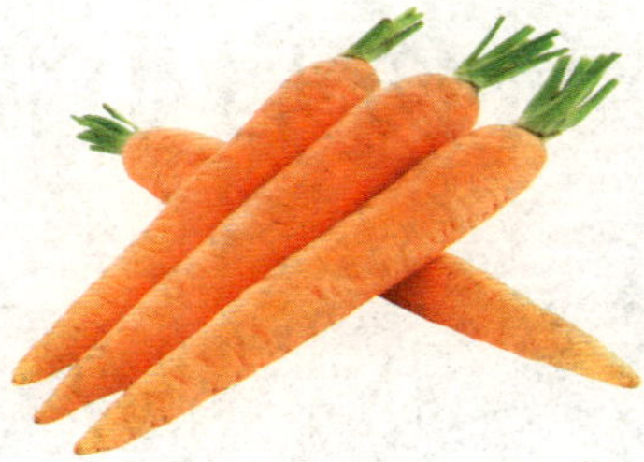

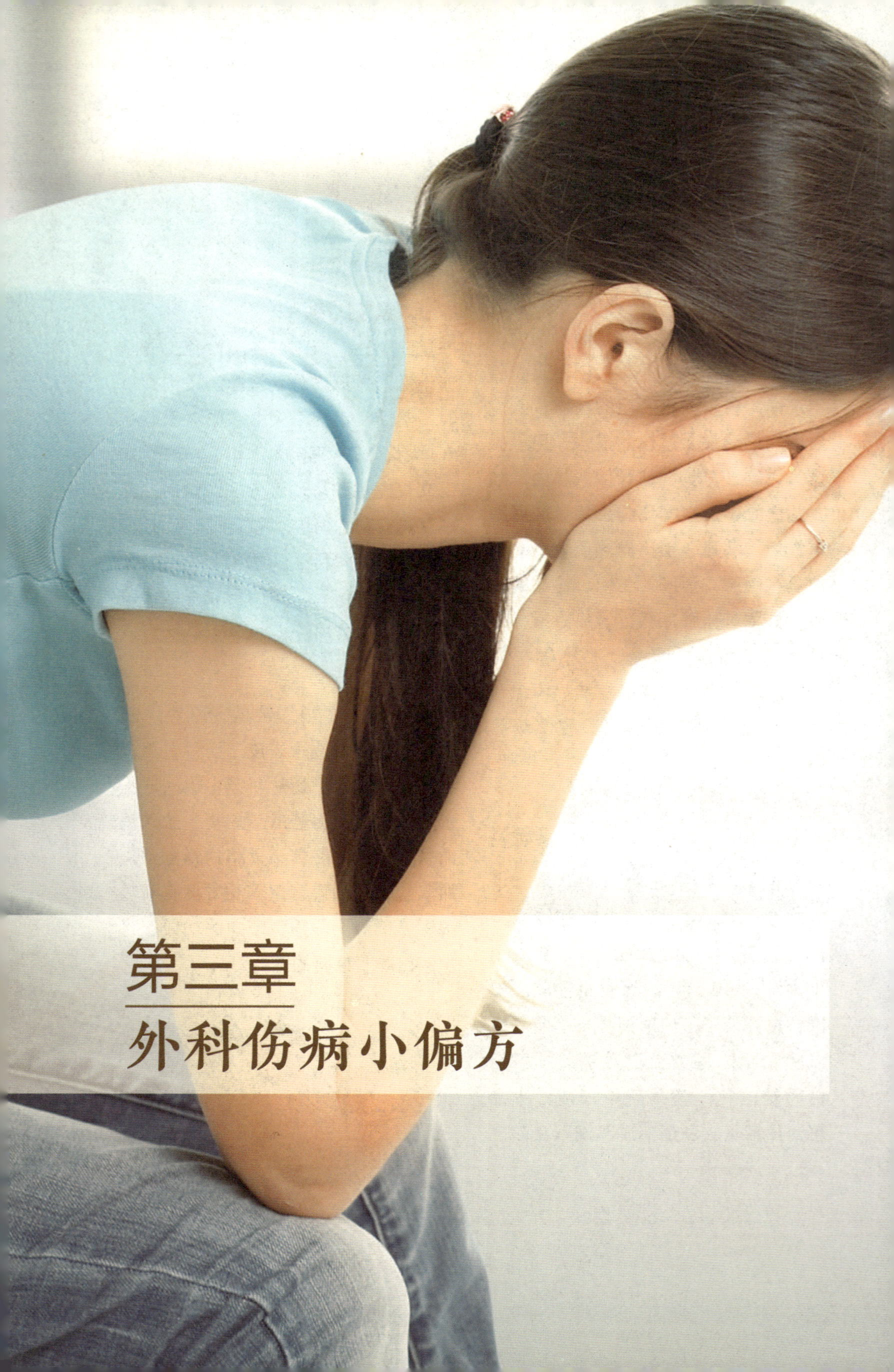

第三章

外科伤病小偏方

许多老偏方来自民间并流传于民间，取材方便，组方简单，疗效显著，能解决日常小病带来的烦恼，在危急时刻帮上大家一把。

本章内容主要涉及落枕、颈椎病、腰扭伤、痔疮、足跟痛、烫伤、蚊虫叮咬等7种病痛。其多与不良的生活习惯和工作方式、意外等因素有关。针对每种病痛的特点，本章在每个故事中呈现了治疗这些病痛最为适合的方法，让读者相信并选择这些老偏方，进而告别病痛的折磨，重新赢得舒适与健康。

食醋热敷治落枕

很多人都有过这样的经历：早上一觉醒来突然发现脖子无法自由扭动了。这就是我们常说的“落枕”。落枕多与不良的睡姿、脖子受凉等因素有关。

前天，我的棋友老陈便遇到了这种情况。他下午打电话告诉我：“今天早上起来我发现脖子动不了了，还很疼，应该是落枕了。”

老陈来到我家后，我问他：“是不是吹了一晚上的空调？”

老陈说“什么都瞒不过你。昨天晚上太热了，贪图凉爽，我就把空调打开了。你知道，我一直习惯朝左侧睡，到早上起来的时候才发现脖子动弹不了了。”

我对老陈说：“你的颈椎一向不好，吹了一晚上的空调，脖子肯定会受凉，加上长时间保持一个睡姿，很容易引发落枕。从我们中医的角度来说，长期超负荷工作、劳累会导致脉络空虚。同时，夜间阳气渐衰、阴气渐盛，如果夜间睡眠时不注意保暖，便极容易受邪导致脉络受阻，进而出现落枕。”

我说：“治落枕的方法，我知道的倒是挺多的，其中食醋热敷法的疗效比较好，操作起来特别简单。刚好我家里有食醋，我现在就帮你试试吧。”

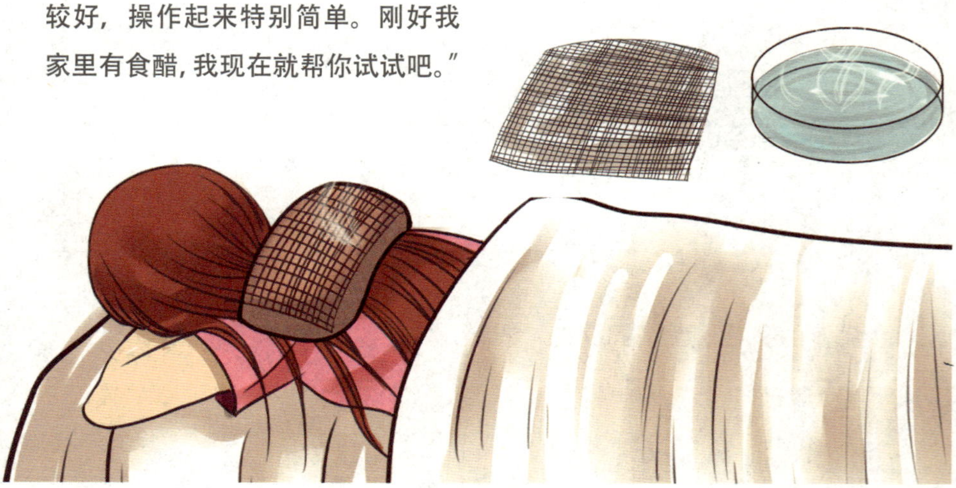

于是，我从柜子中拿出一瓶食醋，将醋倒入锅中加热至不烫手，然后用纱布沾上热食醋，敷在老陈的脖子上，一边热敷一边用力按揉他的脖子。敷了大约半小时后，老陈就感觉脖子的疼痛感明显减轻了。

老陈问我原因，我解释说，“温则通，通则不痛”，将热的物体敷在疼痛部位可消除和缓解疼痛，热敷尤其适宜治疗各种寒性病症。食醋有消肿止痛的功效。将醋加热到一定程度，用纱布沾匀，对疼痛部位进行热敷，可起到疏风散寒、活血化瘀、通络止痛的作用。

我告诉老陈，回去后按照我刚才的步骤，每天用沙布沾热食醋敷在脖子上，并用手按摩脖子附近的大椎穴和肩中俞穴，每次 20 分钟，每日二三次，两日之内便可痊愈。3 天后，老陈如往常一样来找我下棋，他说，他的落枕症状已经差不多消失了，脖子能自如地扭动了。

其实，落枕完全可以预防。预防落枕，关键要做好以下 4 个方面。首先，准备一个好枕头。枕头的高度应在 10~15 厘米为宜，宽度最好在相当于肩至耳的距离，柔软度以易变形为度。其次，做好防寒保暖工作。睡觉时盖被子不但要盖全身，而且还要盖好颈部，将被子往上“拉一拉”。天气炎热时，不要将颈部长时间对着电风扇或空调吹，睡觉不可睡在有“穿堂风”的地方，以免颈部着凉引起颈肌痉挛，诱发落枕。再次，平时应多食用骨头汤、牛奶和豆制品以及新鲜蔬菜。最后，要多活动颈部。

最灵调理方：食醋热敷法

- 先取食醋 100 毫升，加热至不烫手为宜，然后将一块干净的纱布充分浸入热醋中蘸湿。取出浸湿的纱布，用一个干净的塑料袋包住，放在颈背痛处热敷。痛处保持湿热感，同时活动颈部。每次 20 分钟，每日二三次，2 日内可治愈。此方法对落枕有明显的疗效。

更多调理方

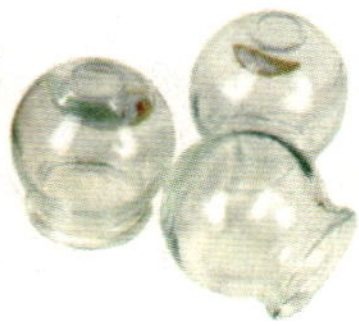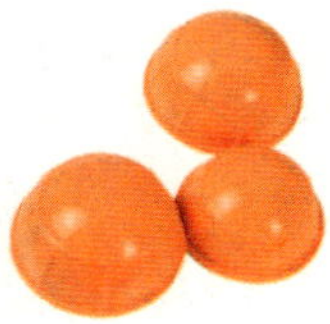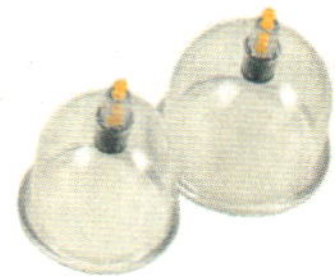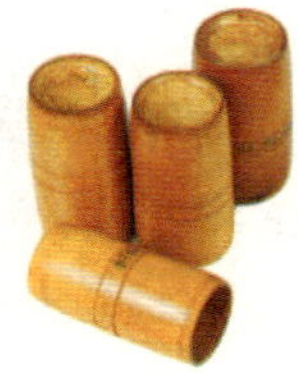

热敷

采用热水袋、电热手炉、热毛巾对患处进行热敷及用红外线灯照射，均可起到止痛作用。

星附膏

该品可外贴颈部痛处，每天更换 1 次，但病人自感贴膏后颈部活动受到一定限制，孕妇忌用。止痛效果较理想。

耳针

耳针埋穴于颈、枕区。以食指尖按压上述耳穴 5~10 分钟，或以食指端按摩上述耳穴，可有效缓解颈部疼痛。

针刺

不能前后俯仰者，取大杼穴、京骨穴、昆仑穴；不能左右环顾者，取肩外俞穴、后溪穴、风池穴。一般可取悬钟穴，位于外踝尖上 3 寸，针 4~5 分，灸 3~7 壮；亦可按摩此穴，每次 15 分钟，均能明显缓解落枕的症状。

按摩棒

按摩棒强而有劲的捶打、按摩功能可渗透肌肉组织，有效减轻酸痛。按摩棒的重量全集中在头上，因大幅度加强了按摩力度，对落枕的疗效明显。

运动疗法

坐在椅子上，胸部挺起，头先向下低，以下颌骨碰到胸部为止，然后向后仰头，眼睛看向天花板。停留 3 秒钟后再低头，如此反复 20 次，可明显舒缓颈部的疼痛感。

药枕疗法

将葛根 100 克，威灵仙 60 克，独活、羌活、防风、苏木各 30 克，一同打碎，加晚蚕砂 200 克掺匀，用白酒炒热，装入布袋内，枕于颈部疼痛处，可减轻颈椎疼痛。

拔罐法

在颈部压痛最明显处，选用适当口径的罐具吸拔，约 15 分钟，对落枕的疼痛有缓解作用。

● 按摩特效穴：大椎穴、肩中俞穴

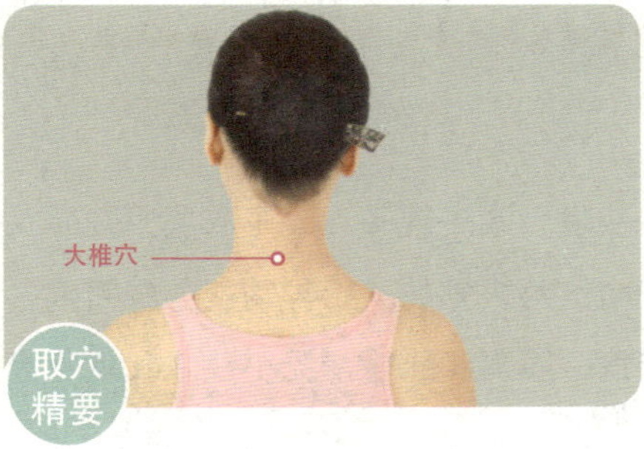

大椎穴：清热解表。穴位位于后正中线上，第七颈椎棘突与第一胸椎棘突之间。

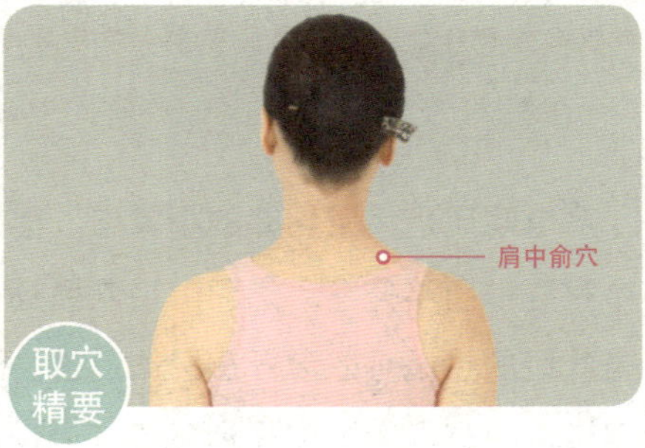

肩中俞穴：宣肺解表，舒筋活络。穴位位于背部，当第七颈椎棘突下，旁开 2 寸。

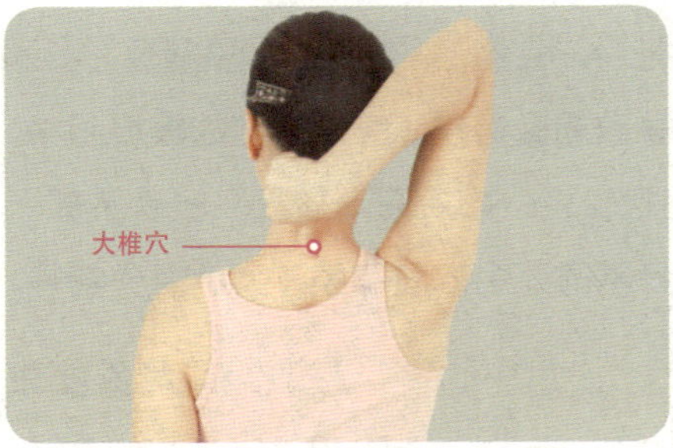

Step 1：站立，一手举起，放在后颈部，拇指外的四指屈曲，大拇指置于穴位上，用指尖按揉穴位。

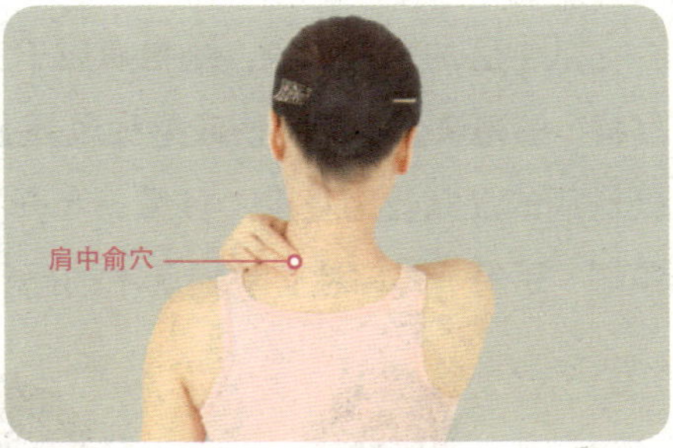

Step 2：站立，一手向后伸到肩部，食指和中指并拢，中指置于穴位上，食指置于穴位旁边，两指一起用力，以指腹按揉穴位以及穴位旁边的部位。

操作要领

①力度以出现酸胀的感觉为宜。

②每天早晚各按摩 1 次，每次 1~3 分钟。

电吹风温敷法缓解颈椎疼痛

电吹风是大家熟知的小家电，能吹干头发，吹干鞋子，吹干衣服，几乎每个家庭都离不开它。然而，电吹风还有一个鲜为人知的"特异功能"：治病。电吹风的热风可以治疗痛经、落枕、颈椎病、腹泻腹胀等常见小病。我就曾经用这个小窍门为一个颈椎病患者治过病。

这个患者叫婷婷，她跟我说，近几天总感觉脖子、背部、手臂酸疼，以为是工作太累的原因，便请假休息了一天，可并没有好转。我让她试着回头看，她直说疼；又拉住她的手往后背靠，她疼得差点眼泪都流出来了。然后通过问诊，我得知婷婷还有手指酸胀、畏寒喜热等症状，综合她舌淡红、苔薄白、脉细弦的情况，得出她得的是寒湿阻络型颈椎病。

从中医的角度来说，颈椎病属于"痹证""头痛""眩晕""项筋急""颈肩痛"的范畴，多因外伤或感受风寒湿邪导致筋骨劳伤、气血瘀滞或痰瘀阻络。颈椎病的症状较为复杂，多数患者开始症状较轻，以后逐渐加重。轻者头部、颈部、手臂、背部会有疼痛麻木的感觉，严重的还会四肢瘫痪、大小便失禁等。

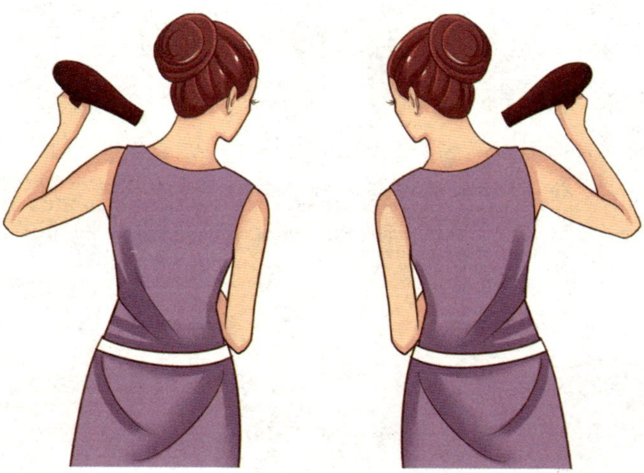

颈椎病大多发生于40岁以上的中年人，而现在20多岁的年轻人也有可能患上，这与不良的生活习惯有关。婷婷在工作中长期保持一个坐姿，很少活动颈部，下班后还喜欢在车上低头看手机，这些生活细

节都给她的颈椎增加了不少负担，时间久了，便引发了颈椎病。

鉴于婷婷的病情，我让她回去试试一个简单易操作的方法：电吹风温敷法。其做法是平躺在床上，用电吹风往疼痛部位循环往复地吹送风，以最舒适的温度加热痛处，并且反复做冷热风的交互刺激。这种方法可改善血液循环，缓解肌肉痉挛，消除肿胀，以减轻肩颈疼痛的症状。

我叮嘱婷婷，在运用电吹风温敷法的过程中，要注意以下两点：第一，要用更换冷热开关的方式轮流吹冷热风，效果会更明显，但要避免使用强风；第二，电吹风可作为保健用具，但最好在医生的指导下安全使用，使用时还需注意风力和使用的次数，避免过热灼伤皮肤，同时避免使用过于频繁而对身体造成伤害。我告诉婷婷，每天使用2次，每次吹30分钟，坚持2~3 天即可见效。几天后，婷婷告诉我，她感觉脖子、背部、手臂没那么疼了。

得了颈椎病，最重要的是改变不良的生活习惯：不要长时间低头看手机；办公时不要让颈部长时间固定于一个姿势，应定时休息并适当活动，以增加颈部肌肉韧带的血液供应，增强弹性；另外，选择一个合适的枕头也很重要，枕头不宜过高，一般以 10~15 厘米为最佳，枕头的弹性和硬度应适中，枕头的弹性不能太大，否则脖子很累，容易造成颈部肌肉损伤；饮食方面，宜吃清淡、易消化的食物，如参芪桂圆粥、桑枝煲鸡等，忌油腻厚味之品。

最灵调理方：电吹风温敷法

- 准备一个电吹风，以脖子、背部、手臂酸疼的部位为中心吹送舒适温度的热风，用更换冷热开关的方式轮流吹冷热风更具效果，但要避免使用强风。使用吹风机的要点是以最舒适的温度加热痛处，并且反复做冷热风的交互刺激。每天 2 次，每次 30 分钟，坚持 2~3 天即可见好。

更多调理方

川芎白芷炖鱼头

取川芎10克，白芷10克，鳙鱼头1个，姜、葱、盐、料酒、味精各适量。川芎、白芷分别切片，与洗净的鳙鱼头一起放入砂锅内，加姜、葱、料酒、水适量，先用武火烧沸后，改用文火炖熟，最后放入盐、味精调味即可。每日1次。川芎具有活血行气、祛风止痛的功效；白芷可祛病除湿、排脓生肌、活血止痛。二者与鱼头搭配炖汤食用，可祛风散寒、活血通络，适用于治疗气血瘀滞型颈椎病。

白芍鸡血藤汤

取白芍30克，木瓜13克，鸡血藤15克，葛根、甘草各10克，白砂糖适量。将白芍、木瓜、鸡血藤、葛根、甘草一同倒入砂锅内，加适量清水浸泡30分钟后再用大火煮沸，然后改用小火熬30分钟。倒出药汁，再加水重复熬1次，把两次所得药液混匀。每日1剂，水煎，分2次服。五者合用，可柔肝舒筋、活血化瘀，适用于治疗颈椎病酸疼拘急等症状。

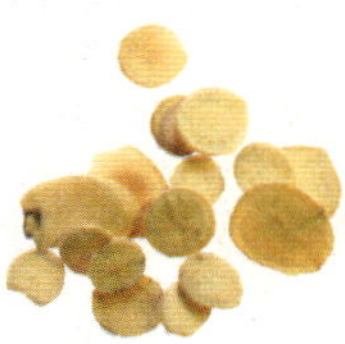

参芪桂圆粥

准备党参、黄芪各20克，粳米100克，桂圆肉20克，枸杞子10克，白砂糖适量。先将党参、黄芪洗净，加适量清水，用大火烧开，然后用小火煮约15分钟，煎水取汁；粳米洗净，加上桂圆肉和枸杞子，倒入党参、黄芪煎取的药汁，用文火煮成粥；待粳米煮至黏稠后，加适量白砂糖调味即可。党参具有补中益气、健脾益肺的功效；黄芪可补虚固表；桂圆肉能补益心脾、养血安神；枸杞子有补虚益精、清热明目的作用。四者与粳米合煮成粥，可益气养血，适用于治疗气血亏虚型颈椎病。

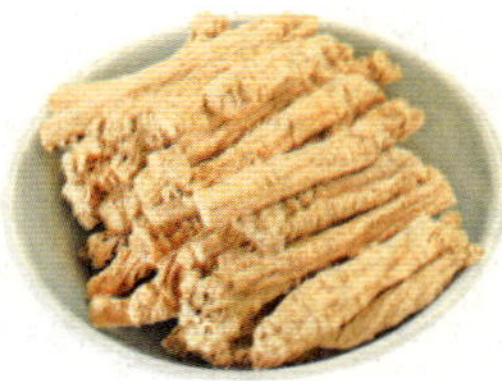

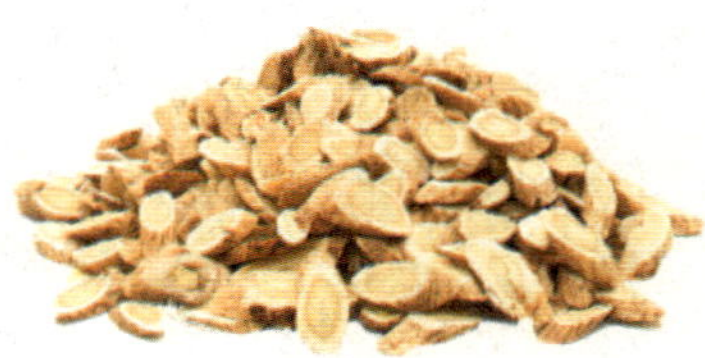

大黄化瘀贴治腰扭伤

一天下午，医馆旁边餐厅的服务员小浩被几个人抬进了我的诊疗室。小浩说，平常店里客人多，从白天一直忙到晚上，连歇口气的时间都没有。当天店里检修电路，老板大发慈悲放了所有人一天假。小浩是个篮球迷，唯一的爱好就是和朋友打打篮球。趁着放假，他约好朋友准备在篮球场上大干一场。谁知，刚准备跳起来投球时，不小心摔倒在地上，腰部剧痛，他马上意识到闪到腰了。他的朋友看中医馆离得近，赶紧把他送来我这儿。

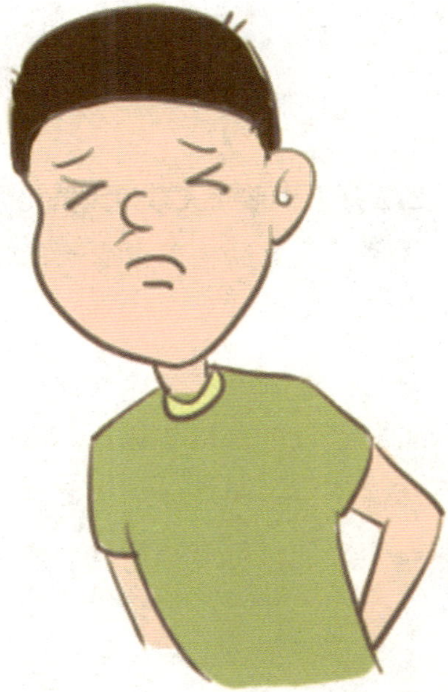

我让小浩平躺在沙发上，把双腿蜷起来，并从冰箱取出冰块，用纱布包着，敷在他的腰部疼痛处，帮他止痛。不一会儿，小浩的脸色渐渐舒缓过来了，腰部的疼痛也稍稍减轻了。

我问他们，运动前有没有热身。他们异口同声地说忘记了。其实，运动前的准备活动至关重要。小浩打篮球前没有适当活动腰部，当投篮时做出跳起的动作时，腰部突然受力，造成腰部肌肉拉伤而引发腰扭伤。腰扭伤俗称“闪腰”，是一种常见的外伤，多见于青壮年体力劳动者，发病的原因有姿势不正、用力过猛及外力碰撞等。

我仔细察看了小浩的腰部，觉得情况不是特别严重，只需在家卧床休息几天，再配上一道大黄化瘀贴敷在腰部的痛处，加快瘀血消散，便会痊愈。这道方子主要由大黄和葱白两种材料组成。大黄是一种中药材，有攻积滞、清湿热、泻火、凉血、祛瘀、解毒等多种功效；葱白我们都吃过，可发汗解表。大黄和葱白共同作用，有活血化瘀的作用，敷在腰疼痛处，每日换 1 次，坚持 1 个星期，可帮助治好腰扭伤。

回去后，小浩每天敷用大黄化瘀贴，休息几天之后便感觉腰部的疼痛消失了。

一旦发生像小浩这种急性腰扭伤，首先要做的是躺下休息，最好睡硬床，不要睡弹簧床，因为柔软的弹簧床会使脊柱发生侧弯，加重腰部疼痛。同时，躺时要让腰放平，将腿蜷起来，平躺在床上。应避免双腿伸直这种姿势，这种姿势不但会增加疼痛，更可能使脚部麻痹。如果患者疼得无法走动，应立刻拨打附近医院电话，请医生来亲自诊治。如果家中有新鲜生姜，可将姜片烤热后贴在扭伤处，也有止痛疗伤的效果。轻微的腰扭伤，只要休息一两天就可以痊愈，但若疼痛持续或越来越痛，就要尽早就医了。

最灵调理方：大黄化瘀贴

- 准备大黄 6 克，葱白 30 克。将大黄研为细末，葱白捣烂如泥。葱白泥与大黄末混匀，下铁锅内炒热备用，贴敷痛处，每日换 1 次，坚持 1 个星期，配合贴敷肾俞、命门、委中等穴位效果更佳。二者合用，可活血化瘀，适用于治疗瘀血腰痛，症见腰痛固定、日轻夜重者。

更多调理方

三七地黄瘦肉汤

准备三七12克，生地30克，红枣4个，瘦猪肉300克，盐适量。将三七打碎，与生地、红枣、瘦猪肉一起放入砂锅中，加适量清水，用大火煮沸后改小火煮1小时至瘦肉熟烂，放盐。饮汤吃肉，隔日1剂。三七能止血散瘀，消肿定痛；生地清热凉血，养阴生津；红枣补脾和胃。三药合成汤，用于腰部扭挫伤致腰椎间盘突出症患者以及体内有瘀、积瘀化热、胃纳不佳的患者，有祛瘀生新作用。

牛膝炖猪肉

准备土牛膝200克，瘦猪肉400克，冰糖100克。土牛膝加适量的水煮半小时，过滤出汤汁1000毫升，把切成丁的瘦猪肉用药汁炖至烂熟，加入冰糖煮溶化后即可，佐餐食用。此方补肾壮腰，可用于腰扭伤患者。

陈皮炖猪腰

准备猪腰子2具，陈皮24克。将洗净后的猪腰子切成片，与陈皮一起炖熟，加作料即可，佐餐食用。此方适用于急性腰扭伤。

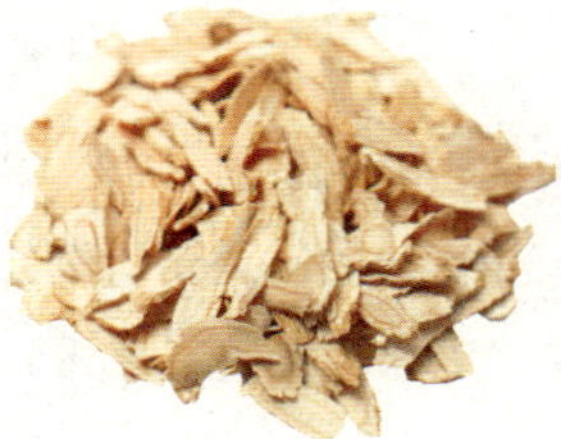

加味归芎散

准备当归、川芎、姜黄、羌活各20克。上药共研细末。内服：每次取细末6~9克，水冲服，每日2次。外用：每次取药粉20克，加水调成糊状，外贴患处，每日更换1次。一般情况下外用即可，症状重者，应内外并治。当归具有补血活血、调经止痛的功效；川芎、姜黄可活血行气、祛风止痛；羌活可散表寒、祛风湿、利关节、止痛。四者合用，可治腰扭伤。

敷三七叶

准备白背三七鲜叶适量。将三七叶洗净，捣烂。将捣烂的叶泥敷于创面，再用大片三七鲜叶盖在上面，用绷带包扎固定。每日换药1次。此方具有活血化瘀、消肿止痛的功效，适用于治疗急性扭挫伤，对各种出血症亦有很好的治疗功效。

柿子黑豆饮治痔疮

今年 28 岁的张丽，离开大学有 5 年时间了。毕业后，她一直在一家外企上班，长相标致的她是公司里公认的美女。与许多上班族一样，她每天工作 8 小时，除了喝水、上厕所之外，基本上不运动。

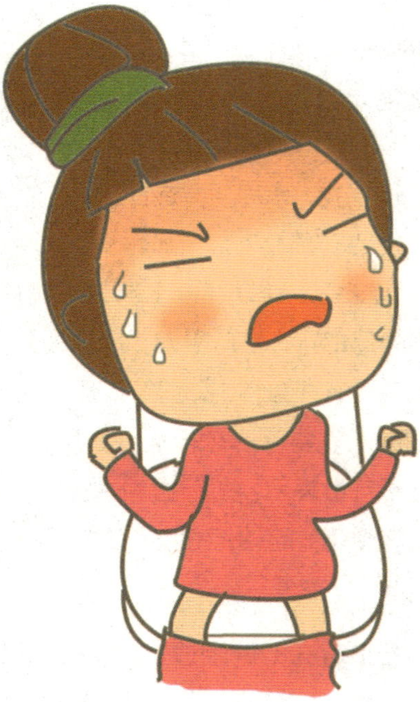

最近发生了一件让她难以启齿的事，她感觉肛门周围有轻微的胀痛，大便时还出血。更让她无法接受的是，她还发现肛门处有东西突出来。通过上网查询，她才知道自己得了痔疮。这下，她急得不知所措，本打算抽空到附近的医院检查一下，但是一想到要在医生面前脱裤子，害羞的她又打消了这个念头。就这样，一拖就是几个月。这段时间里，缠人的痔疮没少让张丽遭罪，工作上她也变得心不在焉。在朋友的鼓励和陪同下，她鼓起勇气来到了我这儿。

一进门，张丽就问我："徐医生，痔疮需要动手术吗？"我说："痔疮主要是胃肠燥热、湿热下注、瘀血积聚不得以散发的结果，如果改变饮食结构，保持大便通畅，辅以适度锻炼，并使用一些老偏方，便可彻底摆脱痔疮，不用再承受手术的折磨和风险。"张丽长长地舒了一口气，问我是什么方子这么神奇。

我告诉她，这道方子叫柿子黑豆饮。方子中的柿子具有补虚健胃、润肺化痰、生津止渴、清热解酒之功；黑小豆有消肿下气、润肺燥湿、活血利水、祛风除痹、补血安神、明目健脾、补肾益阴、解毒的作用。两者合用，趁热服用其汤汁，每天 1 剂，7 天为 1 个疗程，具有清热止血的功效，可用于治疗痔疮出血等病症。

另外，我建议张丽平时要注意饮食规律，尽量避免痔疮发作；要多吃水果、蔬菜等含膳食纤维的食品，如菠菜、木耳、番薯、金针菇、香蕉等；多喝水，忌食辛辣、肥腻、煎炒、熏烤之品及发物，如辣椒、蒜、葱、羊肉等，忌烟酒。

我还特别提到，像她这类从事久坐工作的人，要劳逸结合，工作 1~2 小时后，应适当走动 10~15 分钟；平时可选择跑步、太极、健身操、工间操等活动项目，促进血液循环和肠蠕动，减少盆腔充血和痔疮发作；同时有意识地做一些提肛运动。

此外，良好的排便习惯也是不能忽视的一点。最好每天排便 1 次，每天在固定的时间排便，排便的时间应控制在 10 分钟之内。不要久忍大便，避免形成习惯性便秘。

不久后，我接到张丽的电话。她说服用了几天柿子黑豆饮，效果很好，已经恢复正常生活了。

最灵调理方：柿子黑豆饮

- 准备新鲜柿子 1 个，黑小豆 30 克，盐适量。先将柿子洗净去柿蒂，切成柿丁，黑小豆洗净，两者同放入瓦罐中，加入清水 300 毫升、适量盐，共煎 20 分钟后沥出汤汁，趁热饮用，每日 1 剂，7 天为 1 个疗程。此方具有清热止血的功效，可用于治疗痔疮出血等病症。

更多调理方

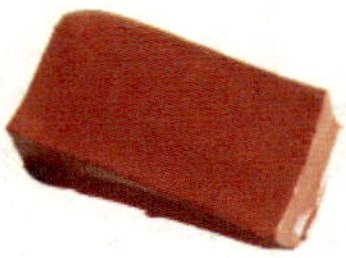
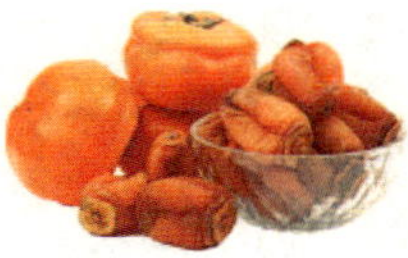
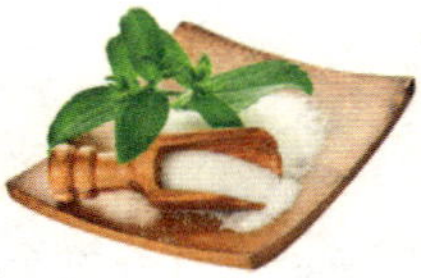
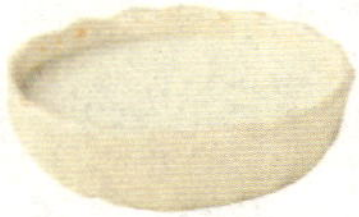

姜汁猪血菠菜

先准备菠菜 300 克，姜 25 克，猪血 100 克，酱油 15 毫升，香油 3 毫升，盐 2 克，食用油、醋、花椒油各少许。将菠菜带根洗净，切成约 5 厘米长的段，放入滚水中焯 2 分钟后取出，沥干水分，装盘抖散。猪血洗净切片后，下入热油锅爆炒，熟后取出，与菠菜混匀。生姜洗净去皮，切成片后捣烂取汁。待菠菜、猪血凉后加入姜汁和酱油、香油、盐、醋、花椒油搅拌均匀即可。佐餐食用。此品具有补血止血、利五脏、通肠胃、调中气、活血脉、止渴润肠、敛阴润燥、滋阴平肝、助消化的功效，适用于痔疮等症。

绿豆糯米猪肠

准备绿豆 60 克，糯米 30 克，猪大肠 300 克。先将猪大肠洗净，绿豆、糯米用水浸泡半小时，然后把绿豆、糯米灌入猪大肠内并加水适量，肠两端用线扎紧，放砂锅内加水煮 2 小时左右即可。隔日 1 次，连服 7~8 日为 1 个疗程。绿豆具有清热解毒之效；糯米可补中益气、健脾养胃、止虚汗；猪大肠可润燥、补虚、止渴、止血。三者合用，能补中养气，清热解毒，通便止痢，适用于痔疮初起等症。

柿饼木耳糖水

准备柿饼 50 克，木耳 60 克，糖、水淀粉各适量。将柿饼去蒂切成丁，木耳水发后撕成小块。将柿饼丁、碎木耳倒入锅中，注入适量水煮沸一段时间，用水淀粉勾芡，放入糖搅匀，煮开后盛入汤碗中即成。柿饼为柿的果实经加工而成，其性平味甘，具有涩肠、润肺、止血、和胃的功效。《本草纲目》中记载，柿子“有健脾涩肠、治血止血之功”，配以活血、止血、益气强身的木耳，可治疗痔疮等症。

白萝卜皮外敷消除足跟痛

上周末，我参加初中同学聚会，大家聊起少年时的趣事，无意中让我想起了一件事。

中学时代，我和老黄在同一所学校读书，我俩是形影不离的铁哥们，每天一起上学、放学、玩耍。那时老黄家里并不宽裕，穷得连一双鞋都买不起，所以他经常光着脚去上学。不久之后，老黄只要做运动，如打球、跑步或较长时间地走路，左脚跟就痛得无法着地，只能勉强一拐一拐地走。我还清楚地记得，当时他的左脚跟看上去不红也不肿，就是痛。这种情况大概持续了几个月，其间他的家人曾找村里的老中医看过一次，当时说是足跟痛。老中医开了一张药方。看着方子中密密麻麻罗列的药名，又想到家庭经济的窘迫状况，老黄最终也没去药店拿药。

后来，我见老黄的左脚跟一直没有好转，便把这个情况说给母亲听。说来也巧，母亲刚好知道有一个偏方可以治足跟痛，就叫我把老黄带到家里，帮他治好了脚疾。

初中毕业后，老黄去了边疆当兵，我留在老家继续读书。老黄经常写信给我，说那里的生存条件极其恶劣，可即使在刮风下雨、气候寒湿的条件下，他的足跟痛也未再复发，他很感激我的母亲。

也是从那以后，我对医学产生了浓厚的兴趣。后来，我真的学医了。现在想想，那时也许就是我立志学医的开端吧。虽然那时的医疗水平并不

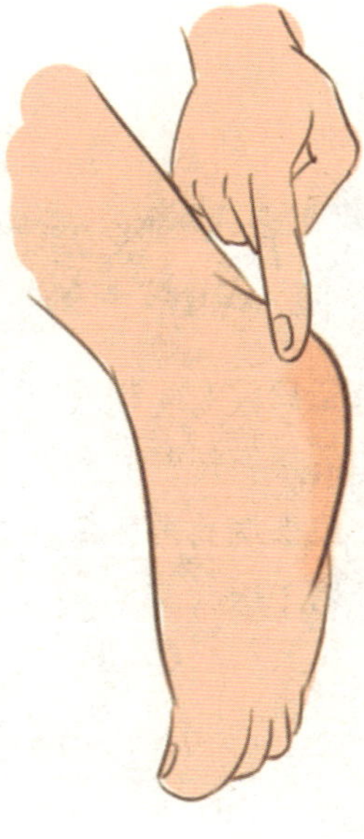

高，但来自民间的很多老偏方对于一些常见病还是有很好的疗效。而当时母亲用的偏方也确实是有理有据的：白萝卜味甘、辛，性凉，入脾、胃、肺、大肠经，具有清热生津、凉血止血、下气宽中、利关节、散瘀血的功效，长期敷用白萝卜皮可明显缓解并根治足跟痛。

中医认为，足跟痛多与肝肾阴虚、局部血脉不通有关。肝肾亏虚，筋骨失养，又感风寒湿邪或慢性劳损便可导致经络瘀滞。足跟痛常发生在中老年人身上。俗话说，“树枯根先竭，人老脚先衰”，人的双脚离心脏位置最远，加上重力作用，脚部血液回流心脏相对较难。随着年龄增长，机体的各项功能逐渐退化，从而导致足部经络瘀滞、气血不通，引起足跟痛。不过年轻人患足跟痛的情况也有，老黄就是其中一个，他因长期光着脚走路，导致脚跟感染风寒而引起足跟痛。

足跟痛患者平时要注意：尽量避免穿底很薄的鞋，可选择橡皮底的柔软鞋子；避免走在坚硬的地面上；可以经常做脚底蹬踏的动作，增强跖腱膜的张力，加强抗劳损的功能，减轻局部炎症；尽量避免长期站立和行走，可时不时抬高足跟，以减轻足跟所承受的负荷。

最灵调理方：白萝卜皮外敷法

- 准备白萝卜 1 根，先将白萝卜削皮，再将白萝卜皮放锅里加水煮熟，之后用布把萝卜皮包好敷在病患的脚跟上。萝卜皮凉了之后，再将萝卜皮加温，再包敷，每天 1 次，每次大约半小时即可。如此反复，持续用 10 天。

更多调理方

仙人掌外敷法

取仙人掌适量，刮去其两面的毛刺，然后剖成两半，用剖开的一面敷于患足痛处，外用胶布固定，敷12小时后再换另外半片。冬天可将剖开的一面烘热再敷于患处，一般宜晚上敷。治疗期间宜穿布底鞋，适量活动，使气血经脉畅通。此法可有效缓解足跟痛。

乌梅醋法

取乌梅适量，去核，加入少许醋捣烂，再加入少许盐，搅匀，涂敷在患足处，用纱布盖好，用胶布固定。每天敷 1 次，连续使用一段时间，对治疗足跟痛很有效果。

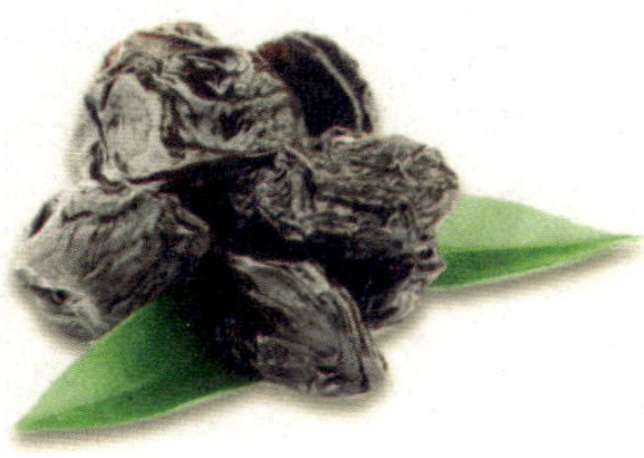

夏枯草熏洗

取夏枯草 50 克，用食醋 1000 毫升浸泡 2~4 小时，然后煮沸 15 分钟，先熏后洗患足 30 分钟，每日 1~3 次，每剂可用 2 天。此法适用于足跟痛患者。

皂荚泡足法

先准备皂荚、血余（布包）各 100 克，加水 2000 毫升，煎至 1500 毫升，浸泡脚跟处。要注意水温，以不被烫伤为宜。每日进行一二次，10 日为 1 个疗程。一般一二个疗程即可见效。本方可治疗各种原因引起的足跟痛，由无骨刺引起的足跟痛可彻底治愈；对于因骨刺引起的足跟痛，虽无法根治，但可缓解疼痛，消除症状。

川芎外用法

取川芎 45 克，研成细末，分成 3 份，装入小布袋内缝好。将药袋装入鞋里，直接与患足痛处接触，每次用 1 袋，3 袋交替使用。换下的药袋，晒干仍可用。此方可用于缓解足跟痛。

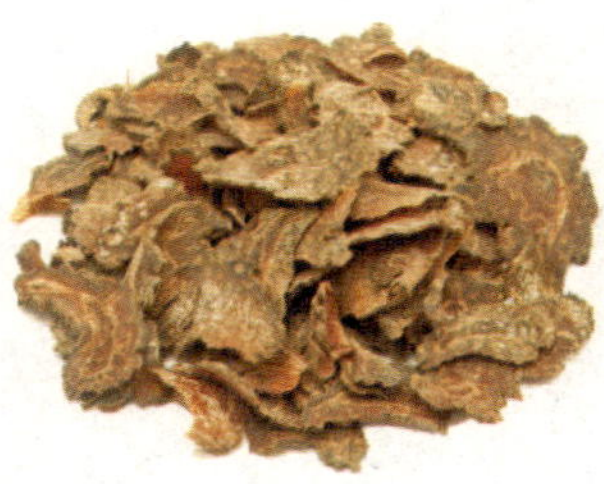

意外烫伤首选敷冰水

隔壁老王家的小孙女萌萌生性活泼好动，一见到陌生、新鲜的东西，就想去碰一碰。有一次老王带着萌萌来我家做客，她看到厨房的地上放着一个冒着热气的热水壶，便好奇地大步跑过去。还好我及时发现，把热水壶拿开，不然很可能会烫伤她。可注意到了一次，不可能次次都注意到。

果不其然，上个星期天，我正准备出去买菜，在门口看到老王和他老伴抱着萌萌，心急如焚地准备出门，萌萌哇哇大哭。我和他们打招呼，他们也没有听见。我见萌萌的一双小手又红又肿，猜想可能是被烫着了。上前一问，原来萌萌在老王和老伴没有注意的情况下，把刚泡好的一杯热茶打翻了，还烫到了小手。我赶紧让老王将萌萌抱到我家，并从冰箱里拿出备用的冰水，将一块干毛巾浸到冰水中，然后敷在萌萌烫伤的部位。不一会儿，萌萌安静下来了，小手也没见起泡。

老王问我是不是涂食醋或者牙膏也能止痛。我告诉老王，在伤口处涂抹食醋、牙膏只能缓解轻微烫伤的疼痛，而像萌萌这种烫伤，最好的办法就是用冰水冷敷，至少敷半小时，坚持 2~3 天，可起到降温、减轻余热损伤、减轻肿胀、止痛、防止起泡的作用。不过需要注意的是，冰水冷敷要在烫伤后立即进行，不然烫伤部位很快就会起泡。

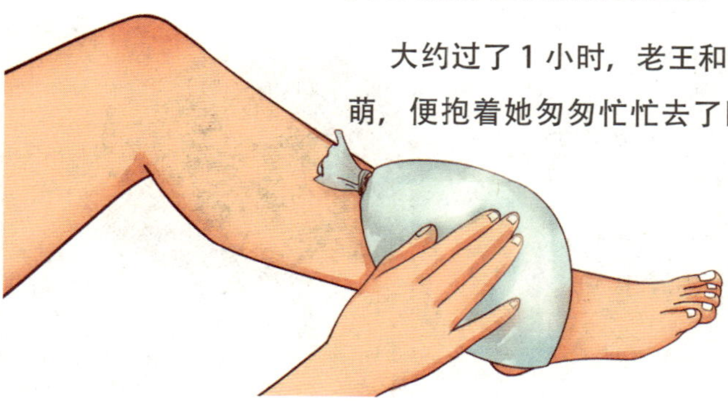

大约过了 1 小时，老王和他老伴还是不太放心萌萌，便抱着她匆匆忙忙去了医院。医生说，还好及时用冰水敷在烫伤的部位，不然情况就会比这严重得多。

其实，在被开水

烫伤后，除了用冰水冷敷之外，还有一个最为简单有效的方法就是用大量的流水持续冲洗降温，持续大约 20 分钟，让患处温度与周边正常皮肤温度一致。在冲洗的过程中应该注意流水冲力不应过大，要尽量保存烫伤后水泡的完整性。

如果烫伤面积过大，程度较深，在经过冷水降温等处理后，应立即把患者送往医院治疗。在运送过程中要注意避免伤口感染，可以用干净的床单、衣服等简单包扎，并避免受压，同时要注意防止颠簸，保持车速适中。千万不要立即脱掉患者身上的衣物，因为烫伤会在瞬间使皮肤和衣物粘连，脱掉衣服会造成创伤面脱落，造成受伤部位再次损伤。如果伤口起小水泡，不要自行弄破，以免感染伤口。

烫伤患者在饮食上要注意忌食辛辣、肥甘、腥膻的食物，特别是严重烫伤的病人，饮食应由少量试餐开始，逐渐增加，避免发生急性胃扩张和腹泻。

如果不小心被热油烫到，应立即用柔软的棉布轻轻擦去溅到皮肤上的油，再用干净毛巾沾冷水湿敷烫伤处，当然，前提是患处没有破损。用冰水敷烫伤处，目的是起降温作用，可以减轻疼痛，尽量降低烫伤的深度。烫伤程度浅，一般不会留有疤痕。

最灵调理方：冰水冷敷

- 取冰水适量，塑料袋 1 个。将冰水装在透明的塑料袋中，将塑料袋敷在烫伤的部位，至少敷半小时，坚持 2~3 天。主要目的是促使局部血管收缩，控制小血管出血和减轻张力较大肿块的疼痛，达到消肿止痛之功效。但时间不能持续过久，每敷半小时应停一会儿再敷。经常观察皮肤变化，10 分钟 1 次，如果发现皮肤苍白、青紫、麻木，表示静脉血瘀积，应停止冷敷，否则会造成冻伤。

更多调理方

狗骨香油粉

取狗骨适量，香油少许。将狗骨烧成炭状，取出碾成细粉，过箩，加入香油搅拌均匀，每次取适量涂在患处即可。每日二三次。狗骨具有健脾和络、活血生肌的功效；香油可消炎、止痒。二者合用，可收敛、生肌、解热毒，适用于治疗火灼伤、水烫伤等症。

陈年小麦粉

准备陈年小麦粉 50 克，菜油适量。将陈年小麦粉炒至黑色，用筛过细。如皮肤溃烂，干敷于患处。如水泡尚未破，用菜油拌匀调涂。小麦粉可养心安神、清热除烦；菜油具有润燥杀虫、散火丹、消肿毒的功效。二者合用，可清热凉血、止痛，用于治疗火、油烫伤。

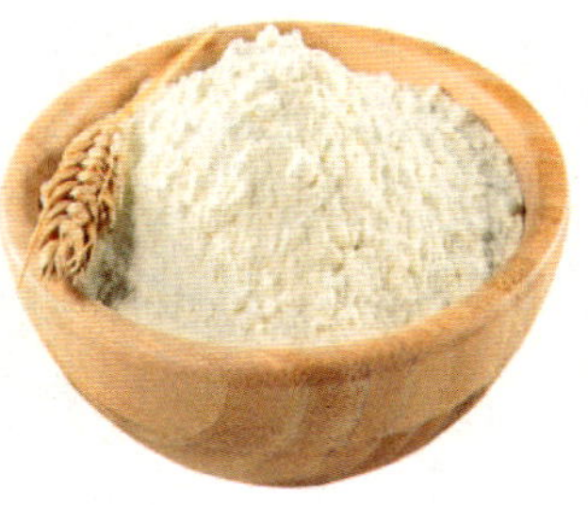

泡桐叶香油散

准备泡桐叶 15 克，香油少许。将泡桐叶洗净晒干，研末，过筛备用。用时取香油与泡桐叶粉调成糊状，清洁创面后将药敷于创面，每日换药 3 次。泡桐叶具有清热、消肿等功效；香油可消炎、止痒。此方适用于治疗灼伤。

南瓜露

取老南瓜 1 个。将老南瓜洗净，去皮，切片。装入一个干净的罐内，密封，埋于地下，待其自然腐烂化水（越久越好），然后过滤，去渣取汁液，即为南瓜露。每日涂于患处二三次，连涂数天即愈。南瓜具有补中益气的功效。用其腐化液体涂抹皮肤患处，适用于治疗水烫伤、火灼伤。

西瓜水

准备西瓜 1 个。将西瓜切开，去瓜子，取瓜瓤和汁装入玻璃瓶内密封，存放 3~4 个月，等产生似酸梅汤的气味时，过滤后便可使用。用前先洗净伤口，以消毒棉球蘸西瓜液（浸透）敷于患处。每日更换 2 次。西瓜具有清热解暑、生津止渴、利尿除烦的功效。用其发酵汁液涂抹皮肤患处，可清热、生肌，适用于治疗烫伤、灼伤。

蚊虫叮咬就用升麻叶

有一年夏天，我去乡下老家避暑，看到三五个孩子在老家院子前的小树林里玩捉迷藏，时不时传来一阵阵“咯咯咯”的童真笑声，还有一阵阵蝉鸣声。我不禁感慨，常年待在繁华喧闹的都市，享受一番乡村平静的生活真是难得啊。可夏天是各类蚊虫出入频繁的时期，长时间待在树林里，很有可能被蚊虫叮咬。我不免替这群孩子担心起来，便走向前去叫他们到院子里玩。

还没等我走到那儿，其中的一个小男孩便突然坐在地上哇哇大哭起来。我赶紧快步跑过去问他：“孩子，你怎么了？快告诉爷爷。”

小男孩哭着对我说：“我刚才被一只蜜蜂咬了一口，好疼好疼。呜……”我看到小男孩的手指头又红又肿，很是心疼，连忙帮他吹吹，然后在树林里转了一圈，找到了一种野生植物——升麻。我先仔细检查小男孩的手指里是否留有蜜蜂的毒刺，还好没有，然后摘下升麻叶，并用一个木棒捣烂，敷在他的手指上。小男孩说有点麻麻的、痒痒的，我摸摸他的小脑袋，安慰说：“不怕不怕，没事了。”

我边安慰小男孩，边问他叫什么名字，家住在哪儿。他说他叫嘟嘟，住在离这儿不远处，说着便拉我去他家。到了他家，他将刚才发生的事情告诉了他的爸爸妈妈。嘟嘟的爸爸妈

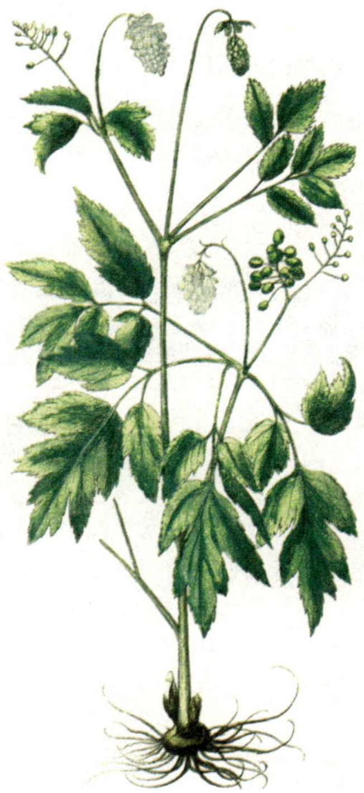

妈连忙请我坐下喝茶，不停地向我道谢。

闲聊了一会儿，我见嘟嘟的手指头已经不红不肿了。临走时，我嘱咐嘟嘟的爸爸妈妈要照看好孩子，手指头不要沾水；尽量少让孩子去树林里玩，特别是大夏天，蚊虫特别多，很容易被蜇伤或咬伤。万一再发生类似事情，还可以用升麻叶来止痛。

升麻是一种植物，多生长在山坡草丛中、山路旁、灌木丛中，常用来治疗蚊虫咬伤。《神农本草经》曾将升麻列为上品。升麻具有发表透疹、清热解毒的作用。当被动物咬伤后，敷上升麻叶的汁液，用来救急，20分钟之内可迅速消毒，之后坚持敷用3~4天可痊愈。

除了蚊虫蜇伤，猫狗咬伤也是经常发生的意外情况。此时需马上冲洗伤口，以最快的速度把沾染在伤口上的有害物质冲洗掉。冲洗前应先挤压伤口，排去带毒液的污血，但绝不能用嘴去吸伤口处的污血，然后用大量的清水清洗伤口。因为狗、猫咬的伤口往往外口小，里面深，所以必须掰开伤口，让其充分暴露，冲洗完全。如伤口较深，可用干净的牙刷、纱布和浓肥皂水反复刷洗伤口，并及时用清水冲洗，时间至少持续30分钟。冲洗后要用干净的纱布盖上伤口。在进行简单的消毒和包扎后，应尽早去医院注射狂犬疫苗，首次注射疫苗的最佳时间是被咬伤后的48小时内。

最灵调理方：升麻叶

- 取升麻鲜叶500克，捣烂后以80~150克榨汁内服，余下的榨汁外搽。外搽要从患者中毒的上部（近心端）往下（远心端）搽，直至伤口。用药20分钟之内，患者会感觉中毒的上部有一股类似于液流的毒气向体外流去，并伴有麻、痒、冷的感觉，坚持敷用3~4天。

更多调理方

芋头梗

将芋头梗洗净、捣烂，敷贴于伤处，可消炎、消肿、镇痛。被大黄蜂蜇伤时，迅速嚼食生芋头，直至感到芋味有生腥气及舌麻为度，适用于蛇咬伤、蜂蜇伤。

鲜羊奶

取适量鲜羊奶煮沸，尽量饮用。羊奶具有解毒、利尿、消肿的功效，可用于蜘蛛咬伤。

茄子

取新鲜茄子 1 个洗净，用刀把茄子切开涂搽伤处，每天 1 次，可解毒止痛，用于蜈蚣咬伤、野蜂蜇伤。

盐水

取盐少许，用开水溶化，用消毒棉签蘸盐水涂搽伤处数次，可止蝎子蜇伤的疼痛。

白矾液

取 5 克白矾放入锅中，加热使其溶化。将白矾液涂在经过常规处理的伤处。白矾具有清热解毒、消炎止痛的功效，可以有效缓解蛇毒。

梨树叶水

取 2 把梨树叶（干鲜均可），加水煎汤。饮用一大碗，出汗，并以梨树叶水清洗伤口，可清热解毒，用于蛇咬伤。

马齿苋泥

取马齿苋 50 克洗净后，捣烂成泥状，敷于患处，每日多次，适合用于治疗蜈蚣咬伤。

芦荟汁

准备六神丸 10 粒，鲜芦荟适量。将六神丸研末，鲜芦荟切片，用纱布包裹加压取汁，用芦荟汁调匀六神丸粉成糊状即可。敷于患处，每日 2 次，适用于治疗毒虫咬伤。

大葱泥

取 30 克大葱洗净，捣烂成泥，加入 20 克蜂蜜搅拌均匀。将葱泥敷于伤处，每天换药 3 次，3 天为 1 个疗程，可用于治疗蛇咬伤、蜂蝎蜇伤。

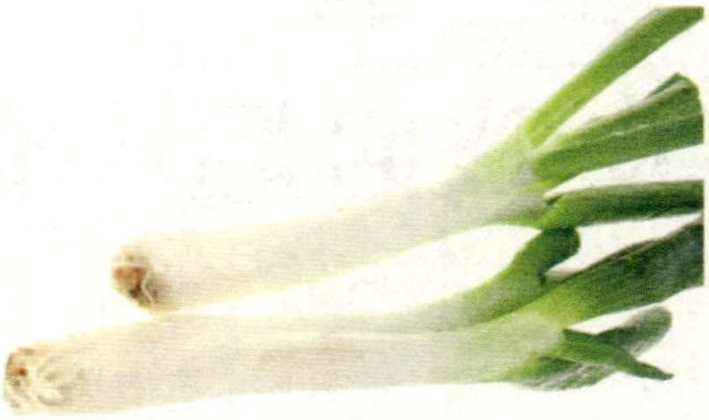

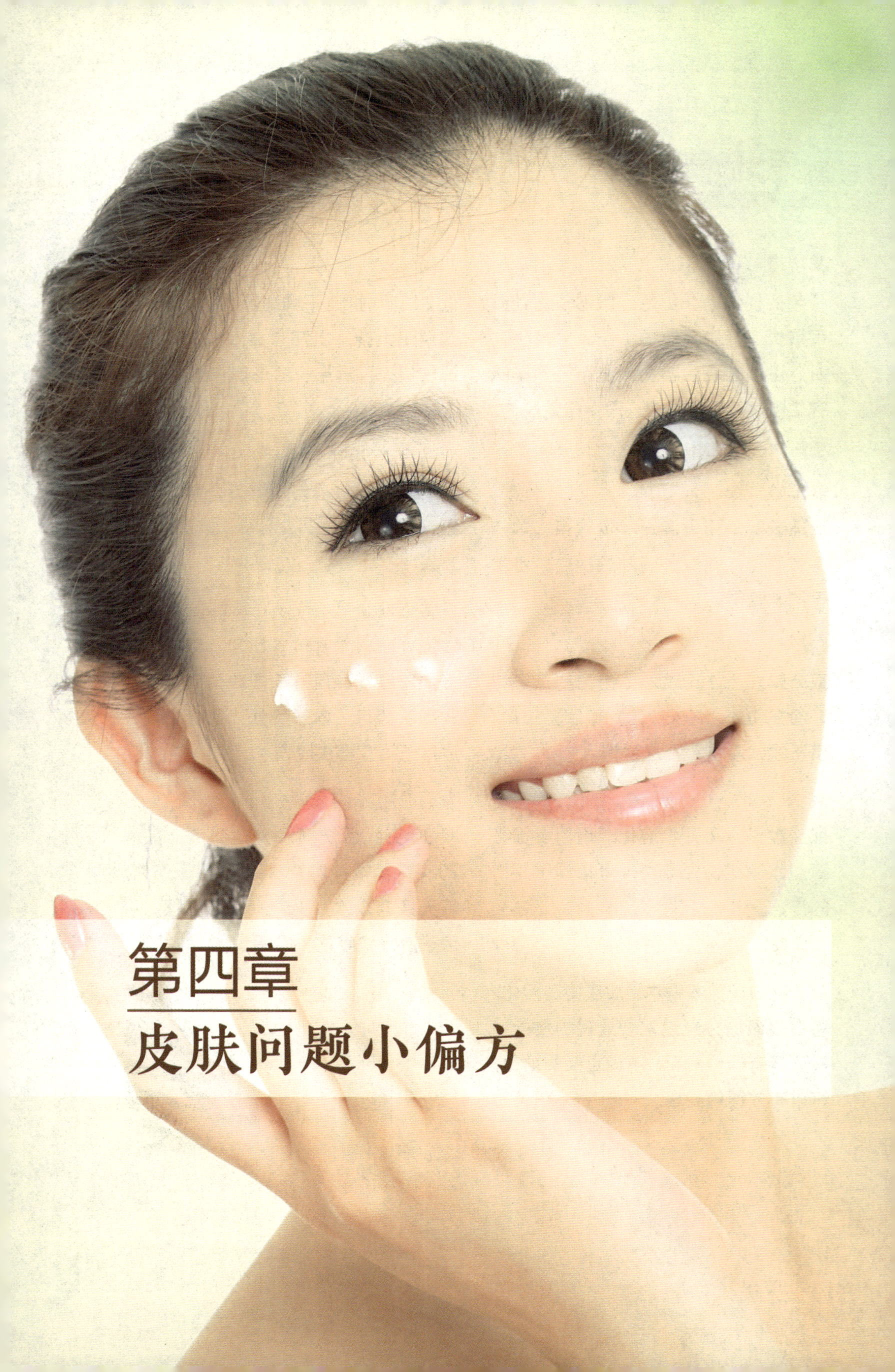

第四章

皮肤问题小偏方

皮肤是人体面积最大的器官，作为人体的第一道防线，保持着体内环境的稳定。由于天气变化、饮食不当、压力太大、疏于护理等因素，皮肤也会和我们闹情绪，随之出现皮肤干燥、红肿、斑点、痛痒等症状，既影响美观，又破坏心情；更让人烦心的是，大多数皮肤问题具有顽固性，不易治愈，且经常复发，让很多患者深受其害。

本章选取了干燥、皱纹、痤疮、汗斑、湿疹、荨麻疹、黄褐斑、脚气共 8 种皮肤问题，旨在用最好的偏方，以最快、最有效的方式，让广大患者找到应对皮肤问题的最佳方法，重新焕发皮肤的白皙光滑。

芦荟面膜补水效果好

小敏是我前年认识的一个朋友，25 岁左右，从事珠宝销售工作。每年入秋后，她总会出现皮肤干燥的问题，尤其是脸部皮肤容易变得干巴巴的，甚至还有脱皮的现象。为此，她想了很多法子。刚开始感觉脸干巴巴的时候就往脸上喷水，可没过多久又干燥了；以为多喝水可以缓解皮肤干燥，可就算喝再多的水，也不见效；后来通过同事介绍尝试了各类保湿面膜，也不太管用。她感觉很无助，过来找我诉苦。

我问她用的哪款面膜，她说具体记不清楚了，用了很多种，每天晚上都用，可效果不是很理想。我告诉她，多次使用各种保湿面膜是不科学的，因为面膜中含有的精华成分的比例很高，每天将大量的精华成分敷在脸上，皮肤的吸收能力有限，并不是你给多少皮肤就吸收多少，皮肤一旦达到饱和就不会再吸收了，也就无法起到保湿的效果。不过，并不是所有面膜都不管用，我知道一款面膜，效果还不错，材料均来自大自然，没有添加任何化学成分。

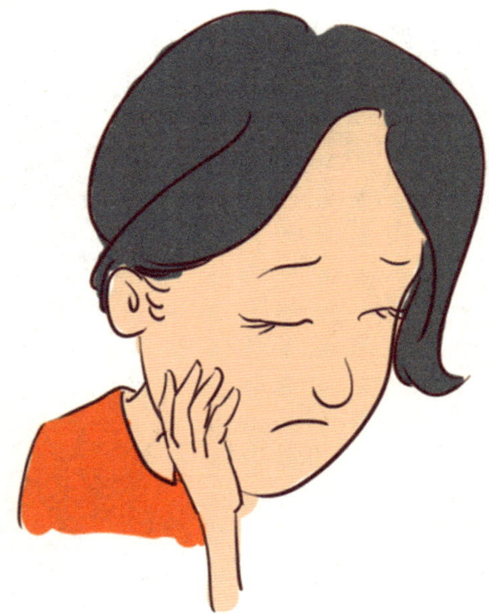

这款面膜就是芦荟面膜，自己在家就可以轻松制作。芦荟有杀菌抗炎、湿润美容的作用，适用于面部皮肤干枯粗糙、水分不足的人群。我告诉她，1 周使用一二次即可，使用过于频繁反而效果不佳。另外，这款面膜不要和其他保湿面膜混合使用，不然达不到预期的效果。

几个月后，小敏来看望我，我见她的皮肤水嫩光滑，还白皙了许多，完全不像之前那番模样，便提醒她，现在成效出来了就不要半途而废，一定要坚持敷面膜并做好脸部的日常护理工作。

皮肤容易干燥的女性还需注意的是，随着天气变凉，可适当进食一些温补的食物，如清汤的牛羊狗肉、枸杞子等，最好不要吃辛辣的食物，否则会适得其反；要养成定时定量喝水的习惯，早晨起床后喝一杯温水，润肠通便，降低血黏度，可让整个人看上去水灵灵的；此外，还可适当补充维生素A、维生素E，防止皮肤干燥和老化；秋季早晚温差大，皮肤抵抗力下降，洗脸时不要太过用力地按摩，并要选择含较高保湿成分的卸妆洁面产品，洗完脸后，再用干净的毛巾吸掉脸部水分。

俗话说：要想皮肤好，睡眠很重要。春困秋乏的季节，更要保证睡眠。睡眠好了，皮肤新陈代谢快了，皮肤中的垃圾才可以排出，才能保护肌肤。

最灵调理方：芦荟面膜

- 取洗净去刺的芦荟50克，洗净的黄瓜1根，鸡蛋1个，燕麦粉、蜂蜜各2克。将芦荟、黄瓜分别捣碎，分别用纱布取汁备用。将鸡蛋打入碗内，放1匙芦荟汁、3匙黄瓜汁、2匙蜂蜜，充分搅拌均匀，最后加入5匙燕麦粉，搅拌成糊状。使用时，将面膜均匀地涂于面部，放松面部肌肉，待30~50分钟后用温水洗净即可，1周使用一二次，可长期坚持敷。

更多调理方

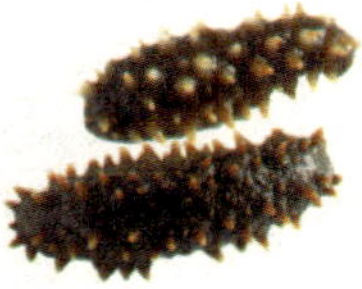

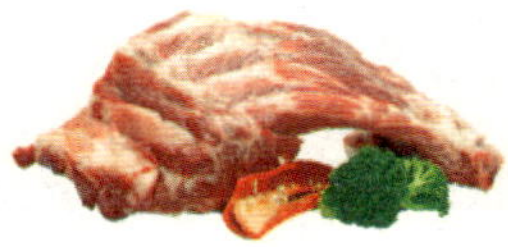
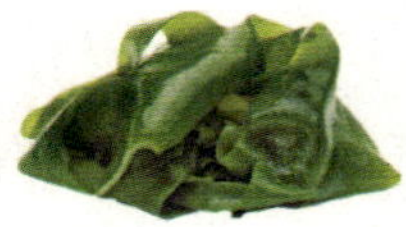

海参沙参炖瘦肉

准备鲜海参 30 克，沙参 15 克，瘦肉 100 克，姜片适量。将水发海参洗净切块，再把洗净的沙参、瘦肉、姜片放入炖盅内，加清水 300 毫升，隔水武火炖 2 小时即可。海参味甘、咸，性温，具有补肾、消炎的功效；沙参味甘，性微寒，能养阴润肺、益胃生津；猪肉味甘性平，能滋阴润燥、补气养血。此方适用于秋季皮肤干燥者。

蜜橘银耳茶

准备银耳 20 克，蜜橘 50 克（可用蜜橘罐头），冰糖适量。银耳用水浸泡，撕成小朵洗净，加水 1000 毫升，煮至软，放入蜜橘肉，大火煮沸后，改用小火煮 15 分钟，根据个人口味加入适量冰糖即可。银耳是食药两用的滋补佳品，有滋阴润肺、养胃生津之效；蜜橘具有润肺、止咳、化痰、健脾、顺气、止渴的药效。二者合用具有养阴润肤、美容嫩肤之功用，适用于秋季皮肤粗糙、面容憔悴者。

玉竹核桃粥

取玉竹、核桃、沙参、百合各 15 克，粳米、盐各适量。将洗净的玉竹、核桃、沙参、百合、粳米放入锅内，加水约 1000 毫升，大火煮开后改小火煮至开，加入盐调味即可。玉竹味甘，性微寒，有养阴润肺、益胃生津的作用；核桃补肾，润肠；沙参味甘，性微寒，能养阴润肺、益胃生津；百合味甘，性微寒，能养阴润肺止咳、清心安神。以上几种食材共用有滋阴润燥之效，适用于秋季皮肤干燥者。

海带排骨汤

准备猪小排 300 克，海带结 50 克，白萝卜 300 克，调料适量。将排骨切块洗净，入沸水焯一下捞起。将泡发好的海带结和白萝卜、排骨块一起放入，大火烧开转小火继续炖 25 分钟，调味即可。本方具有补肝益血的功效，可以有效缓解皮肤干燥。

● 按摩特效穴：三阴交穴、照海穴

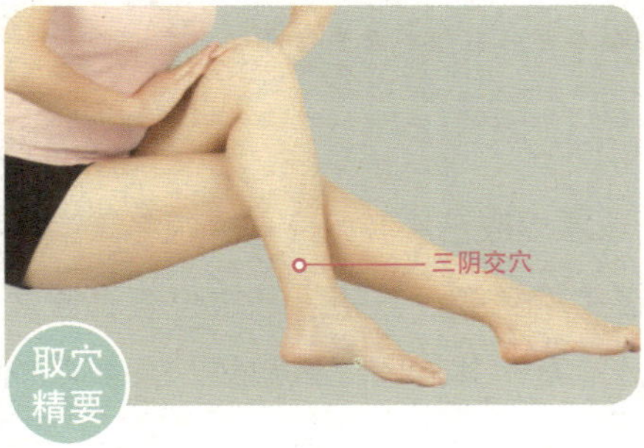

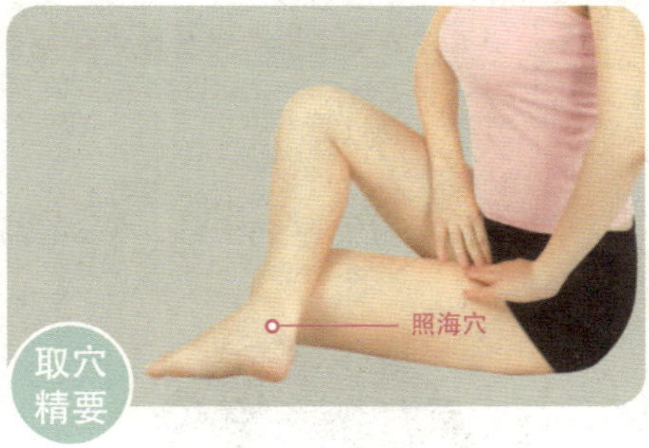

三阴交穴： 健脾益胃，调经通血。穴位位于内踝尖直上 3 寸，胫骨内侧面后缘。

照海穴： 滋阴清热，宁神利咽。穴位位于足内侧，内踝尖下方正中凹陷处。

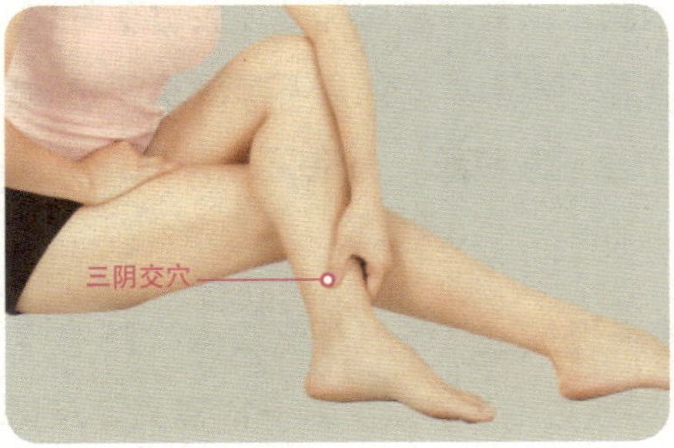

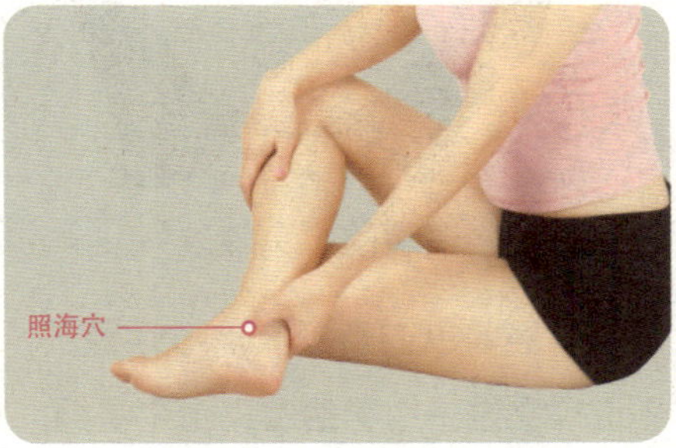

Step 1： 取坐位，抬起一只脚放在另一条腿上，拇指弯曲，指头置于穴位上，用指尖垂直按压穴位。

Step 2： 取坐位，把要按摩的脚放在另一条腿的膝盖上。一手扶住小腿，另一手握住脚踝，拇指置于穴位上。用拇指指腹按揉穴位，用同样的方法按摩另一侧穴位。

操作要领

①力度以出现酸胀的感觉为宜。

②每天早晚各按摩 1 次，每次 1~3 分钟。

祛斑美白首选山药番茄面膜

皱纹是所有女性的天敌，它的出现意味着皮肤已经开始衰老。很多人谈到皱纹就色变，其实，皱纹也有真假之分，及时分辨出“假皱纹”，加以护理，就能抹去岁月的痕迹。分辨“假皱纹”的方法很简单：把脸洗干净后，在脸部处于湿润的状态下，对着镜子先观察面无表情时的皮肤状态，然后再做一系列表情，如喜、怒、哀、乐。如果无表情时没有皱纹，而做表情时眼角、嘴角、眉心等处才会出现皱纹，就是“假皱纹”。如果不加重视和护理，这些“假皱纹”就会逐渐加深，甚至转化成无法消除的“真皱纹”。

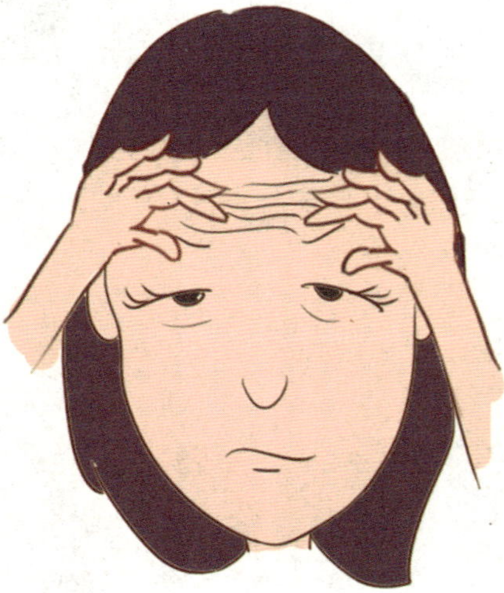

年轻的小菲最近有点心烦意乱，公司天天加班，作息毫无规律，25 岁了还没有交过一个男朋友。上个星期，公司组织去海边游玩，她一时高兴竟忘记涂防晒霜，回家后就发现脸部皮肤变得干燥，甚至形成了一条条细小的皱纹。

我告诉小菲，因干燥引起的皱纹被称为“干纹”，是假皱纹的一种，主要与光老化、习惯性表情、肌肤缺水、工作压力大、不规律的生活习惯等因素有关。小菲额头上的皱纹就是光老化、工作压力大引起的。

由于都市生活节奏快、工作压力大，出现小菲这种情况的年轻人并不在少数。很多女性想方设法服用各种营养品、使用各种护肤品，甚至不惜花费大笔钱做除皱、拉皮手术。这些方法虽有一定的美容功效，但潜在的风险不容小觑。比较安全的办法是通过改善饮食、改掉不良生活习惯，来消除皱纹，延缓衰老。

我让小菲试试山药番茄面膜。番茄中含有丰富的抗氧化剂，抗氧化剂可以防止自由基对皮肤的破坏，具有明显的美容抗皱的效果。这款面膜有祛斑美白、抗衰老的功效。

另外，还可以用茶叶去皱纹。茶叶含有丰富的化学成分，有益于年轻人保护皮肤光洁细嫩，推迟面部皱纹出现并减少皱纹。每天咀嚼口香糖 15~20 分钟，连续咀嚼几周，也可使面部皱纹减少。

当然，要想推迟皱纹的出现，还要做到以下几点：多喝水，出门前涂防晒霜，戴遮阳帽；用温水洗脸，注意眼周围皮肤的补水保湿，选择高保湿的护肤品；还可以配合按摩特效穴位，促进肌肤新陈代谢，消除水肿，让皮肤更加紧致；减少不当表情，如少皱眉、少眯眼看东西等；改正不良的生活习惯，不熬夜，不吸烟酗酒，注意饮食均衡，保持乐观的心态等。

小菲按照我的嘱咐，注意保养，经常敷山药番茄面膜。一个月后，不仅脸上的皱纹消失了，脸部皮肤也变得白皙、有光泽，还交到了一个不错的男朋友。

最灵调理方：山药番茄面膜

- 准备山药粉 2 匙，番茄 1 个，纯净水适量。先将番茄捣成泥，再加入山药粉，加入纯净水调和成糊状即可。早晚清洁脸部皮肤后，将调好的山药番茄面膜均匀地涂抹于脸部，应避开唇部和眼部，20 分钟后用温水洗净即可。1 周 2 次，可经常使用。

更多调理方

桑葚薏仁葡萄粥

准备桑葚30克，葡萄干10克，薏苡仁20克，粳米50克，白糖适量。将桑葚、薏苡仁洗净，用冷水浸泡数小时。淘洗干净粳米，置铁锅中，加桑葚、薏苡仁、水、葡萄干，先用旺火煮开，再改用小火煨粥，粥成时加入白糖，拌匀。此方具有滋阴补肾、健脾利湿、丰肌泽肤的功效，适用于身体虚弱、体瘦而皮肤皱纹多、不光洁者。

银耳菊花糯米粥

准备银耳10克，菊花5朵，糯米50克，蜂蜜适量。将菊花洗净，银耳用水泡发，同糯米煮粥，粥熟后调入蜂蜜服用。每日2次。此方具有补气血、嫩皮肤、美容颜的功效，适用于颜面苍老、皮肤粗糙干皱者，常服可使人肌肉丰满、皮肤嫩白光润。

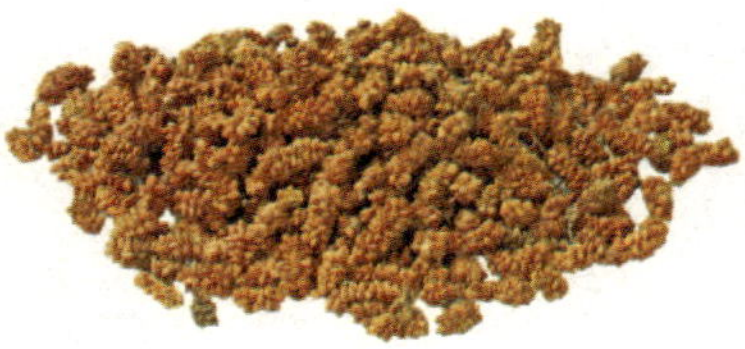

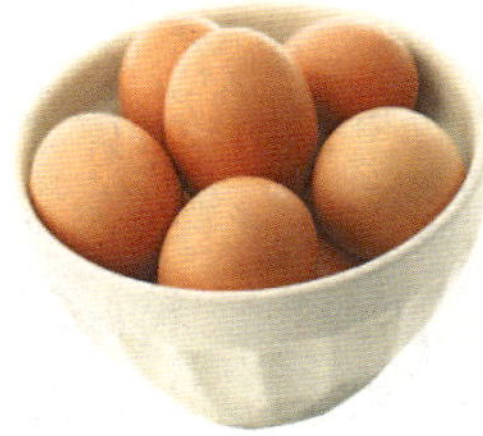

鸡蛋橄榄油面膜

取1个鸡蛋，半个柠檬的汁液，盐、橄榄油各适量。打散鸡蛋，加入柠檬汁、盐、橄榄油一同拌匀，均匀涂于脸上即可。每周一二次。持之以恒，不仅防皱，还可以恢复皮肤的光滑。

红糖面膜

将大约一小勺的红糖倒入搅拌碗里，然后倒入3倍于红糖的蜂蜜，如果自身皮肤细腻，可多添加蜂蜜，搅拌均匀即可。放置5分钟沉淀一下。最后敷在湿润的脸上，轻轻按摩后冲洗即可。本方具有抗衰老、防皱纹的功效。

蛋清蜂蜜面膜

准备蜂蜜50克，鸡蛋1个。将鸡蛋打破后取出蛋清，加入蜂蜜搅拌均匀。在晚上洗完脸之后，临睡前可以用干的刷子蘸取面膜刷在脸上，慢慢进行按摩，等30分钟后自然风干，再用清水洗去。每周2次。此方可以滋润肌肤，明显减少皱纹。

● 按摩特效穴：印堂穴、攒竹穴

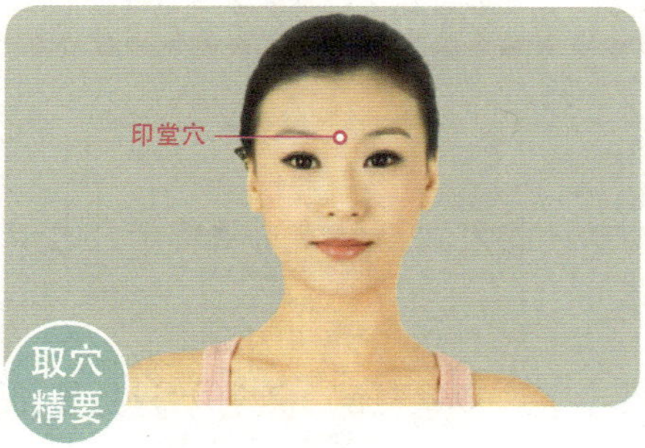

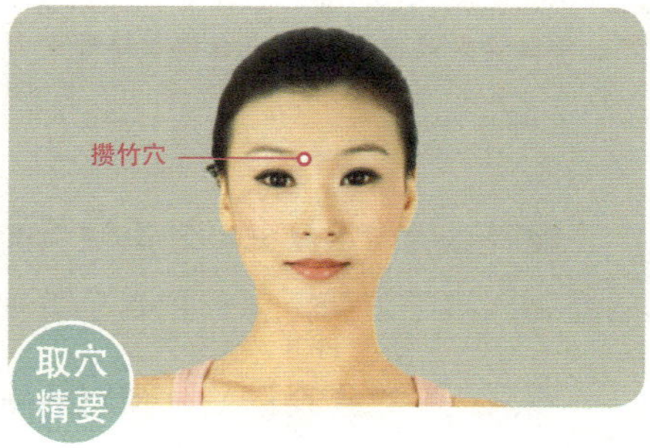

印堂穴：清头明目，通鼻开窍。穴位位于前额部，当两眉头连线与前正中线的交点处。

攒竹穴：清热明目，祛风通络。穴位位于面部眉毛内侧端，眼眶骨上的切迹处。

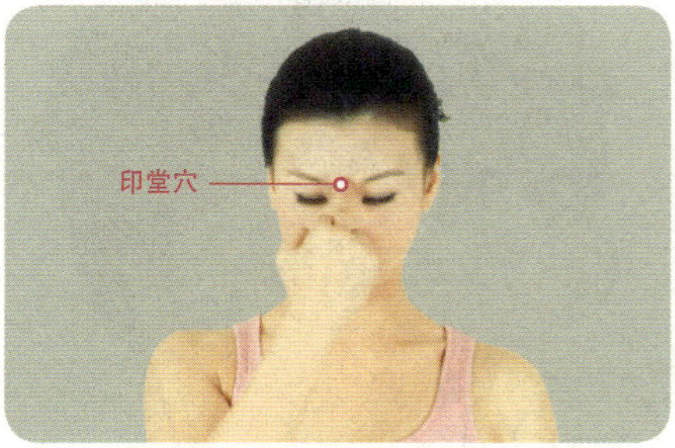

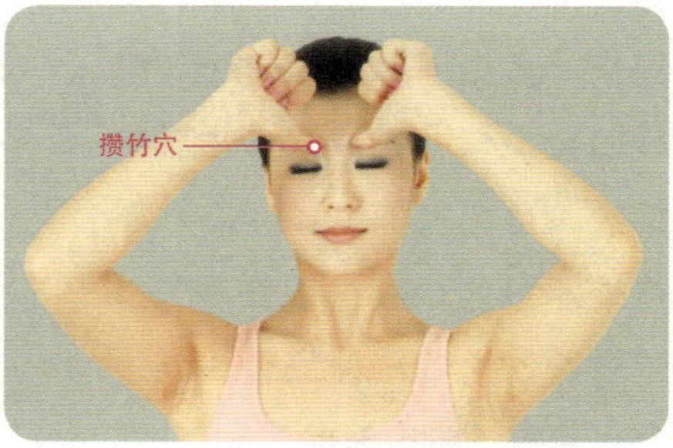

Step 1：站立，中指置于穴位上，以指腹按揉穴位，每天早晚左右手轮流按摩穴位，先左后右。

Step 2：正坐，轻闭双目，双手上抬，拇指以外的手指屈曲，用拇指的指腹由下往上揉按穴位。

操作要领

①力度以出现酸胀的感觉为宜。
②每天早晚各按摩 1 次，每次 1~3 分钟。

枇杷饮治痤疮

暑假本是同学聚会、外出游玩的好时机，可刚上高一的张明碍于“面子问题”，不愿出门，整天把自己关在家里。

原来，从这学期开始，张明的脸上冒出了许多青春痘，刚开始只是零星的几个，慢慢地越长越多，让原本阳光帅气的形象大打折扣。为此，他的妈妈买来各种祛痘产品，可越用越糟，常常是旧痕未消，又添新痘。有同学看到他脸上长满了痘痘就取笑他。从此，他变得不爱参加集体活动，节假日也宅在家。他的妈妈看着越发心急。

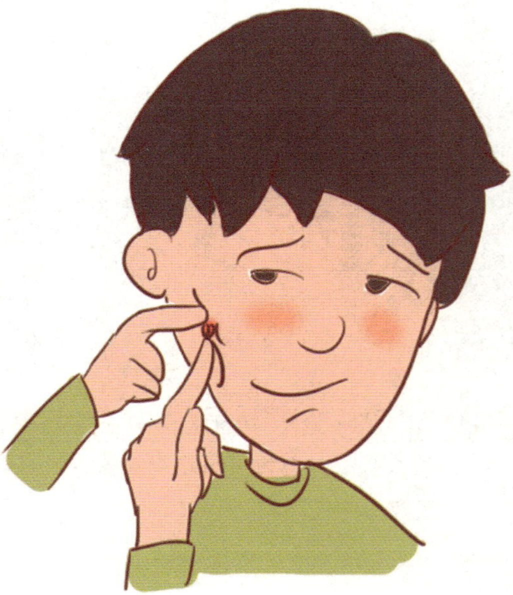

青春痘学名叫痤疮，中医称面疮、酒刺，是皮肤科的常见病，多见于像张明这个年龄段的青少年。青春痘多由肺有宿热，复感风邪，遂使肺热不得外泄引起；或由饮食不节，过食肥甘之物，使肠胃燥结、中焦积热、郁于面部皮肤而致。我看张明脸上的痘痘形状如粟米粒，面部潮红，唇红，舌红苔微黄，脉弦数有力，属于前一种，当用清泄肺热的方子。于是我为他开了一个枇杷饮的方子。枇杷叶清肺止咳，降逆止呕；桑白皮利水消肿；黄连和黄芩清热燥湿，泻火解毒；甘草清热解毒。坚持服用此方可清肃肺胃、泻火解毒，有效消除脸上的痘痘。

张明回去后坚持服用枇杷饮，半个月后，脸上的痘痘就消掉了不少，也没再长新的痘痘了；又过了两个月，他的脸上就变得干净清爽了，也看不到痘痘的痕迹了。

除了上面的方子，痤疮患者平时还可用西瓜皮或黄瓜汁涂抹面部，以达到清热利湿的效果。脓疮型及红肿型的痤疮患者，每天用生理盐水清洁一下创面，然后用棉花蘸一点眼药水或其他消炎药水涂于大的脓疮处，可起到清洁、消炎的作用。此外，长期坚持口服生姜也有助于消除痘痘，既经济又方便。

在日常护理中，痤疮患者要防止过多的日晒，严禁用手挤压痤疮；饮食上，应少食用高脂肪、高糖、辛辣、油煎的食品及白酒、咖啡等刺激性饮料，多吃蔬菜、水果，多喝开水；保持大便通畅，防止便秘，大便干燥可促发痤疮；若面部尘埃、油脂较多，应及时用温水冲洗。

最灵调理方：枇杷饮

- 取干枇杷叶、桑白皮、黄芩各 9 克，黄连、甘草各 6 克。将上述药用水浸泡半小时后大火煮开，再用小火煎煮 20 分钟即为头煎药，再按上述步骤煎煮为二煎药。将头煎药、二煎药混合，将药分成 2 份，饭后半小时温热服用。每日 1 剂，7 日为 1 个疗程。坚持服用此方可清肃肺胃、泻火解毒，有效消除脸上的痘痘。

更多调理方

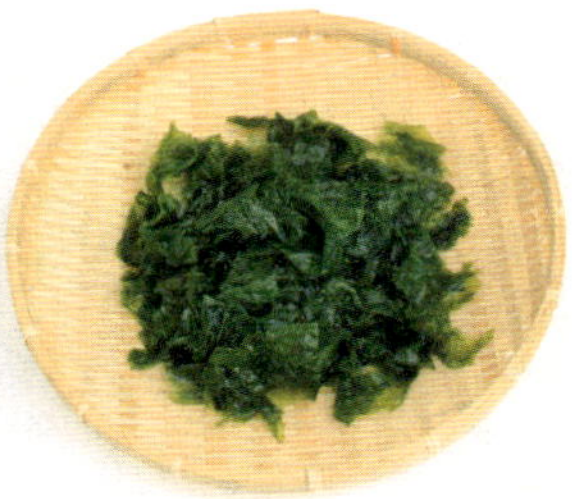

海藻薏苡仁粥

取海藻、昆布、甜杏仁各 9 克，薏苡仁 30 克。将海藻、昆布、甜杏仁加水适量煎煮，弃渣取汁液，再与薏苡仁煮粥食用，每日 1 次。此方具有活血化瘀、消炎去疮的功效。

山楂桃仁粥

取山楂、桃仁各 9 克，荷叶半张，粳米 60 克。先将前三味煮汤，去渣后加入粳米煮成粥，每日 1 剂。本方适用于痰淤凝结导致的痤疮。

海带绿豆汤

准备海带、绿豆各 15 克，甜杏仁 9 克，玫瑰花 6 克，红糖适量。将玫瑰花用布包好，与各药同煮后，去玫瑰花，加红糖食用。每日 1 剂。本方可以活血化瘀，消除粉刺、痤疮。

薏苡仁海带双仁粥

准备薏苡仁、枸杞子、桃仁各 15 克，海带末、甜杏仁各 10 克，粳米 80 克。将桃仁、甜杏仁用纱布包扎好，水煎取汁，加入薏苡仁、海带末、枸杞子、粳米一同煮粥。每日 2 次。此粥具有清热解毒、清火消炎、养阴润肤之功效，适合痤疮患者食用。

绿豆薏苡仁汤

取绿豆、薏苡仁各 25 克，山楂 10 克，洗净，加清水，泡 30 分钟后煮开，沸几分钟后停火，不要揭盖，闷 15 分钟即可，当茶饮。每天 3~5 次。此方可消除脸上的痘痘。

胡萝卜芹菜汁

准备胡萝卜和洋葱各 1 个，芹菜 150 克，洗净后放入榨汁机中绞汁，每日 1 次。本方可以清热解毒，去火，用于辅助治疗痤疮。

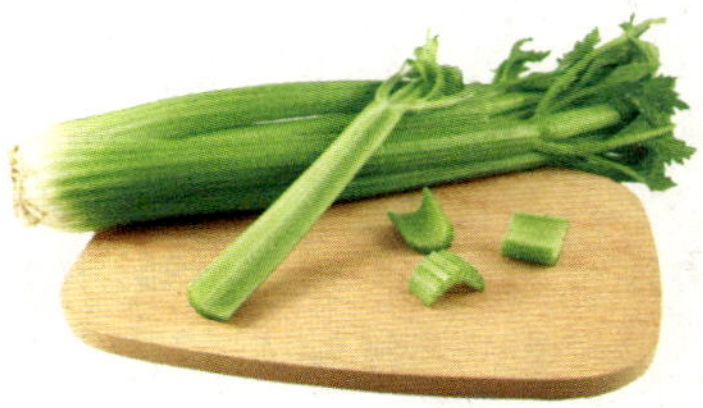

鲜山姜米醋方抗汗斑

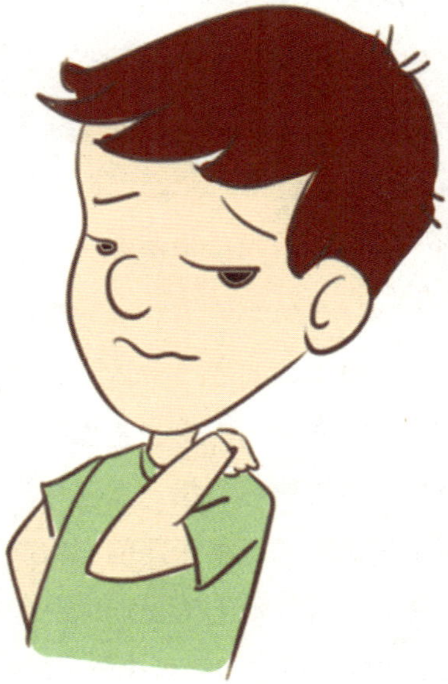

前些天和老王聊天，说起他的儿子王瑞，老王既欣喜又担心。欣喜的是儿子这个月底就退伍回家了，担心的是儿子每年都会得一种常见的轻微皮肤病：汗斑。

老王跟我说，由于王瑞在部队当兵，长期在高温潮湿的丛林等环境里执行任务和训练，衣服常常被汗水打湿。前不久，参加完野外生存训练，王瑞洗澡时就发现背上、脖子上、胳膊上都长出了像黄豆粒大小的圆形斑点。刚开始王瑞以为是皮肤过敏，过几天斑点就会消失。谁知一段时间后，这些小斑点越来越明显，还连成了一大片，有的还闪闪发亮。后来去部队医疗室治疗，虽说斑点不见了，可一训练或执行任务，汗斑还是会“光顾”他。听到这，我便让老王月底带着儿子来我这一趟。

我见到王瑞时，他的脖子、胳膊上都有成片的淡灰色斑块，脱掉上衣，背上的斑更多、更密集。我问他痒不痒，他说刚开始没感觉，这几天有点痒了。我又了解到他舌红，脉滑数，判断他所患的确实是局部气血凝滞所致的汗斑。

汗斑，也叫花斑癣，是夏季常见的皮肤病，好发于多汗部位，如胸部、腹部、上臂、背部和颈部，多表现为圆形或不规则的、如黄豆粒大小的斑点，并逐渐增大到指甲盖大小，色微黄或淡灰色，表面有非常细小的粒状鳞屑。随着时间的推移，斑点可增多，并向周围扩大，形成不规则的、大小不等的地图状，偶尔也可有痒感。中医认为，汗斑主要因风湿侵袭皮肤，造成局部气血凝滞所致。

我给王瑞开了一道偏方：鲜山姜米醋方。山姜具有理气止痛、祛湿、消肿、活血通络的功效；米醋能杀菌、解毒。二者合用，可杀菌消炎，坚持涂抹，可有效治疗汗斑。

汗斑多与高温、潮湿、多脂、多汗有关。王瑞的汗斑正是由于长期在野外高温下进行训练，出汗多，又未能及时沐浴和更换干净的衣服所致。因此，我建议他无论是训练还是执行任务，可在休息时把衣扣解开通通风，再用干净的湿毛巾把身上擦一遍，以清除汗水和污垢。另外，我还嘱咐他要勤洗澡，勤换衣服，使皮肤随时保持清洁干爽；多穿透气的衣服，尤其应避免紧身、不透气的衣服。

后来，老王告诉我，用了我给的方子，他儿子身上的汗斑很快就消退了，也没留下疤痕。

除了上面的方子和注意事项，汗斑患者还需注意饮食调控，避免吃油类和脂质丰富的食物，以减少皮肤油脂的分泌；忌食辛辣刺激性食物，如辣椒、胡椒等；慎饮酒类及咖啡等饮料，以免加重病情；忌吃鸡、羊、蟹、虾与猪头肉等发物；多吃新鲜蔬菜和大蒜，有利于汗斑消除；同时，也要注意改善居住环境，保持室内通风。

最灵调理方：鲜山姜米醋方

- 准备鲜山姜 20 克，米醋 100 毫升。将鲜山姜洗净捣碎，放入米醋中浸泡 12 小时。先用肥皂水洗净患处，然后涂敷药液，1 天 1 次，3 天为 1 个疗程。

更多调理方

蒜

把独头蒜（或小蒜头）捣烂，用纱布包好，蘸陈醋搽患处（搽至局部发热伴轻微刺痛），每日 3 次，用 5~7 天。本方可以消毒杀菌，祛斑效果可观。

醋泡樟柳头

取鲜樟柳头根茎 50 克，陈醋 100 毫升。把鲜樟柳头根茎放在醋中浸泡 8 小时，取醋液搽在患处，每天 2 次。本方可以利水消肿、清热解毒，主治水肿、肿胀、恶疮。

硫黄酸醋溶液

准备硫黄 30 克，酸醋 100 毫升，将两者混合，装入玻璃瓶中浸泡 1 周备用。以棉签蘸硫黄酸醋溶液涂搽患处，使皮肤充血为止。每日 3~4 次。此方可抑菌杀虫，用于治疗汗斑。

灯芯草硼砂糊

取灯芯草一小撮，硼砂少许。将灯芯草、硼砂同放入碗中，加少许水，放入锅中蒸约 20 分钟，趁热用灯芯草搅和硼砂，涂抹患处，每日 1~2 次。此方可用于治疗汗斑。

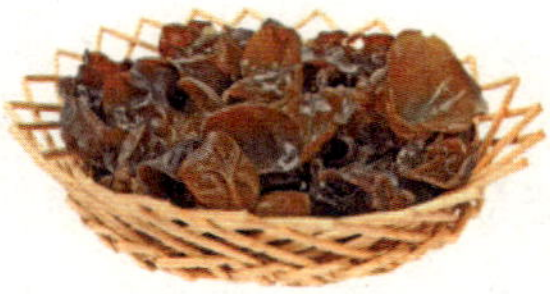

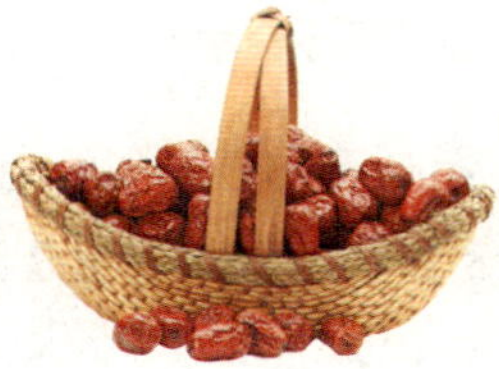

黑木耳红枣汤

准备黑木耳 30 克，红枣 10 个。将黑木耳洗净，红枣去核，加水适量，煮半小时左右即可。本方具有和中益气、健脾润肺的功效，有助于祛除汗斑。

鲜苦瓜

取鲜苦瓜 1 根，信石粉 0.6 克。苦瓜剖一小口，信石粉放入瓜内，再用湿草纸包两层，以文火煨熟为度，取出草纸，用纱布包裹苦瓜，用力外涂患处，或榨取药液涂搽亦可。用药前一天用肥皂水洗澡，第 2 天涂药，连续二三次即愈，但愈后仍需继续用药 1 次，以巩固疗效。此方可清暑除邪热，去腐拔毒，主治汗斑。

患湿疹就喝薏苡仁粳米粥

湿疹是一种常见的皮肤病。一般来说，食用高蛋白质食品，尤其是鱼、虾、蛋类及牛奶，接触化学物品、毛制品、化纤物品、植物、动物皮革及羽毛，发生感染，接受日光照射，环境温度高或穿着过多等因素均可诱发湿疹。

我曾经一天内接待了两个症状相近的湿疹患者。一个是 22 岁的林乐，另一个是 23 岁的唐蜜。她俩是大学同学，放暑假时去海边游玩，也没做什么防晒措施，玩得不亦乐乎。尽兴而归后，两人脸上“不约而同”地长了许多水疱状的小疙瘩，起先只是零星的一两个，几天后，小疙瘩蔓延成片，面积扩大的同时数量也多了起来，还有点痒痒的。她俩总忍不住用手去抓挠，把水泡都抓破了，还渗出了水；去药店买了药膏涂上，谁知反倒加重了病情，小疙瘩也越来越多。

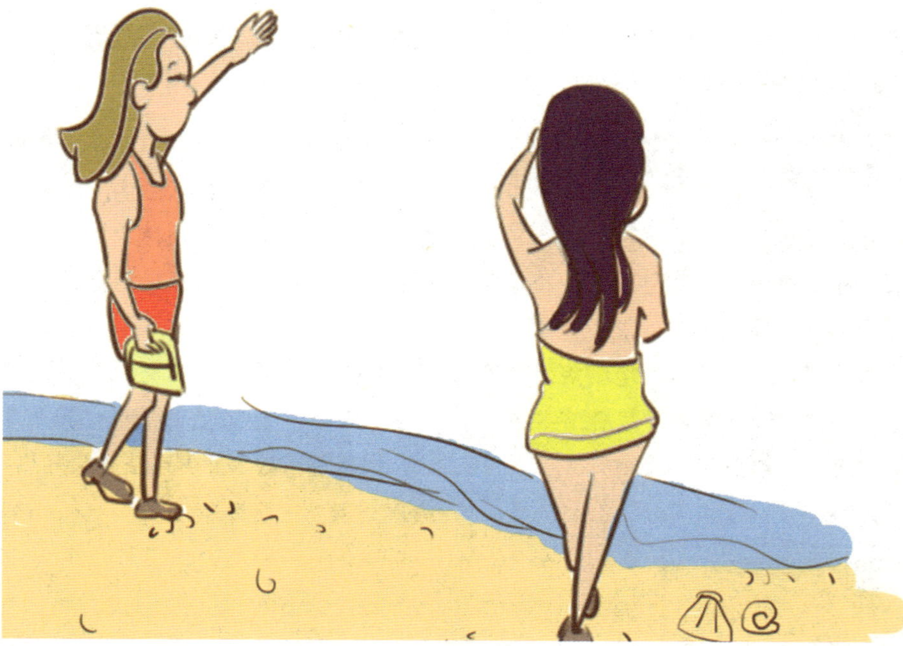

经过仔细检查，我发现她俩舌质淡、舌苔白、脉象缓，属于脾湿型湿疹，多是海边气候湿热和日光照射导致脾运失健、湿从内生、浸淫成疮所致。

中医认为，湿疹多由禀赋不耐，风、湿、热阻于肌肤所致，可分为湿热型、脾湿型、血热型及伤阴型 4 种。皮损可发生于任何部位，往往对称分布，呈多形性，有红斑、丘疹、水疱、渗液、结痂、浸润及皲裂等，自觉瘙痒剧烈。

针对林乐和唐蜜的具体情况，治疗以健脾除湿为最佳。我给她们推荐了一道偏方：薏苡仁粳米粥。这道方子简单易做，将薏苡仁、粳米一起煮粥，服用时放少量冰糖就可以了。薏苡仁有健脾渗湿、除痹止泻的功效；粳米可补中益气。坚持食用此方，可有效治疗湿疹。

服用此方几天后，林乐和唐蜜脸上的湿疹有了明显缓解；继续服用几个星期，湿疹就完全消失了。我嘱咐她俩，以后尽量少去海边玩，就算去也要做好防晒措施，不要过度接触沙子等刺激性物品。

湿疹一旦发生，患者要尽量避免刺激因素，包括搔抓、开水烫洗、肥皂擦洗、饮酒及食用辛辣食物等，以免加重湿疹的病情。生活要规律，注意劳逸结合。衣着宜宽松，以减少摩擦刺激，勿使化纤及毛织品直接接触皮肤。洗浴时，要使用温和、没有香味的浴液及洗发液，或者使用那些适合敏感皮肤的洗护用品。湿疹处勿用水洗，避免有刺激性的物质接触皮肤，不要用碱性肥皂洗患处。饮食方面，应忌吃发湿的食物，如牛肉、葱、姜、梨、蒜、韭菜等；动血的食物，如慈姑、胡椒等；动气的食物，如羊肉、莲子、芡实等。

最灵调理方：薏苡仁粳米粥

- 准备薏苡仁、粳米各 30 克，冰糖 2 克。将薏苡仁、粳米共煮成粥，再放入少量冰糖，佐餐食用，7 天为 1 个疗程。

更多调理方

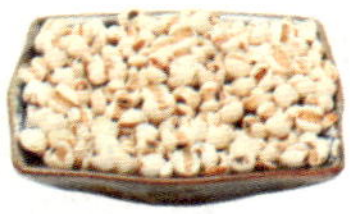

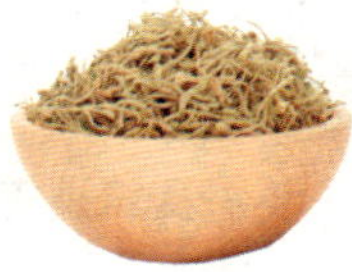

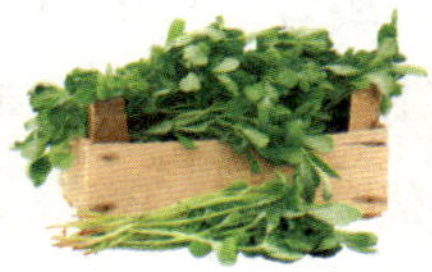

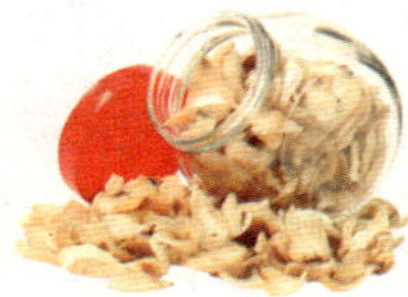

茅根薏苡仁粥

准备鲜茅根30克，薏苡仁300克。先煮茅根20分钟后，去渣留汁，纳薏苡仁煮成粥。此方具有清热凉血、除湿利尿的功效，主治湿疹、湿热蕴结型皮损潮红、丘疹水疱广泛、尿赤等症状。

白菜根汤

取白菜根200克，金银花、紫背浮萍、土茯苓各20克，红糖适量。所有食材用水煎，加适量红糖调服，每日一二次。此汤可以健胃消食、清热散血，治疗湿疹。

金银花车前草饮

准备金银花、蒲公英、车前草、龙胆草各20克，白砂糖适量。将4种材料洗净后加水煎煮，去渣取汁，加糖调味代茶饮。本方具有清热利湿、解毒的功效，适用于治疗急性湿疹。

山药莲子粥

取山药30克，莲子15克，粳米60克。将山药、莲子、粳米淘洗干净后入锅煮熟烂，放温服用。本方具有健脾补肺、益精补肾的功效，可辅助治疗五脏不足引起的湿疹。

马齿苋拌香干

取马齿苋（鲜品）250克，豆腐干3块，麻油、调味品各适量。将马齿苋洗净，用沸水泡5分钟，挤干，切成细末。豆腐干切成小粒，和马齿苋拌匀，加适量麻油、调味品即成。此方清热解毒，凉血止血，用于治疗急性湿疹。

绿豆百合汤

准备绿豆300克，鲜百合100克，葱花5克，盐2克。锅里加清水煮沸，放入洗净处理过的绿豆、百合，煮沸后改用小火煮至绿豆开花、百合烂熟，加入盐和葱花即可。本方具有清热解毒、安神润肺、益气生津的疗效，可防治湿疹。

山楂荷叶饮治荨麻疹

上周末，一个戴着口罩、围着头巾的患者匆匆忙忙地走进我的诊疗室。她姓廖，是专程过来找我看病的。之所以包裹得这么严实，是因为脸上长了一些红疙瘩，她觉得实在难看。我问她是何时出现这种情况的。她说，前几日冷空气来袭，她顶着冷风去了离家不远的超市买东西，来回不到一小时的工夫，脸上就起了好几个又红又肿的疙瘩；因为天比较冷，晚饭还吃了点辣椒，喝了点酒，没想到第二天红疙瘩就开始肆无忌惮地扩散到手上、身上，而且奇痒无比，害得她吃尽了苦头。

听了廖女士的描述，我看她的舌淡红、苔薄白、脉浮紧，断定她所患的是寒冷性荨麻疹。荨麻疹，民间俗称"风疙瘩""风疹块"，是一种很常见的皮肤病，大概80%的人一生中至少会得一次。荨麻疹的突出症状是先出现皮肤瘙痒，随即出现大小不等的风团，呈鲜红色或苍白色。有时，症状刚出现几分钟就会消失，隔了一段时间再次出现。同时，有些患者会伴有腹痛、恶心、呕吐、发烧，严重者还会出现气喘、呼吸困难，甚至面色苍白、血压下降等休克现象。

廖女士被我的话吓住了，结结巴巴地问我怎么办。我告诉她，她的病情不算严重，现在治疗并不晚。我让她回去试试山楂荷叶饮，将山楂、干荷叶、生甘草加水煮两次，将两次所煮的药汁混合后服用即可。

从中医的角度看，素体不足或胎体遗热以致湿热蕴内，或因蚊、蚤刺咬或因肠内有寄生虫，或因食入腥发动风之品，或因内有食滞，复感风邪，均可诱发荨麻疹。而山楂具有消炎、抗水肿、抗过敏的功效；荷叶可消暑利湿，健脾升阳；生甘草能补脾益气，清热解毒。三者共同作用，可明显缓解荨麻疹的症状。

我叮嘱廖女士，在寒冷的季节一定要做好防寒保暖的工作，出门时尽量戴帽子、披围巾；日常生活中也要尽量避免寒冷刺激，如冰水、冷饮、空调出风口等。

由于荨麻疹引发的皮肤瘙痒让人难以忍受，很多人都会忍不住用手去抓挠。其实这是错误的。在这种情况下，抓挠不但不能止痒，还可能越抓越痒，这主要是因为对局部抓痒时，反而让局部的温度升高，使血液释放出更多的过敏源，使情况更加严重。

此外，粉尘、花粉、羽毛等刺激性物质也可引起荨麻疹，外出时记得戴上一个口罩，秋天天气凉爽，戴口罩不会感觉过于不适，还可以过滤掉空气中的不良致病粉尘，让荨麻疹的发生率大大降低。尤其是到野外或者农村，花粉和动物羽毛比较多的地方，更应该引起足够的注意。

在我的建议和方子的调养下，不久之后，廖女士身上的红疙瘩便消散了。

最灵调理方：山楂荷叶饮

- 取山楂 80 克，干荷叶 1 片，生甘草 5 克。上药洗净，加水 100 毫升浸泡半小时后，用大火煮开，再换成小火煮 20 分钟左右。然后，按照上述方法再重新煮一次，将两次所煮的药相混合。服用时，将上药分二三剂，每次饭后半小时左右服用 1 剂。每日 1 剂，连续服用 3~4 周即可见效。此方可明显缓解荨麻疹的症状。

更多调理方

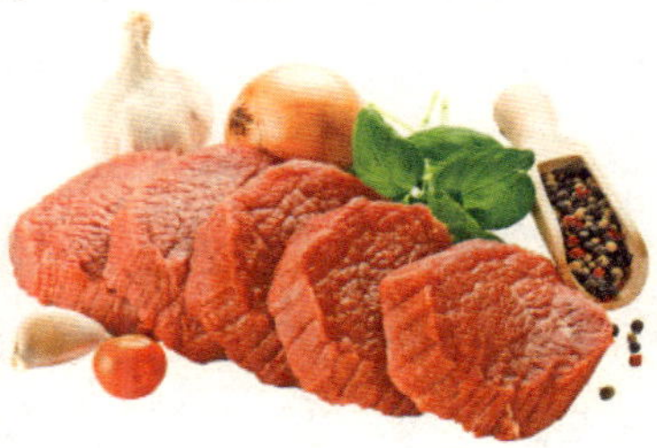

黄花菜汤

准备鲜黄花菜60克（干品20克），盐、油各适量。把黄花菜放在开水里浸泡3~5分钟，捞出沥干水分。接着把黄花菜放入油锅略炒，加盐、水煮汤。本方具有清热消肿、养血利尿的功效，可有效治疗荨麻疹。

生姜桂枝粥

取生姜 10 片，桂枝 3 克（研末），粳米 50 克，红糖 30 克，煮稀粥食用，每日 1~2 次。本方适用于治疗皮肤瘙痒、遇冷而发的风寒型荨麻疹。

防风苏叶猪瘦肉汤

准备防风、白鲜皮各 15 克，苏叶 10 克，猪瘦肉 30 克，生姜 5 片。将前三味中药用干净纱布包裹和猪瘦肉、生姜一起煮汤，熟时拿掉药包，饮汤吃猪瘦肉。本方适用于皮损色白、冬重夏轻的风寒型荨麻疹。

冬瓜芥菜汤

准备冬瓜 200 克，芥菜、白菜根各 30 克，香菜 5 株。水煎，熟时加适量红糖调匀，即可饮汤服用。本方适用于治疗皮疹色赤、遇热而发的风热型荨麻疹。

牛肉炒南瓜条

准备牛肉 300 克，南瓜 500 克。牛肉炖七成熟，捞出切条，南瓜去皮、瓤，洗净切条，与牛肉同炒即可。此方固卫御风，主治属风寒型荨麻疹，皮疹色淡呈丘疹状，遇寒尤剧者。

归芪防风猪瘦肉汤

准备当归、黄芪各 20 克，防风 10 克，猪瘦肉 60 克。将前三味中药用干净纱布包裹，与猪瘦肉一起炖熟，饮汤食肉。本方适用于疹块反复发作、神疲乏力的气血两虚型荨麻疹。

玉米须酒酿

取玉米须 30 克，甜酒酿 100 克，白糖少许。将玉米须放入铝锅中，加水适量，煮 20 分钟后捞去玉米须，再加入甜酒酿，煮沸后放入白糖调味。此方能解热透疹，主治疹色红，灼热瘙痒，遇热尤剧，得冷则轻，伴发热口干，偏风热型荨麻疹。

有黄褐斑首选黑芝麻核桃奶糊

张楠，今年 35 岁，在一家外企工作。她跟我说，以前的她皮肤白皙细嫩，可自从生完孩子后，她的脸上就开始冒出黄褐色的斑点，先是小面积，后来随着时间的推移，面积越来越大，脸颊两侧都有，活像一只黄褐色的蝴蝶贴在脸上，颜色也越来越深，特别难看，每次都要在脸上抹上厚厚的化妆品才敢出门。她在电视上看到激光治疗黄褐斑的广告，想去试一试，又担心激光损害身体；想买祛斑霜，市面上的祛斑产品不仅价格昂贵，而且听说有不良反应，她也不敢拿自己的脸去冒险。两个月前，通过朋友介绍，她找到了我。

我检查了张楠脸上的黄褐斑，并告诉她，黄褐斑又称为“蝴蝶斑”，因其对称分布，状如蝴蝶而得名，主要是由于肝、脾、肾三脏功能失调引起。肝郁气滞血瘀，或肾虚、精血不足，或脾虚痰湿凝聚致气血失和、颜面失荣，都会造成黄褐斑。很多人长了黄褐斑就容易病急乱投医，购买祛斑产品或进行激光手术，可往往收不到好的效果。中医治疗黄褐斑，主要通过调理脏腑、平衡阴阳、疏肝气、排毒素、调理饮食等方式，从根本上调养机能，不仅成本低，而且不良反应少。

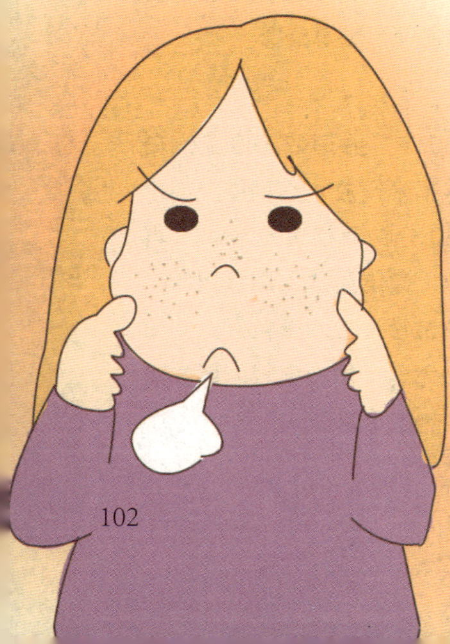

这方面，黑芝麻核桃奶糊是很灵验的一个偏方。因为核桃仁有消炎杀菌、养护皮肤的作用；牛奶有补虚损、益肺胃、生津润燥的功效；豆浆和黑芝麻可润肤养颜，延缓皮肤衰老。经过千百年来民间验证，以上食材合用，对淡化皮肤黄褐斑有良好的效果。

按照我开的方子服用一个月后，张楠惊喜地发现，脸上的黄褐斑明显淡了不少，面色也红润了很多，大家都说张楠变得年轻漂亮了。

在治疗及康复过程中，黄褐斑患者应注意防晒，因为日光的暴晒，特别是紫外线照射过多可导致黄褐斑加重，影响治疗效果；不要滥用化妆品，尤其是劣质化妆品；注意休息和保证充足的睡眠，戒掉不良习惯，如抽烟、喝酒、熬夜等；多喝水，多吃水果和蔬菜，如番茄、黄瓜、草莓、桃等，避免食用刺激性的食物，咖啡、可乐、浓茶、香烟、酒等易使皮肤老化；保持良好的情绪，避免长期过度的精神紧张，精神焕发则皮肤好，情绪不好则反之。

最灵调理方：黑芝麻核桃奶糊

- 准备核桃仁30克，牛奶150毫升，豆浆100毫升，黑芝麻20克，白砂糖适量。将核桃仁、黑芝麻放入小磨中磨碎，再与牛奶、豆浆调匀，放入锅中煮沸，最后加白砂糖调味。也可在煮沸时打入1个生鸡蛋，边搅边煮。每天早晚各吃一小碗，1周为1个疗程。

更多调理方

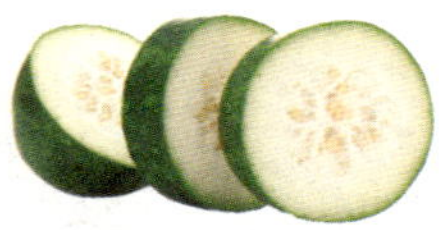 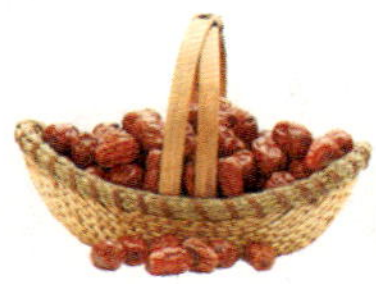 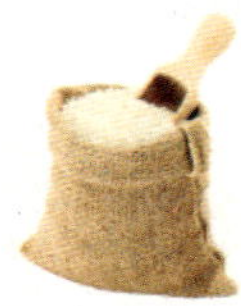 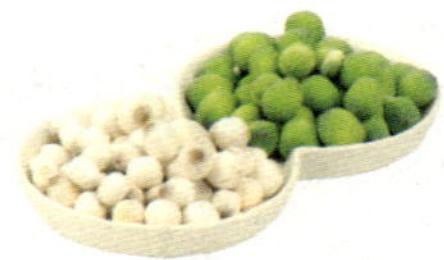

冬瓜汁白醋面膜

准备冬瓜汁适量，白醋少许。取冬瓜汁、白醋各适量，将其调匀涂抹面部，10 分钟后洗去。每日 2 次，连用半月即可除去黄褐斑。此品具有解毒、利水消痰、除烦止渴、祛湿解暑、软化皮肤、美白的功效，适用于黄褐斑患者。

黑木耳红枣汤

准备黑木耳 30 克，红枣 20 个。将黑木耳洗净，红枣洗净去核，掰成两瓣，加水适量，煮半小时左右。每日早、晚餐后各服 1 次。黑木耳可润肤，防止皮肤老化；红枣和中益气，健脾润肤。此方有助于祛除黄褐斑。

茯苓消斑汤

准备白茯苓、白僵蚕、白菊花、丝瓜络各 10 克，珍珠母 20 克，玫瑰花 3 朵，红枣 10 个。上药同置锅中，加适量水煎取汁，分作 2 份，饭后饮用，每日 1 剂，连服 7~10 天。此汤可健脾消斑，祛风通络，用于治疗黄褐斑。

桑叶方

取干桑叶 500 克，隔水蒸煮消毒，去除杂物，晾干处理后备用。使用时，每日取 15 克，沸水浸泡后代茶饮用。连服 1 个月为 1 个疗程。一般患者服用半个月后即有明显疗效，可见斑块部分消退，或色素变浅。此方具有疏散风热、平肝明目、清肺润燥、凉血止血的功效，适用于黄褐斑患者。

薏苡仁八宝粥

准备薏苡仁 25 克，红枣、白扁豆、莲子、核桃仁、桂圆肉各 15 克，糖青梅 5 个，糯米 150 克，白砂糖适量。把薏苡仁、白扁豆、莲子用温水泡发。红枣泡发，核桃仁捣碎，糯米淘净。所有配料一起下锅，用大火烧沸后改用小火熬稀粥。本方具有健脾开胃、祛湿止泻的功效，可有效淡化黄褐斑。

有脚气就要泡盐水

小时候，我总喜欢到田间捉泥鳅，一捉就是一整天，一点都不觉得累，而且每次都能满载而归。看着桶子里一条条活蹦乱跳的小泥鳅，我心里就乐开了花。由于脚经常浸泡在泥水里，脚趾间很潮湿，不久后，我的脚开始发痒。最初痒得并不厉害，慢慢地就痒得受不了了，掰开脚指头还能看到脱落的皮屑，皮就像绽开了一样，特别吓人。我告诉了母亲，母亲平常喜欢搜集各种小病小痛的偏方，看到我脚部的样子，她随即从厨房拿出一袋盐，将一定量的盐放入温水中，然后让我把脚放入盆中浸泡。十几分钟过后，我感觉脚特别舒服，痒感也似乎止住了。之后，我每天都坚持用盐水泡脚 2 次，1 个月后，我的脚气就完全好了。

每一种疾病都不是忽然形成的，其表现出一定的症状就说明其已经存在爆发的条件了。

长大后，我学医才明白，原来脚气多因脾虚纳少，营亏气弱，或饮食偏嗜，湿热流注于脚所致，分为干脚气、湿脚气、脚气冲心三种类型。而我小时候所得的脚气属于第二种，多

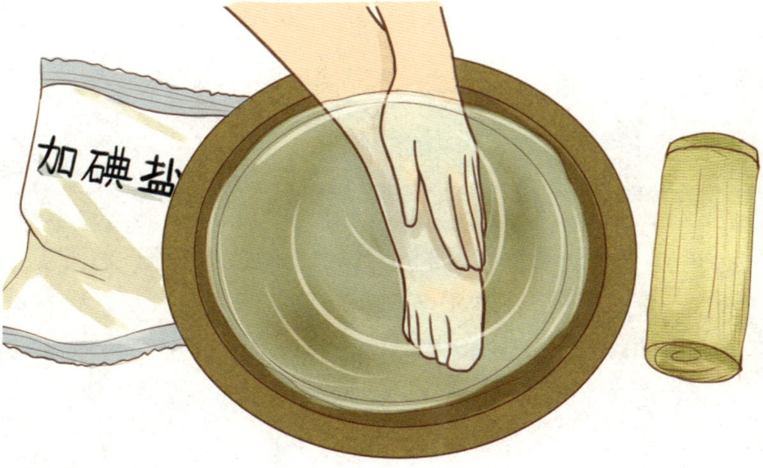

表现为足胫肿大、软弱无力，小便不利，舌苔白腻，脉濡缓。从中医的角度来说，水混之邪侵袭下肢，经络不得宣通，筋脉弛纵，故足胫肿大、麻木重着、软弱无力；水湿壅滞膀胱则小便不利；舌苔白腻、脉濡缓为水湿之征。

母亲所用的盐水泡脚法之所以可以治好我的脚气，是因为盐可以杀毒消菌，盐放入热水中可以更好地发挥作用，有效治疗脚气。《神农本草》记载："盐宜脚气，洁齿，坚齿，治一切皮肤诸证。"常用盐水擦洗皮肤，可使皮肤健康，增强抵抗力。这些年行医，我遇到很多脚气患者，也一直坚持把这个方子介绍给他们。用过后，他们都觉得效果不错。

其实，治疗脚气的方法还有很多，如将白萝卜煎煮成液，将韭菜切成碎末，冲入开水等，治疗效果也很好。

治疗脚气不仅需要偏方，还要做好脚部的护理工作：一旦患上脚气，不要与家人共用拖鞋、毛巾、浴巾、脚盆等物品，鞋子也最好分开摆放，以免传染；公共场所也不要穿公共拖鞋；少穿不透气的鞋和袜子，容易出脚汗的人宜穿棉袜，不宜穿不透气的尼龙袜和胶鞋；另外，一定要养成每天洗脚的好习惯，在洗完脚之后，需用毛巾把脚擦干再穿鞋和袜子；不要经常用手触碰脚部，以免脚气传染到手部，引起脚气的并发症。

最灵调理方：盐水泡脚法

- 以每 47 毫升的温水加 2 匙盐的比例泡制盐水溶液，将脚浸入此混合液中。每日 2 次，每次浸泡 5~10 分钟，坚持 1 个月。盐有很好的杀毒除菌的功效，将盐放入温水中，利用水中的热作用，皮肤可以更好地吸收盐水的杀毒除菌成分，从而有效治疗脚气。

更多调理方

韭菜水

取鲜韭菜 250 克。把洗净的韭菜切末放在盆内，冲入开水。等水温冷却到适温，泡脚半小时，水量应该高于脚面，同时双脚互相摩搓。1 周 1 次。此方可行气活血散瘀、解毒消肿，治疗脚气。

醋海带

准备鲜海带 120 克（干品减半），米醋适量。将海带洗净，先蒸一下，然后放入锅内，加米醋，置小火上煮。海带熟后即可服用。此方有利水消肿的功效，适用于治疗脚气病。

黄精食醋水

取黄精 250 克，食醋 2000 毫升。倒在搪瓷盆内，浸泡三天三夜（不加热、不加水）后，把患脚伸进盆里泡。第一次泡 3 小时，第二次泡 2 小时，第三次泡 1 小时，泡三晚即可。此方具有杀菌消毒的作用，可辅助治疗脚气。

黄豆水

取黄豆 150 克，加适量水，用小火约煮 20 分钟，待水温能洗脚时用来泡脚，可多泡会儿。一般连洗三四天即可见效。此方法治脚气效果极佳，脚不脱皮，而且皮肤滋润。

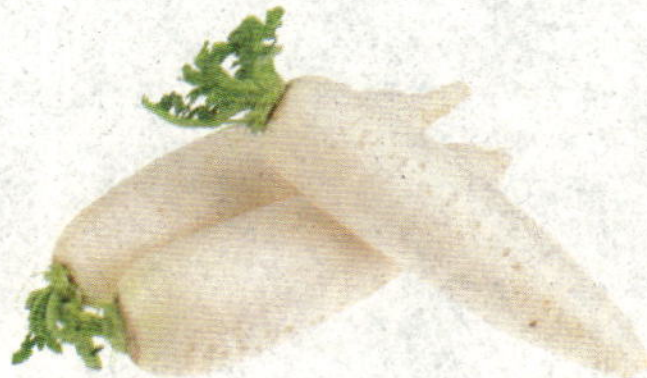

白萝卜煎液

将半个白萝卜切成薄片，放在锅内，然后加适量水，用旺火熬 3 分钟，再用文火熬 5 分钟，随后倒入盆中，待降温适度后，反复洗脚，连洗数次，连用 3~5 天。此方可缓解脚痒、脚脱皮的症状。

木瓜粥

准备粳米 100 克，木瓜 15 克，白砂糖适量。将木瓜研成细末，放入八成熟的粳米粥内，再煮至粥熟，调入白砂糖即可。本方可以舒筋活络、和胃化湿，适合辅助治疗肾阳虚所致的脚气。

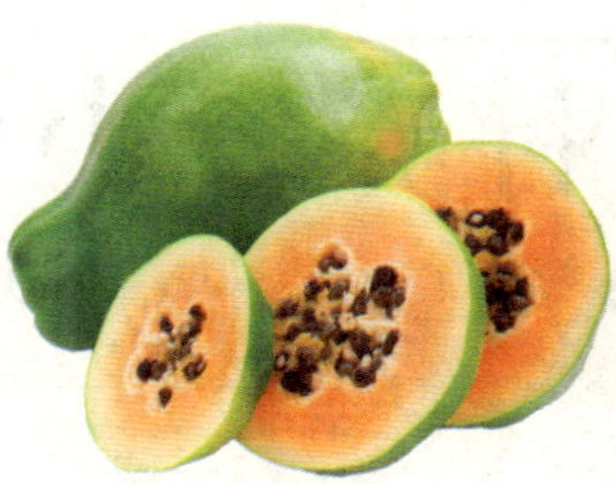

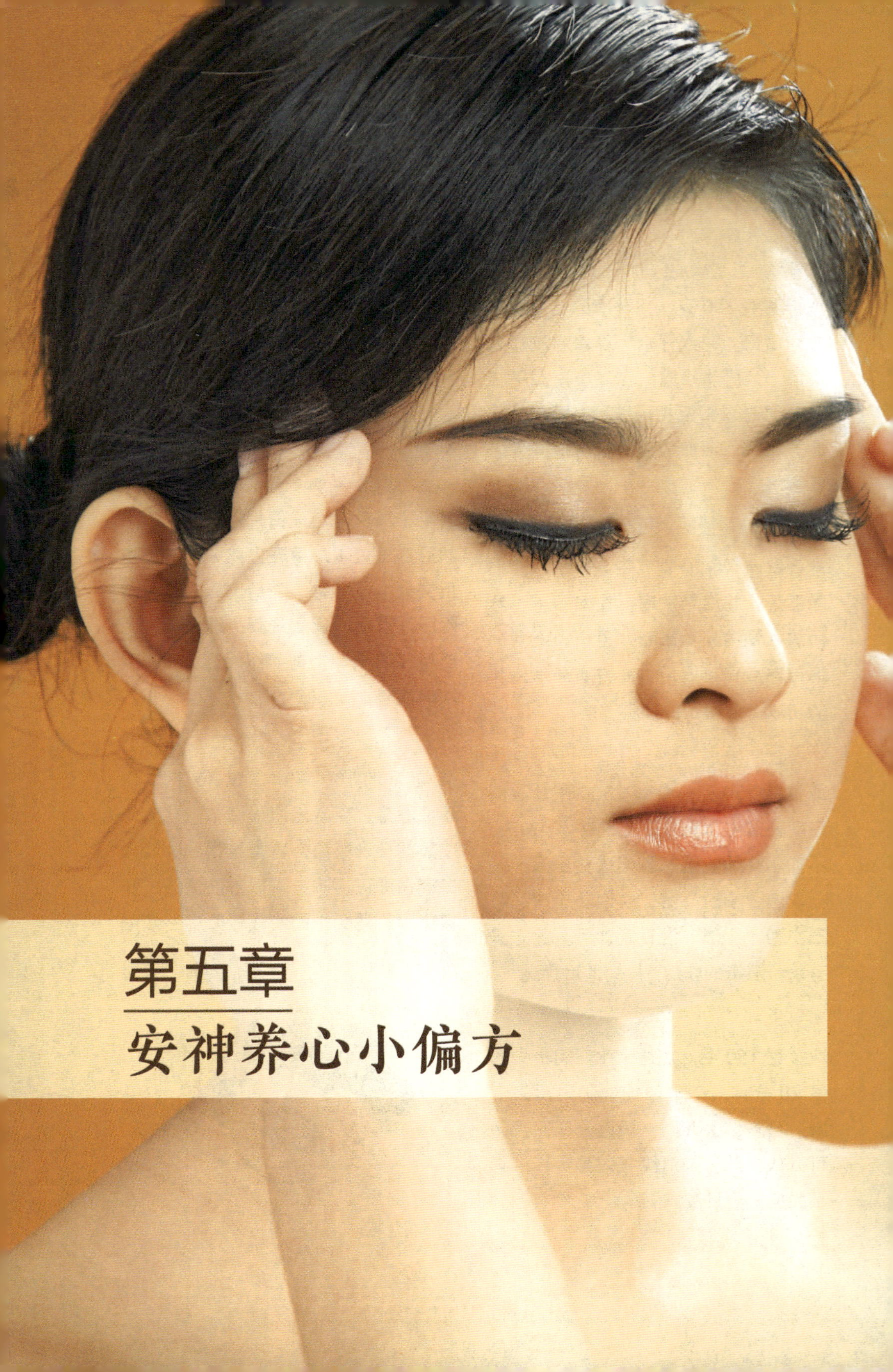

第五章

安神养心小偏方

随着生活节奏的加快和各种压力的出现，人们经常出现头晕、失眠等症状。面对这种情况，多数人会选择药物治疗来安神宁心。有些药物治标不治本，往往导致病情反复，且对身体有很大的副作用。

本章精心选取了晕眩、烦躁抑郁、心慌心悸、神经衰弱等 4 种病症，并为患者准备了调理方，旨在通过纯天然的方式，让大家彻底摆脱心神方面的困扰，早日舒心安神。

白菊花茶饮治晕眩

晕眩是 50 岁以上的中老年人常见、多发的病症，轻者晕眩时间短暂，几秒钟后即可恢复正常，亦可反复发作；重者发病时伴有恶心、呕吐等症状。晕眩如若日趋严重，会引发记忆力减退、情志失常、突然晕倒、老年性痴呆等症状，因此晕眩又被称为中老年人的“定时炸弹”。不同原因造成的晕眩，有不同的治疗方法。耳源性问题引起的晕眩患者，可以进行身体平衡训练，如走鹅卵石路、做头位操等，以帮助保持平衡功能。如果是高血压、糖尿病引起的，则要先控制好血压、血糖。若是药物引起的，则应更换药物。

在我众多的中老年朋友中，许多人都出现过晕眩的情况。陈兵今年 46 岁，是一名长途客运司机，常年往返于各大城市，一干就是十几年。如今身体也积下了不少职业病，如颈椎病、视力模糊等。有一次，他在开车途中突然脸色苍白，直冒冷汗，感觉天旋地转，差点酿成交通事故。出于安全考虑，公司让他回家静养一段时间，可家里就他一个劳动力，孩子还需要钱读书，他很着急。为了尽快治好晕眩，他四处寻医问药。后来，他通过一次偶然的机会认识了我，并将病情告诉了我。陈兵说他经常有胸闷、恶心、头昏等症状。我会诊后得出，他脉象濡滑，苔白腻，为痰浊内蕴所致。因此，我专门替他选了一个方子：白菊花茶饮。

之所以选择白菊花茶饮，原因是这款茶饮具有疏散风热、平肝明目、清热解毒的功效，每天随饮，能有效缓解患者的晕眩。此外，茶类饮品也方便患者随身携带。

坚持喝了一个月白菊花茶饮后，陈兵如愿以偿地回到了工作岗位，开车途中很少出现晕眩的情况了。

中医疗法是预防和治疗晕眩的有效方法，养成良好、健康的生活方式也很关键。比如要预防颈椎性晕眩，患者应学会科学用脖子，经常放松颈部肌肉，平时可以多练练“小燕飞”或多游泳，以锻炼颈部肌肉。尤其是脖子长的人，颈部肌肉力量薄弱，更要加强锻炼。

此外，晕眩患者还要多注意平日的饮食细节，多吃芝麻、桑葚、牛肉、枸杞子、金橘、胡桃等食物，少吃刺激性食物，少喝酒抽烟。良好的心态与愉悦、乐观的心情也是必不可少的。患者应保证充足的睡眠，多去室外呼吸新鲜空气，少去拥挤、空气不流通的场所，患者在晕眩发作期宜在家卧床休息，减少头部转动。这些生活细节对预防晕眩和减少发作十分重要。

值得一提的是，用梳子或用手刺激按摩百会、内关、太冲 3 个穴位，能产生预防晕眩的显著效果。其中，百会穴在头部正中线上，内关穴在掌侧中线距手腕横纹三指处，太冲穴位于足背侧脚部第一趾跖骨与第二趾跖骨凹陷处。每次梳理 12 ～ 24 下，每日 1 次。

最灵调理方：白菊花茶饮

- 准备白菊花、金银花各 7 克，用沸水冲泡当茶饮用。

更多调理方

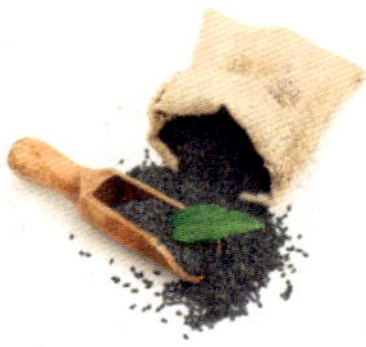 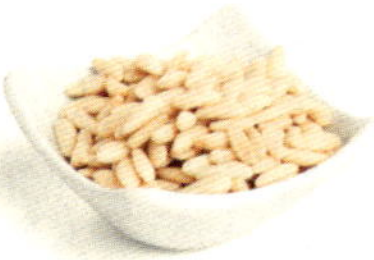 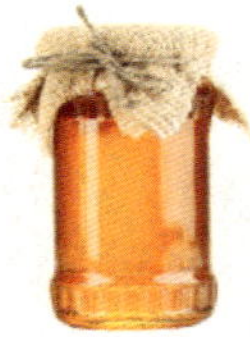 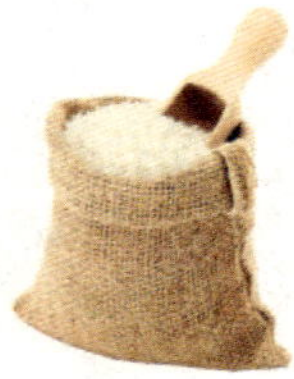

芝麻蜂蜜鸡蛋清

准备芝麻粉30克，米醋30毫升，蜂蜜30克，鸡蛋清适量。以上四味混合调匀，分作6份。每服1份，开水送服，日服3次，以愈为度。芝麻养肝润血脉，米醋安神除烦，蜂蜜补中和脾，鸡蛋育阴清热。此方对肝肾不足导致的头晕有效。

四味止眩汤

取松子仁、黑芝麻、枸杞子、杭菊花各15克，白砂糖适量。将上述药物洗净，松子仁、黑芝麻捣碎，然后同入锅加水适量，用中火煮沸后，改文火煨至松子仁熟软，加入白砂糖即成。每日1次，连服10日为1个疗程。此汤有滋补肝肾、清热养血、明目、止晕眩的作用，适用于治疗肝肾虚损引起的头晕、眼花等症。

鲜奶芝麻粥

准备黑芝麻150克，大米100克，鲜奶300毫升，冰糖200克，玫瑰糖适量。将黑芝麻洗净，沥干水分，下锅炒香。大米淘洗干净，用清水浸泡1~2小时后捞出，沥干水分，与黑芝麻一起放入盛器内，加入适量清水、鲜奶，拌匀后磨成浆，过滤后待用。取锅放入适量清水、冰糖，煮沸后撇去浮沫，倒入芝麻大米浆，加入玫瑰糖，不断搅动成糊，煮熟即成，佐餐食用。此方补肝肾、润五脏、抗衰老，可用于治疗晕眩。

松子粳米粥

取松子仁50克，粳米50克，蜂蜜适量。将松子仁捣碎，同粳米煮粥，粥熟后冲入适量蜂蜜即可食用。此粥的功效是滋阴补虚、养津，可用于治疗体虚、头晕、目眩。

人参茶祛除烦躁抑郁

随着现代社会的发展、生活节奏的加快，人际关系变得越来越紧张，种种心理障碍层出不穷，抑郁便是其中一种。抑郁症并不局限于一个小圈子，它覆盖了社会各类群体；也不局限于某个国家，而是覆盖全球。抑郁症是一种“时代病”“社会病”，与现代社会的快节奏和压力密切相关。不少人认为精神疾病是意志力薄弱的体现，抑郁症也因此蒙上“耻辱”之名。事实上，抑郁症并非罪过，它已成为一个重要的公共健康问题。每当遇到这类患者，我总尽自己最大的努力给予他们帮助。

芳芳是我遇到的一个抑郁症患者，当时她是在母亲的陪同下来到诊室的，给我的印象很深刻。她身材高挑，面容姣好，可看上去神情冷漠、目光呆滞。她的母亲哭着对我讲起了事情的来龙去脉。

这位母亲姓唐，属于普通的工薪阶层，最让她骄傲的就是女儿芳芳。芳芳生性活泼、成绩优异，是某知名高校的大二学生。唐女士说，芳芳从小学到高中一直都是班里的尖子生，家里的奖状贴满了整面墙。可自从上了大学，芳芳渐渐变得郁郁寡欢，不爱与人交谈，也很少出门。听她的同学说，芳芳大一的时候谈了一个男朋友，后来不知什么原因分手了。可能是感情受挫的原因，芳芳就像变了一个人，开始变得内向、敏感，还经常逃课，学校辅导员多次打来电话反映情况。唐女士心急如焚，四处求医，

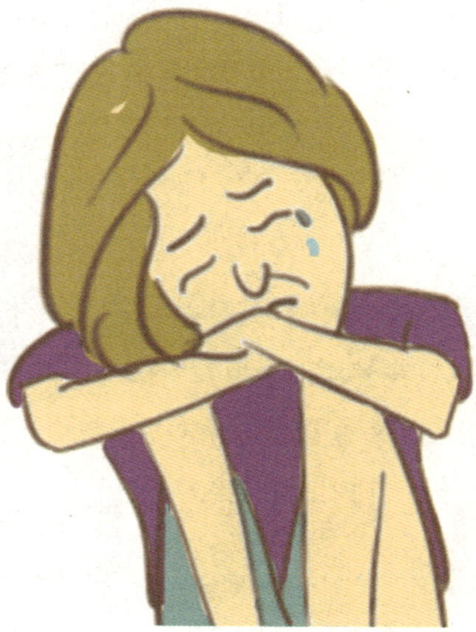

后来经人介绍来到了我这里。

我告诉唐女士，芳芳现在已经出现抑郁症的征兆了，这类人一般表现为沉默寡言、不愿与人交往、无心做任何事，不过也不要太过紧张，只要多花点时间陪伴，做心理疏导，并结合一道安神的方子，情况便会好转。

这道方子就是人参茶。人参可补五脏、安精神、止惊悸、明目益智。我还嘱咐她回家后多和女儿谈心，还可以找来她的同学帮忙；坚持一段时间后，细心留意女儿的变化，看她的抑郁症是否有所减轻。

抑郁症是一种“隐形杀手”。患者一定要正确认识自己的病情，尝试着与身边的人接触和交往，不要自己独来独往；对自己的病不要着急，治病需要时间；当心情烦躁、想发脾气、情感受挫时，可与朋友一起参加文体活动，与家人一起到户外散心，或者干脆给自己放个长假；在遇到打击、不如意时及早寻求帮助，不要自己扛；内心烦闷时要善于倾诉，可以向专业心理医生寻求帮助，排解内心苦闷。

各位家长朋友也应密切关注孩子在成长过程中的变化，多与孩子沟通，一旦发现孩子出现情绪危机，应尽快找到解决办法。此外，家长还应为孩子营造良好的家庭环境和生活环境，这对孩子的成长很重要。研究表明，父母酗酒、争斗、冲突、家暴、分居、离婚等负面的生活环境，会给孩子的心理埋下隐患。早年那些记不清的创伤经历，恰恰是他们成年后缺乏安全感、产生人际关系障碍、自卑等抑郁情绪的根源。

最灵调理方：人参茶

- 先准备人参 3 克，再将人参切成薄片，放入保温杯内，用开水闷泡半小时即可饮用，每日服用二三次。

更多调理方

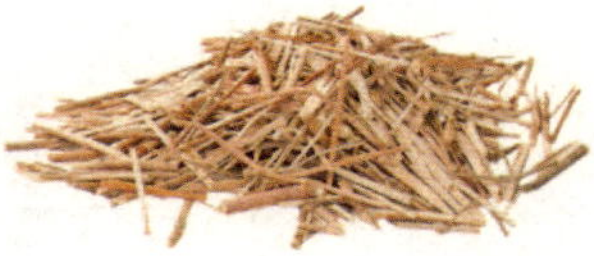

柴胡疏肝粥

准备柴胡、陈皮、川芎、香附、枳壳、芍药各10克，炙甘草5克，大米50克，白砂糖适量。将诸药择净，放入锅中，加清水适量，水煎取汁，加大米煮粥，待熟时调入白砂糖，再煮一二沸即成，每日1剂。此粥可疏肝解郁，适用于治疗产后忧郁、胸闷烦躁等。

远志枣仁粥

准备远志、炒枣仁、枸杞子各15克，大米150克。将上述中药与大米淘净，加水适量，共同煮成粥即可食用。每日1次，睡前1小时服用。这款食疗粥品具有解郁、安神之效。

首乌桑葚粥

准备首乌20克，合欢、女贞子、桑葚各15克，小米150克。将上述四味药加水煎煮，去渣取药汁300毫升，再与小米同煮粥即可。每日2次。此粥有滋补肝肾之效，不仅可用于抑郁症食疗，对失眠、烦躁也有很好的治疗作用。

参灵枣肉粥

准备党参、灵芝、红枣、龙眼肉各10克，大米100克，白砂糖适量。将诸药择净，放入锅中，加清水适量，浸泡5~10分钟后，水煎取汁，加大米煮粥，待粥熟时下白砂糖，再煮一二沸即成，每日1剂。此方可补益心脾，养血安神，适用于治疗产后忧郁。

养心安神粥

取莲子、龙眼肉、百合各20克，大米150克。上述中药与大米洗净后加水适量，同煮成粥即可。每晚服用1次。此方有养心安神之效，可辅助治疗抑郁症等。

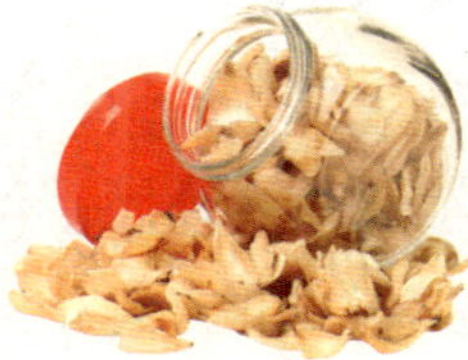

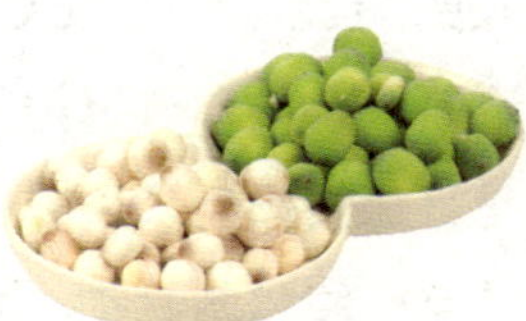

心慌心悸喝益气温阳活血汤

中医认为，心气是推动血在体内流动的一股动力，血在气的推动下在全身不断循环，把废物排出，这是气血畅旺的正常状态。当气血不畅的时候，气就推不动血液流动，使血凝固、变少。气血不流畅，就会发生各种心律失常，如心慌心悸等。中医治疗心慌心悸，就是紧扣气血不畅这个主要病机进行调整。气虚要补气，气滞就要理气、行气，瘀血就要活血化瘀，痰阻就要消痰化痰，阳虚则要补阳温阳等。说到调理气血，不得不提到益气温阳活血汤这个老偏方。我曾把这个偏方介绍给多个心慌心悸的患者朋友，他们都反馈说效果还不错。

其中的一个患者是马女士，她做服装生意，经常要去不同的城市进货，免不了舟车劳顿、日晒雨淋。她是一个女强人，也从不说累，还说要把生意扩大到全国。不过，她最近遇到了一件烦心事，经常觉得心慌心悸，有时候胸前突然感到阵阵闷痛。特别是外出进货的时候，这种感觉更强烈，还有点透不过气来，要深呼吸好几下才会舒服点。

后来，马女士去医院做了 24 小时的动态心电图检查，结果显示没有太大的异常，只是有阵发性心率失常，也就是偶尔出现心脏跳动得不规则。医生说她是长期工作劳累引起的心慌心悸，让她多休息，并没有开药。马女士不太放心，觉得还是找中医瞧瞧保险点。

通过诊治，我发现马女士舌淡苔白、脉虚无力，是心阳不振导致的心慌心悸。我让她放宽心，告诉她只是偶尔地出现心慌心悸，病情并不严重。心慌心悸是气血阴阳亏虚，或痰饮瘀血阻滞，致心失所养、心脉不畅、心神不宁，引起心脏急剧跳动、惊慌不安、不能自主等表现的一种病症。患者可以通过养血安神、温阳益气、生津养阴的食疗来调理心脏，以达到改善心脏功能的目的。而在众多食疗方中，益气温阳活血汤是比较有效的。

益气温阳活血汤的所有食材均取自大自然，都是有名的中药，每味药材均有养血安神、温阳益气的功效，如党参补中益气、黄芪补气升阳、丹参清心除烦、补骨脂补脾健胃、附子回阳救逆、川芎搜肝气、桂枝补元阳、甘草祛痰止咳。以上八味中药材共同用水煎服，每日 1 剂，7 天为 1 个疗程，服用可益气温阳、活血行气，明显缓解心慌心悸的症状。

马女士按照我的方子和建议回去调理了一个月，心慌心悸的症状基本上消失了。

需特别提醒的是，如果突然出现心慌心悸，非常难受的话，可以深吸气，憋住，然后做呼气的动作，但不要让气出来；也可以按压手腕上的神门穴和内关穴，以缓解心慌心悸的症状。

此外，心慌心悸患者饮食宜清淡、少油腻及肥甘厚味，忌食动物油脂及内脏，富含胆固醇的食物应慎食或不食；还应重视自我调节情志，保持乐观开朗的情绪，丰富生活内容，怡情悦志，使气血通达，心气和顺；生活起居要有规律，注意适当锻炼身体，使心肺功能恢复正常，并预防外邪的侵袭。

最灵调理方：益气温阳活血汤

- 取党参、黄芪、丹参各 30 克，补骨脂、附子各 9 克，川芎 12 克，桂枝、甘草各 6 克。每日 1 剂，以水煎服，7 天为 1 个疗程。以上八味中药材共同用水煎服，可益气温阳、活血行气，明显缓解心慌心悸的症状。

更多调理方

羊心红枣汤

取羊心1具，红枣16个，姜、葱、料酒各适量。羊心洗净，切成小块，红枣洗净，一并放入砂煲内，加清水、料酒、姜、葱，武火煮沸后，改用文火煲2小时，调味食用。此汤可调和心脾、补养气血，用于治疗心脾两虚所致的心悸怔忡等症。

桂圆肉粥

准备桂圆肉50克，百合40克，粳米100克，红枣6个，白砂糖30克。将粳米煮至半熟，加入桂圆肉、百合及红枣，共煮粥，加入白砂糖即成。此粥有补气养血、养心安神、益智健脑、健脾开胃的功效，适宜治疗心悸、失眠等症。

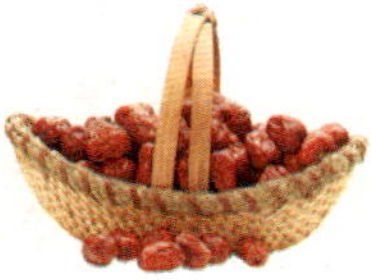
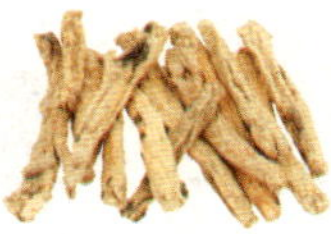
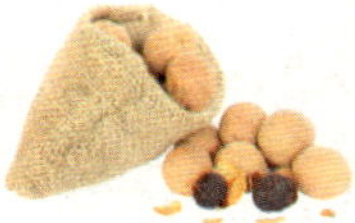

党参当归炖猪腰

准备当归、党参、山药(干)各10克，猪腰子500克，酱油、醋、姜、大蒜（白皮）、香油各适量。姜切丝，蒜切末，将猪腰切开，剔去筋膜臊腺，洗净后放入铝锅内；当归、党参、山药装入纱布袋内，扎紧口，放入铝锅内；在铝锅内加水适量，清炖至猪腰熟透；捞出猪腰，冷却后切成薄片，放在盘子里；将酱油、醋、姜丝、蒜末、香油等与猪腰片拌匀即成。此方可养血、益气、补肾，适用于治疗血损肾亏所致的心悸等症。

茯苓莲子粥

准备粳米100克，莲子、茯苓粉各30克，红枣（鲜）20克。先将红枣、莲子文火煮烂，连汤放入粳米粥内，加茯苓粉（晒干磨碎末），再煮沸即成。粳米具有养阴生津、除烦止渴、健脾胃、补中气、固肠止泻的功效；莲子有降血压、强心安神、滋养补虚、止遗涩精等功效；茯苓能利水渗湿，健脾宁心；红枣有养胃、健脾、益血、滋补、强身之效。此粥可宁心安神，用于心慌心悸者。

酸枣仁养心安神

俗话说："天天失眠，少活十年。"长期睡眠不足或睡眠质量不好不仅会影响白天的正常工作，还会给身体健康埋下隐患。一个人如果长期失眠，身体会感到疲劳无力、全身不适、无精打采，造成记忆力下降和免疫力减退，还会引发各种疾病，甚至导致猝死。因此，失眠已然成为威胁人类健康的"刽子手"。

小彤今年刚上初三，最近经常失眠，每天睡觉时总是会莫名地担心，半夜经常从睡梦中惊醒，然后就难以入睡；上课容易打瞌睡，精神不振；总是忘东忘西，连脾气也大了不少。一段时间下来，她的成绩一落千丈，人也消瘦了很多。

要治好失眠，需先了解患者的心理原因。经过询问，我得知小彤最近在为升学的事担心，家里给她的压力特别大，父母总是对她说一定要考个好高中。为了不让父母失望，小彤每天复习到很晚，整个人精神绷得很紧，完全不给自己喘气的时间，甚至晚上一想到这件事就睡不着。

心病还要心药医。我建议小彤的父母抽个时间和她好好聊聊，彼此敞开心扉，让她放轻松点，不要给她太大的压力。此外，还可用有助于睡眠的食疗方进行调养，酸枣仁养心方便是很合适的调养方。这道方子能养心安神，对促进睡眠大有裨益。其做法并不复杂：先将酸

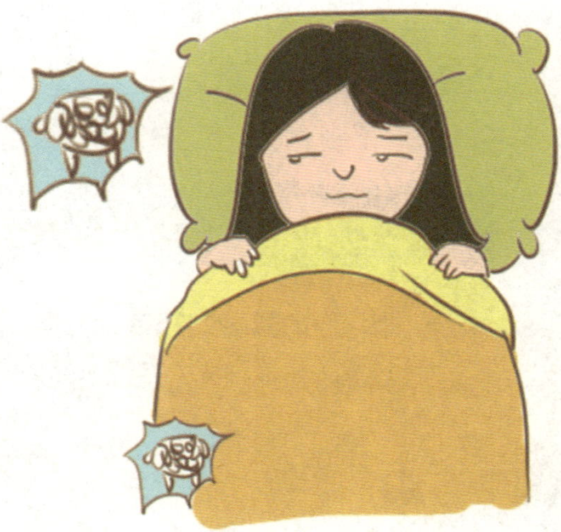

枣仁炒至微黄，再研末，然后用开水冲服就可以了。

也许很多人会奇怪：这方子为什么能治疗失眠？因为对于小彤这类经常从噩梦中惊醒的失眠患者来说，改善精神状态、解除心理压力才是重中之重，而酸枣仁能滋养心肝、安神敛汗，有镇静、催眠、镇痛、抗惊厥的作用，对促进失眠者在夜间进入睡眠有良好的效应。而且现代研究也表明，酸枣仁有镇静、催眠的作用，近年来有人将酸枣仁与安定药比较，发现有许多相似之处。

小彤的父母后来跟我说，和小彤谈了心，让她放轻松，告诉她健康才最重要，并经常让她服用酸枣仁养心方，现在小彤睡眠质量好了很多，每天精神状态都不错，成绩又赶上来了。

中医治病讲求防胜于治，养成良好的睡眠习惯和饮食习惯能有效防治经常性失眠。我建议大家不要经常熬夜；睡前不要喝咖啡、浓茶，吸烟等，可以喝些牛奶、淡淡的绿茶；可经常食用红枣、薏苡仁、玉米、小米等补气血的东西做的粥或者糖水；睡前可以把手叠放在小腹上，采用腹式呼吸，把注意力转移到小腹，可以配合默默数数，以尽快入睡；也可以用微烫的热水泡泡脚，至额头有些虚汗为佳；可用镂空的磨脚石搓一搓，促进血液循环，改善睡眠质量。此外，卧室应选择比较僻静一侧的房间，窗帘遮光效果要好，室内光线要柔和，睡眠时戴上眼罩也是一个不错的选择。

最灵调理方：酸枣仁养心方

- 取洁净的酸枣仁 15 克，置锅内用文火炒至外皮鼓起并呈微黄色，取出，放凉。研成细末，用开水冲服，空腹食用。连服 3~5 天，即可见效。

更多调理方

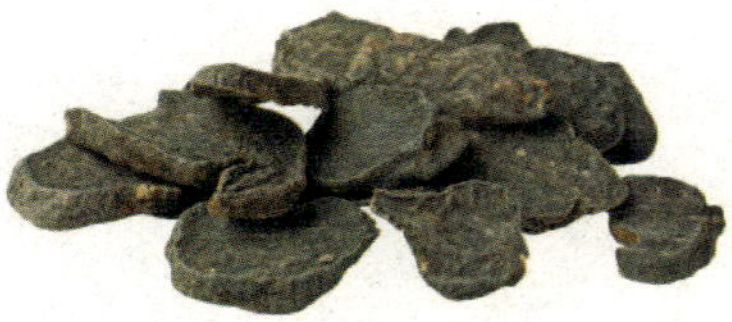

何首乌鲤鱼汤

准备何首乌 15 克，黑豆 30 克，鲜鲤鱼 1 条（约 500 克），陈皮末、盐、味精、鸡精各适量。鲤鱼去除鳞、鳃、肠杂，于冷盐水中洗净。黑豆洗净，泡发。何首乌洗净，切片。一并入锅加水煮 1 小时，然后弃渣取汁，并加入陈皮末煨煮鲤鱼。鱼熟后加入盐、味精、鸡精调味，食鱼喝汤。何首乌可补肝肾、益精血、乌须发、强筋骨、化浊降脂；黑豆具有补脾、利水、解毒的功效；鲤鱼有温补作用；陈皮理气健脾。四者合用，可收到生精、补气、安神、益寿的效果，适用于失眠患者。

百合粥

取新鲜百合 60 克，粳米 60 克，红枣 10 个，冰糖适量。鲜百合洗净、去皮，红枣洗净，掰成两瓣，去除内核。粳米洗净。上述食材一同用文火煮粥，调入冰糖，早晚服用。百合具有清火、润肺、安神的功效；红枣有补中益气、养血安神、缓和药性的功能。二者与粳米、冰糖一同煮粥食用，能起到养心安神、润肺止咳的功效，可治失眠症。

牛奶红枣粥

准备纯牛奶 500 毫升，红枣 4~6 个，大米 100 克，白砂糖适量。先将大米与红枣洗净，红枣切成小块；把大米和红枣放入锅中，加清水，用大火烧开，调成小火煮成粥；加入纯牛奶，再烧开即可食用，可加入白砂糖调味。牛奶具有补虚损、益肺胃、生津润肠之功效；红枣具有补虚益气、养血安神、健脾和胃等作用；大米能补中益气、健脾养胃。三者煮成粥，能有效改善睡眠质量，适合高压人群。

参须莲子汤

准备人参须 15 克，新鲜莲子 20 克，冰糖 1 匙。将人参须洗净，莲子剥去外壳。然后将人参须、莲子放入小锅中，加适量清水。先用大火烧开，然后改用小火继续煮 20 分钟，最后加入冰糖继续煮至融化即可。人参是大补元气之物；莲子有很好的去心火的功效。该品能够养心神、益肾气、健脾胃、增智力、解疲劳。

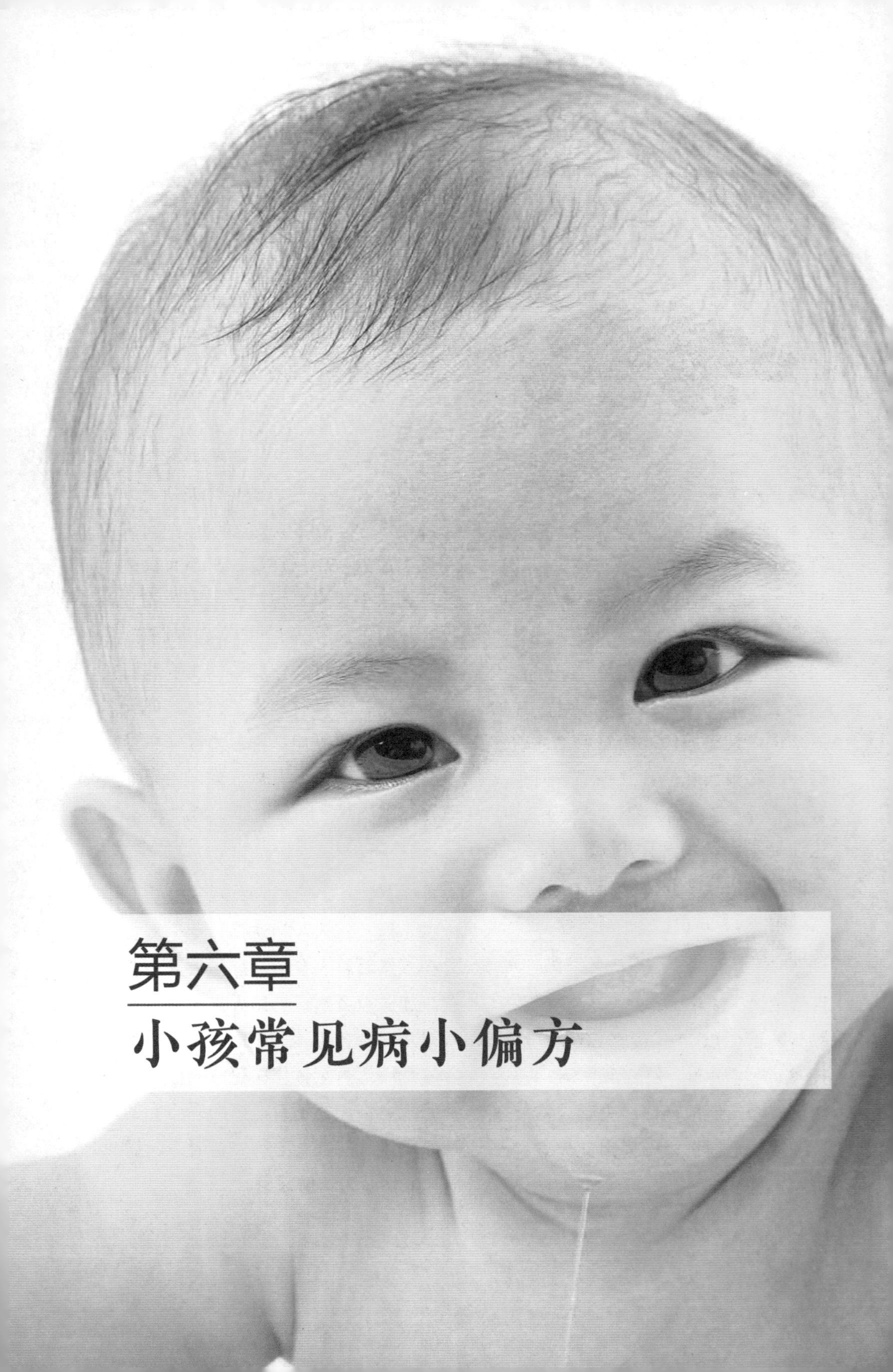

第六章

小孩常见病小偏方

有人曾说：“世界上最动听的声音，就是婴儿的哭声。”相信很多妈妈都会认同，但是，如果小孩在晚上无休止地啼哭，恐怕就不那么“动听”了。其实，不单是小儿夜啼，其他儿科疾病，如小儿咳嗽、发热、厌食、遗尿等都会让家长身心俱疲，随时处于待命状态，如履薄冰。带孩子也成了一种“受罪”。

本章精选了常见的几种小儿疾病，用典型的案例娓娓道来，分析患病的原因，引荐出相应的小偏方。希望读者可以从中掌握一些实用的偏方，用来解决小儿疾病带来的烦恼。

鱼腥草芦根汤治咳嗽

家长们总想着把最好的给孩子，有好吃的总是迫不及待地给孩子吃。殊不知，好多东西孩子都是不能吃的，因为孩子体质的特殊性，器官发育尚未完成，容易“病从口入”。

这天诊所来了对父子，男人姓钟，他跟我说：“医生，我家小志已经咳好几天了，我见情况没有好转，想带他去医院，可是他最怕吃药打针，听人说您的药方很灵，今天特地带孩子来看看。”我请他们坐下，问小志几岁了，什么时候开始咳嗽的。钟先生说：“孩子三岁半了。前几天我带孩子回乡下外婆家，外婆很疼他，做了好多菜。平常在城里很少吃到野味，小志胃口大开就多吃了一点。不料第二天小志声音变重，开始咳了起来。”我问有没有痰，排便情况怎么样。钟先生说：“有啊，痰很黄，排便倒还正常，就是小便很黄，大便很干。”我问他还有没有其他症状，钟先生说：“夜间有时会发热，咳得严重的时候会哭，还总说口渴。”

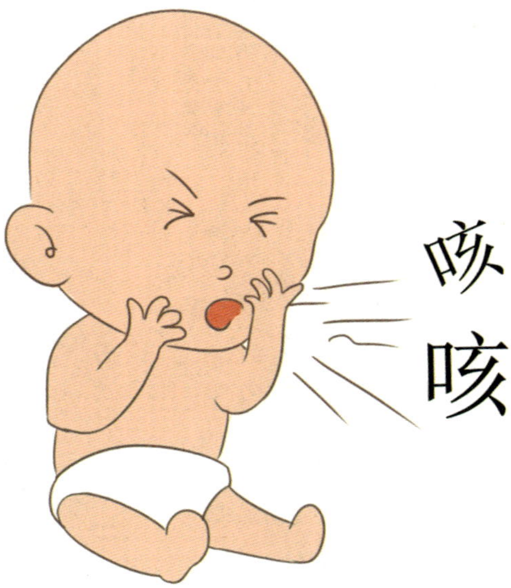

我看小志的舌苔发黄，脉象轻浮而且快，便对钟先生说，咳嗽有很多类型，中医上认为风寒犯肺、风热犯肺、痰热蕴肺、肺阴虚证等都会导致咳嗽。另外，吸入刺激性气味、吸入冷空气、呼吸道感染、剧烈运动也会导致咳嗽。咳嗽是一种自身保护的反射动作，意在将呼吸道中的有害物质排出体外。

根据钟先生的描述和我的观察，我判断小志属于风热犯肺引起的咳嗽。因为野味大多是热性很强的滋补品，小儿消化系统过于稚嫩，不能很好地消化吸收，气化不津，滋生痰积，导致肺热。我对他们说，不过不用过于担心，可以通过祛痰、润肺和正气的方式来治疗。这时小志很机警地大喊起来："我不要吃药，我不要吃药！"我笑着对他说："不用吃药，我们喝鱼腥草芦根汤。"小志一听到不用吃药很开心，激动之下又咳了起来。我轻轻拍着他的背叫他放松。钟先生问我方子的做法和疗效，我跟他说，做法很简单，取鱼腥草和芦根煎汁饮用即可，每天 2 次。钟先生疑惑道："喝这个汤也能止咳吗？"

我回答道，鱼腥草是清泻肺热、止咳化痰的良药，常与芦根、桔梗一起使用，具有清热解毒、消肿排脓的功效，尤其适合咳吐黄痰及腥臭脓痰的患者食用；而芦根具有清透肺热、利尿排毒的功效，常用于治疗肺热、牙龈出血、百日咳等。两者结合可降燥润肺，去火排毒。

钟先生点了点头说："今天回去就试试。"我对钟先生说，孩子要多参加户外运动，提高抗病能力；天气转变时注意增减衣物；室内经常开窗，保持空气流通；饮食注意清淡，多吃富有营养、易吸收的食物。

我再次叮嘱钟先生："小孩子脾胃脆弱，不能乱吃东西，把住病从口入这一关，自然百病不生了。"

最灵调理方：鱼腥草芦根汤

- 取鱼腥草 20 克，芦根 20 克，冰糖适量。将鱼腥草、芦根洗净，入锅，加水 500 毫升，煮至药汁 300 毫升，滤去药渣，加冰糖，分 2 次饮用。

更多调理方

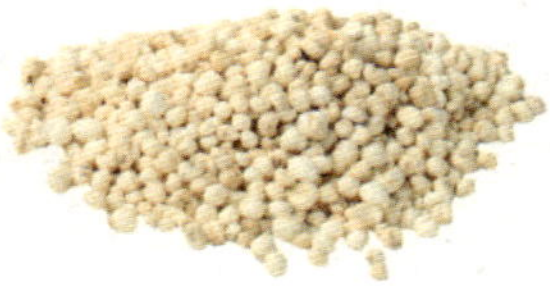

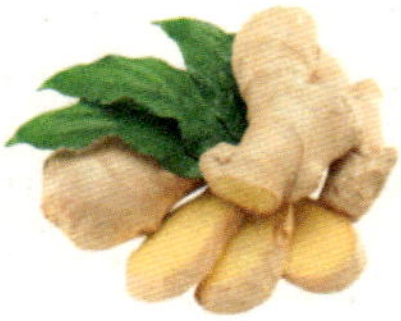

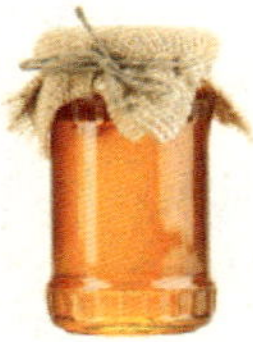

川贝母蒸梨

准备川贝母3克，梨1个。将梨洗净去皮、核，纳入川贝母，上笼蒸熟，去川贝母，吃梨。本方有清热润肺、化痰散结的功效。

核桃冰糖山楂饮

准备核桃仁150克，冰糖200克，山楂50克。先将核桃仁水浸后磨成浆，再将山楂熬成汁，去渣，加入冰糖及核桃浆一起煮熟即可。本方适用于肾虚肺热咳嗽者。

薏苡仁杏仁粥

准备薏苡仁50克，洗净，加水煮至半熟，放入杏仁（去尖）10克，成粥后加少许白砂糖即可。本方有祛湿、化痰止咳的功效。

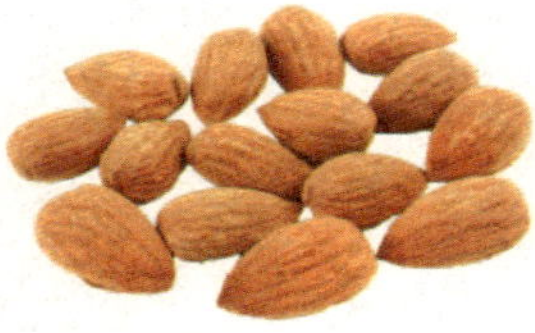

糖蒜水

取6瓣蒜头去皮，用刀拍碎，放入碗中，加入冰糖10克、清水50毫升，放在锅内蒸熟，每晚睡前趁热服用，连用3天见效。本方具有化痰止咳的功效，对于秋季多发的风热咳嗽有很好的防治作用。

山药粥

准备山药80克。将山药去皮，切成小块，在搅拌机中加水打成糊状。将山药糊煮熟，搅拌防止粘锅，煮开即可。在宝宝空腹的时候可分2次给他吃。山药健脾胃、补肺气，对治疗小儿咳嗽有良好效果。

萝卜蜂蜜饮

取白萝卜5片，生姜3片，红枣3个，蜂蜜30克。将白萝卜、生姜、红枣倒入锅中，加水适量煮沸约30分钟，去渣，加蜂蜜，然后再煮沸即可。本方适用于风寒感冒咳嗽。

● 按摩特效穴：中府穴、大椎穴

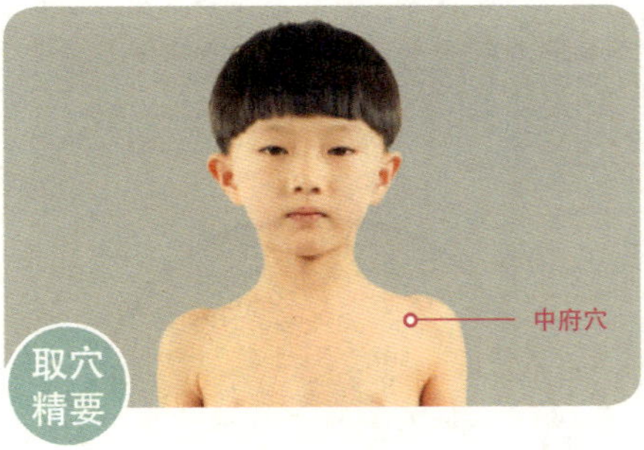

中府穴：宣肺理气，清泻肺热，止咳平喘。穴位位于胸前壁的外上方，平第一肋间隙，距胸正中线 6 寸。

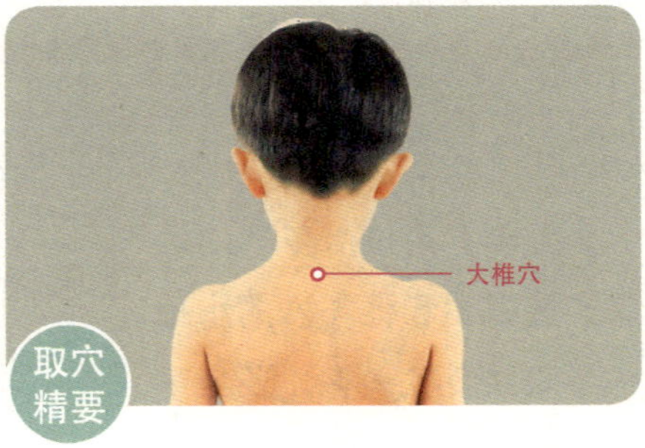

大椎穴：清热解表。穴位位于后正中线上，第七颈椎棘突与第一胸椎棘突之间。

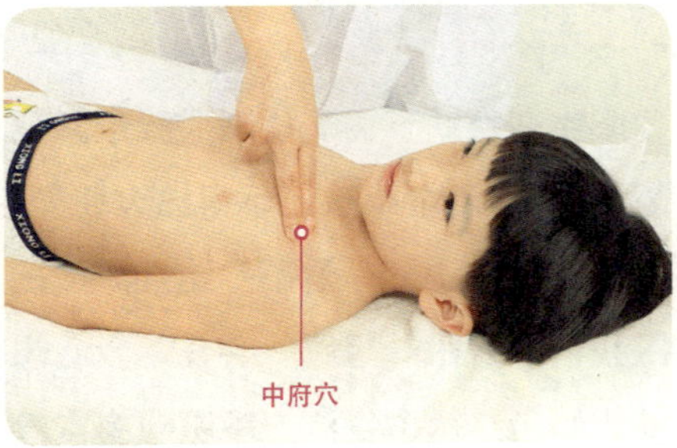

Step 1： 正坐或仰卧，食指、中指并拢，用指腹对准穴位，以揉法按摩。

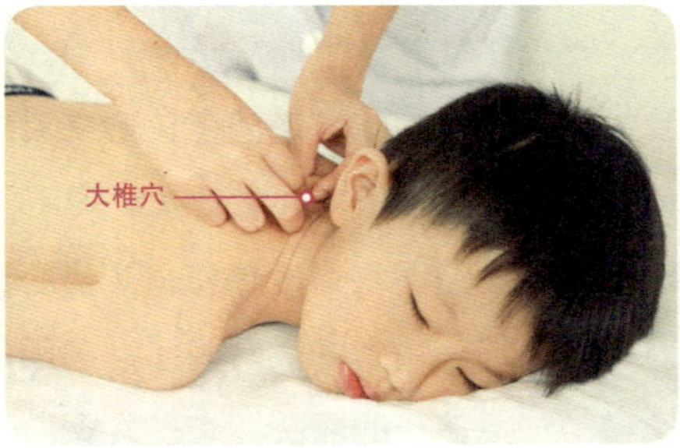

Step 2： 俯卧，将拇指和食、中两指相对，挟提大椎穴，双手交替捻动，向前推进。

操作要领

①力度以出现酸胀的感觉为宜。

②每天早晚各按摩 1 次，每次 1~3 分钟。

孩子发热就用茶叶姜汤泡澡

去年 7 月份，乡下的远房亲戚阿生和他 4 岁的小孙子冬阳来我家做客，还带了一大袋土特产。冬阳活泼开朗，很有礼貌，大家都喜欢他。我们拿出一些玩具给他玩，他就自己玩了起来，推着玩具车满屋子跑，玩得满头大汗。

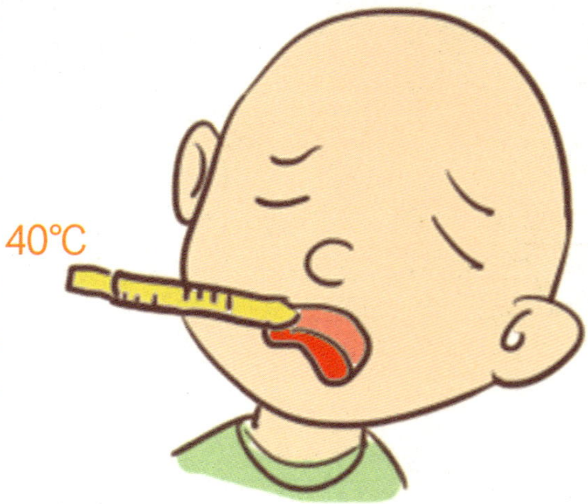

吃过午饭，歇了一阵子，我觉得有些困，就进房睡了。醒来后看到冬阳坐在空调下面玩拼图，我赶紧把他抱开。阿生见我这么慌张就纳闷不已。我跟他说，刚才小孩还玩得热火朝天，现在又对着空调吹，冷热交替，当心着凉。阿生笑着说："没事，这娃，抵抗力好着呢！"快到晚饭时间了，冬阳忽然跟我们说好困，想睡一会儿。我心想糟糕，一摸孩子的额头，有些发烫，再看他的脸色，微微发红，呼吸也有点急促。这时阿生也过来摸了下孩子的额头，一摸他也吓了一跳："这么烫，怎么办？要不赶紧送医院吧！"我叫阿生别急，等我量量他的体温，医院细菌多，小孩子抵抗力差，情况不严重还是别带去医院。

过了一会儿我拿出体温计，看到上面显示的是 38.5℃，还好情况不是很严重。阿生见我这么说也松了口气，又说："人一着急脑袋就糊涂，竟然忘了你就是医生，赶紧想个法子给孩子降降温吧。"于是，我拿出了一条新毛巾，打湿后拧干，敷在冬阳的额头上。我跟阿生说："我这有个方子：茶叶姜汤泡澡。你帮我弄一些姜来，姜切薄一点，10 片就够了，辛苦你了。我去烧水。"

在大家的齐心协力下，茶叶姜汤很快就弄好了。等茶叶姜汤冷却到40℃左右的时候，我们便给冬阳找来浴盆，让他泡起澡来，一边泡一边用毛巾轻轻擦，等水温变低时又添加了一些热的姜汤。

当晚冬阳的体温就降了不少，脸色也没那么泛红了，人也精神了很多。阿生这时也放下心来，就问我为什么这么普通的两样东西能退烧。我跟他说，茶叶有散热的功效，《本草纲目》说："茶苦而寒，阴中之阴，沉也，降也，最能降火。火为百病，火降则上清矣。然火有五，火有虚实。若少壮胃健之人，心肺脾胃之火多盛，故与茶相宜。"认为茶有清火祛疾的功效。而姜，中医学认为它具有发汗解表、温胃止渴、解毒三大功效，认为姜可以"通神明"，有提神醒脑的作用，可以发散风寒，多用于治疗发热生烫。这个方子就是利用了生姜祛寒散热的作用。像艾叶泡澡，也可以达到祛除体内寒气、退烧降热的效果。冬阳先是玩出了一身汗，接着又在空调底下吹，风寒入侵到了体内，导致了发热。用茶叶姜汤泡澡，祛除了他体内的寒气，所以他的体温降了下来。

阿生竖起大拇指对我说："真有你的！"我叮嘱他说，小孩子抵抗力差，要多照看，不能受风、着凉，要根据天气变化增减衣物，多喝白开水；开空调也要注意室内通风，不能让小孩直接对着空调吹；注意营养的均衡，多参加户外运动，提高小孩的抵抗力。

最灵调理方：茶叶姜汤泡澡

- 取茶叶20克，生姜10片。放入大锅中，先用大火烧至沸腾，再用小火熬15分钟，姜汁充分溶入水中后，把部分姜汤倒入盆中冷却到39℃左右，剩下的小火保温，水温降低时逐渐加入新的姜汤，泡一二次即可见效。本方可祛寒退热，适合发热等症状。

更多调理方

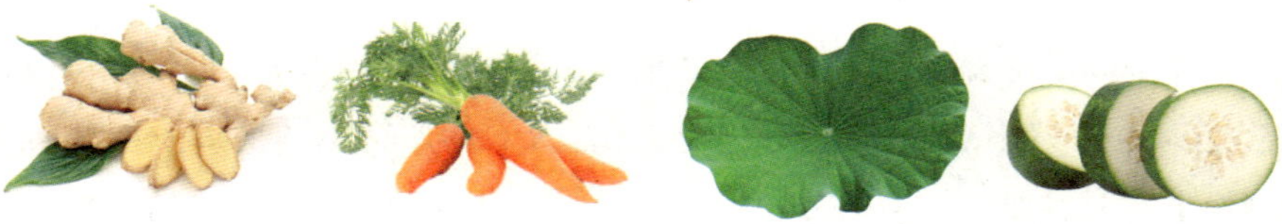

生姜红糖粥

准备生姜 3 片，红糖 12 克，粳米 50 克。粳米加水煮粥，将生姜、红糖加入滚粥中，热服。此方有发汗、祛风寒的作用，适用于治疗小儿发烧。

双花饮

取金银花、菊花各 10 克。将金银花、菊花加水煮 15 分钟，取汁当茶饮。本方有清热解毒的作用，可帮助缓解发热的症状。

姜丝萝卜汤

准备姜丝 25 克，萝卜 50 克切片，加水 500 毫升，煮 15 分钟，加红糖适量。此方具有祛风散寒的效果。

冬瓜薏苡仁粥

准备冬瓜 150 克，薏苡仁 100 克，冰糖适量。冬瓜去皮、子，切片；薏苡仁煮熟后加入冬瓜片煮 10 分钟，调入冰糖待其溶化即可食用。此粥适用于治疗小儿夏季发热、暑热烦闷等。

益气清暑粥

取西洋参 1 克，北沙参 10 克，石斛 10 克，知母 5 克，粳米 30 克，白糖适量。先将北沙参、石斛、知母用布包好，加水煎 30 分钟，去渣留汁备用。再将西洋参研成粉末，与粳米加入药汁中煮成粥，加白糖调味，早晚服用。此方适用于发热持续不退、口渴、无汗或少汗的患儿。

蚕茧山豆粥

取蚕茧 10 只，红枣 10 个，山药、粳米各 30 克，白糖适量。蚕茧煎汤 500 毫升，滤液去渣，红枣去核，加入山药、粳米煮成稀粥，调入白糖，早晚各服 1 次。此方用于低热、神疲乏力、胃纳减退、大便溏薄的患儿。

冬瓜荷叶汤

取冬瓜 250 克，荷叶 1 片，盐适量。将冬瓜洗净，连皮切块。荷叶切碎，和冬瓜一起加水煮汤，汤成后去荷叶，加盐喝汤。此方有清热化痰、除烦解渴、利尿的作用，用于治疗小儿发烧。

孩子腹泻首选山药莲子糊

如今社会上，越来越多的年轻夫妇选择和父母分开住，这种做法虽然可以减少家庭矛盾，但是年轻夫妇缺乏生活经验，经常会犯常识性的错误。例如带孩子，如果身边缺乏有经验的长者指导，年轻夫妇就容易出岔子。

黄小姐和李先生就是一个例子。两人结婚第二年就生了个大胖儿子。两个年轻人欣喜之余，对孩子更是宠爱有加，小心翼翼地爱护着这个小生命。这天，夫妻俩把孩子抱到诊所，焦急地跟我说，孩子拉肚子了。我问是什么情况，李先生说："我们家小达8个月了，听人说孩子满半岁就可以加辅食，于是我们也开始给孩子加。由于没经验，一次就加了好几种辅食，结果小达晚上就开始拉肚子，还出现了呕吐的情况，可把我们急坏了。臧医师，您快帮忙看看吧。"我见小达神疲倦怠、舌苔厚腻、脉滑，便问小达的排便情况怎么样。李先生说大便稀薄，今天已经3次了。了解基本情况后，我跟他们说，小达是伤食泄泻了。黄小姐焦急追问："严重吗？该怎么治？"

我跟他们说，小儿腹泻比较常见，中医认为，小儿腹泻可分为风寒、湿热、脾虚、伤食4种，所以治疗也要从这4个方面进行辨证论治。风寒泄泻主要由于外感风寒或过食生冷食物，致使寒邪滞留于肠胃引起，治疗应疏风散寒，化湿止泻。湿热泄泻常

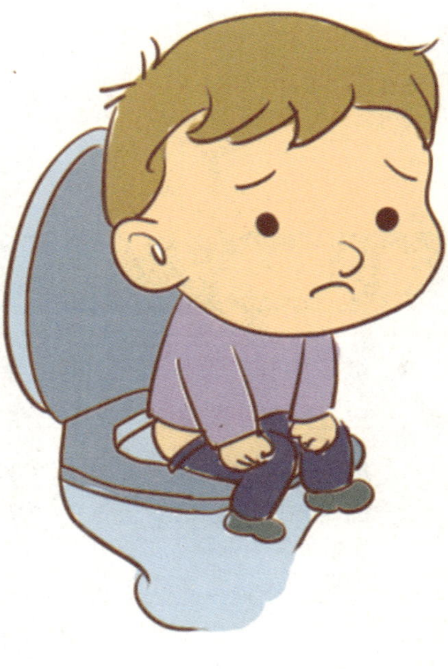

见于夏秋季节，多因肠胃积热、外受暑湿而致，治疗应该清热利湿，安肠止泻。脾虚腹泻的小儿胃肠发育还不健全，脾气虚弱，运化无力，可导致腹泻，久病也会导致腹泻。小达患的伤食泄泻多见于婴儿，一年四季均可发生，可由于过食或辅食增添不当引起，表现为大便酸臭，伴有不消化、腹痛、不思饮食、舌苔厚腻、脉滑等。李先生忙问："臧医师有什么好办法吗？"

我推荐了山药莲子糊。黄小姐很关切地问："徐医师，孩子吃这个没问题吧？"我解释说，山药具有助消化、敛虚汗、止泻的功效，常用于补脾养胃、生津益肺。莲子具有补脾止泻、益肾涩精、养心安神之功效，常用于治疗脾虚泄泻、心悸失眠。《本草纲目》里说莲子"补心肾，益精血，有瑞莲丸，皆得此理"。治疗伤食型腹泻应该从消食化滞、运脾止泻入手，用这个方子很适合。我叮嘱他们，应继续以母乳喂养；注意食品和食具的卫生；添加辅食要遵守"从少到多"的原则，提倡喂食易消化的食物，要避免同时添加几种食品；保证小孩充足的水分吸收；保持小孩臀部的清洁等。

3 天后，李先生打电话跟我说，小达已经不拉肚子了。我劝他说："带孩子的方法不妨多问问父母，他们带孩子的经验丰富，可以提供很好的指导。"李先生笑着说："已经打电话叫丈母娘过来了，现在她每天帮忙'出谋划策'呢！"

最灵调理方：山药莲子糊

- 准备山药、莲子各 25 克，大米 150 克，红枣、冰糖各适量。山药去皮，红枣、莲子洗净，大米淘净，所有材料加入清水，放入锅中煮熟，最后加入冰糖溶化即可，每日 1 次，温热服用。此方可以健脾补肺、固肾养精、安神益胃，用于治疗伤食型腹泻。

更多调理方

糯米白术粥

取糯米30克，白术12克，苍术6克。先将糯米略炒一下，白术及苍术放水中煮15分钟，去渣取汁，加入糯米共同煮粥食用。此方有健脾、抗炎、抗腹泻的功效，用于治疗风寒型腹泻。

乌梅葛根汤

取乌梅10只，葛根10克，加250毫升水，大火煮沸后改小火煮20分钟，去渣加红糖少许，分2次饮用。此方适用症状为大便呈蛋花汤样，伴有少许黏液，用于治疗湿热型腹泻。

扁豆薏苡仁山药粥

取扁豆50克，山药60克，薏苡仁30克，粳米50克，盐适量。将扁豆炒熟，与薏苡仁、山药、粳米、盐同煮成粥食用。此粥对腹泻久泻不愈、面色萎黄、食欲减少、大便稀薄伴不消化很有疗效。

焦山楂麦芽饮

取山楂、麦芽各30克，红糖15克，酒适量。先用小火将山楂及麦芽炒至略焦，离火，加少许酒搅拌，再置火炉上炒至干，然后加200毫升水，煎煮15分钟，去渣后加入红糖再熬至沸，待温后分2次服用。此方用于秋季腹泻伴有消化不良的宝宝。

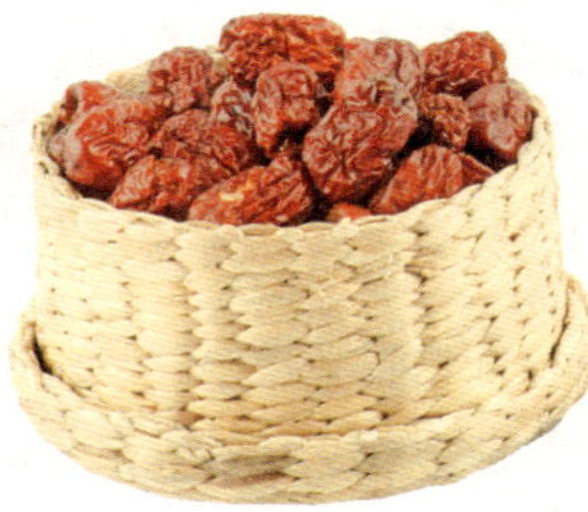

橘枣茶

取红枣10个，洗净晾干，放在铁锅内炒焦，取洁净橘皮10克，二味一起放入保温杯内，用沸水浸泡10分钟，饭后代茶饮，每日分2次服。此方适用于大便如水样伴有不消化食物、呈草绿色或黄色、有少量黏液、小便黄少等症状。

陈皮红枣汤

取干红枣12个，洗净晾干，放在铁锅内炒至微焦，取陈皮10克洗净，二味一起加水煎15分钟，饭后代茶饮，每日分2次服。此汤用于脾胃虚弱、体倦乏力、食欲不振、大便溏稀等症，多用于治疗湿热型腹泻。

茯苓栗子粥化解小儿食积

有一次，我去拜访朋友老胡家时听到一阵吵闹声，本来不想去打搅的，但想想万一有什么紧急的事情，兴许我还能帮上忙。正好门也没关，我就敲了敲门，问他们怎么了。

老胡好像见到救星似的，走过来跟我说："哎，老臧，你来得正好，你是医生，你来评评理，哪有饭前就给小孩吃水果的啊，看把这孩子的胃给搞坏了吧！"老胡的儿子小胡劝道："爸，少说几句吧。"小胡的岳母愤愤不平地说："不就吃了点柿饼嘛，你们还好意思说，孩子放学回来还没饭吃，这不是饿着孩子嘛！"说着又吵了起来。

我赶紧劝开他们，问孩子怎么了。小胡把我带到他儿子晓波的房间。我看到晓波躺在床上，面色萎黄，整个人显得困倦无力。晓波今年4岁，刚上幼儿园，爸爸妈妈、爷爷奶奶、外公外婆都把他当作掌上明珠，溺爱有加。小胡跟我说："昨天晓波放学回来说饿，那时饭没煮好，外婆就给他吃了两个柿饼和一些巧克力，结果晚上晓波就吵闹着说肚子很胀睡不着，他外婆就给他按摩肚子，昨晚就这样睡着了。没想到今天早上，晓波突然呕吐起来，拉的大便很是酸臭。晓波中午和晚上都没有吃东西，只喝了一些汤。我们正准备送医院呢，您老就来了。"我看晓波舌苔发白、厚腻，给他把脉，发现脉象很细弱。根据小胡的描述和我的诊察，我初步判断晓波是出现食积了。

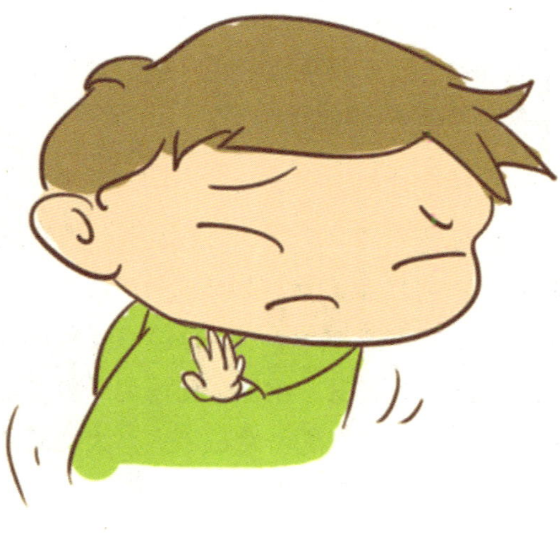

小儿食积是由于家长喂养不当，过多喂给生冷油腻的食物或小儿暴饮暴食，损伤到了脾胃，使脾胃运化功能失职，停滞不化，胃气不降，反而上逆而引起食物积滞、出现呕吐或泄泻的一种病症，临床表现为乳食内积和脾胃虚弱，晓波属于后者。食积的治疗，除内服药外，推拿及外治疗法也常运用。像晓波外婆给他做的腹部按摩就是一种方法。

小胡说："有什么好办法吗？臧老，帮帮孩子吧。"我把茯苓栗子粥推荐给了小胡。茯苓性平味甘、淡，入心、肺、脾经，具有渗湿利水、健脾和胃、宁心安神的功效，可用作补肺脾、治气虚，对胃口欠佳、大便稀烂患者有很好的疗效。红枣具有补气养血、养胃补脑的功效，可治脾胃湿寒、饮食减少、反胃吐食。栗子具有益气补脾、强筋健骨的作用，对腰骨酸软、四肢乏力有较好的疗效。粳米在《本草纲目》里被描述为"与肠胃相得，最为饮食之妙诀"，可以补虚、益脾胃、滋养胃液。消化力薄弱者很适合食用。这几种食物对治疗食积都有很好的帮助。

我叮嘱小胡，小儿保证饮食的健康很重要，饮食宜定时定量，不宜过饥过饱，食物宜选择易于消化和富于营养的，多嘱咐家里的老人，别乱给孩子吃东西，也不能让孩子随心所欲地乱吃，老话说得很有道理："小儿常带三分饥和寒。"

最灵调理方：茯苓栗子粥

- 准备茯苓 15 克，栗子 25 克，红枣 10 个，粳米 100 克，白砂糖适量。加水先煮栗子、粳米、红枣；茯苓研末，待米半熟时徐徐加入，搅匀，煮至栗子熟透，加糖即可。佐餐服用，每天 2 次，7 天为 1 个疗程。此方用于治疗脾胃虚弱、饮食减少、便溏腹泻。

更多调理方

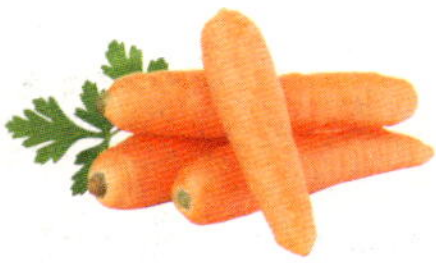 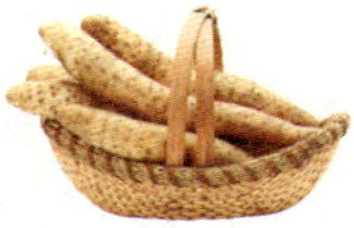 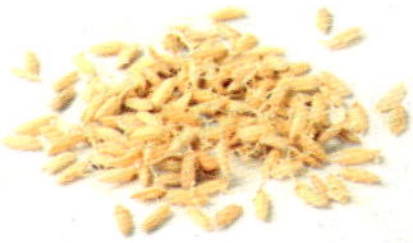 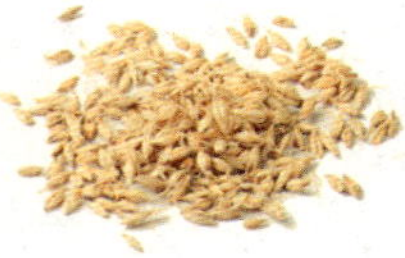

胡萝卜山楂汁

取胡萝卜 1 根，山楂 80 克，白砂糖适量。山楂洗净去核，每颗切成 4 瓣。胡萝卜洗净，切碎。山楂、胡萝卜放入炖锅内，加入适量冷水煮沸。小火煮 15 分钟，用干净纱布过滤出来，加入白砂糖即可。此方可健脾开胃，用于小儿食积。

山药米粥

准备山药片 100 克，大米 100 克，白砂糖适量。将大米淘洗干净，与山药片一起碾碎，入锅，加水适量，熬成粥，调入白糖。此方用于治疗小儿积食不消、吃饭不消、面黄肌瘦。

白萝卜粥

准备白萝卜 1 个，大米 50 克，红糖适量。洗净后的萝卜先煮 30 分钟，再加米同煮，煮至米烂汤稠，加糖煮沸即可。本方对小儿消化不良、腹胀有较好的疗效。

蘑菇胡萝卜拌饭

准备大米 200 克，鲜蘑菇 180 克，胡萝卜 100 克，配料适量。胡萝卜切丁，加入葱头和牛油焖熟，再把牛肉汤倒入锅中，放入焖熟的胡萝卜、葱头，加入切碎的蘑菇丁、大米，加盐煮熟。本方有健脾养胃、促进消化、增进食欲的作用。

糖炒山楂

取红糖适量（如宝宝有发热的症状，可改用白糖或冰糖），入锅用小火炒化，加入去核的山楂适量，再炒 5 分钟，闻到酸甜味即可。每顿饭后让孩子吃一点，可清肺、消食，尤其对吃肉过多引起的小儿食积有效。

谷芽麦芽水

准备谷芽、麦芽各 15 克，加水煮沸后用小火再煮 15 分钟即可。此方有生发胃气、消食导滞的功效。

山楂麦芽粥催发孩子食欲

上周末，我和老王去钓鱼，老王运气不错，连钓上了几条大鱼，却一副闷闷不乐的样子。我问他怎么了，老王说，平时来这地方钓野鱼，都是为了给小孙女弄口新鲜鱼汤，可是小孙女这阵子胃口很差，把全家人都急坏了。

老王的孙女小萍刚满 4 岁，正上幼儿园，家人觉得她在幼儿园吃得不够营养，每次回家都给她做一大桌好吃的。可是大鱼大肉吃了以后却适得其反，小萍对食物产生了抵抗。现在把小萍喜欢的零食放她面前，她都不看一眼了；勉强她吃饭，她还会呕吐。老王就向我求救，我笑了笑说："我们这就去看看她吧。"

到了老王家，我看到小萍一副精神疲惫、全身无力的样子，就觉得问题不小。坐下来后我让小萍伸出舌头，小萍张开嘴，顿时我闻到一股浓浓的口臭味，还发现她的舌质淡、舌苔白，又给她把脉，脉象比较细弱，是脾胃虚弱的表现。我又询问了小萍的排便情况，老王告诉我孩子排便比以前少了，而且酸臭、干硬。"小萍是得了厌食症了。"我跟老王说。老王感慨道："我们老一辈那时饭都吃不饱，一有什么东西都是抢着吃，现在的孩子，唉，太娇贵！"

我跟老王说，其实孩子出现厌食症多数是家长造成的，倒不能全怪孩子。厌食的原因有很多，如患病，对食物、气候过敏，缺锌，缺乏运动，睡眠不佳等都会导致厌食。而更多时

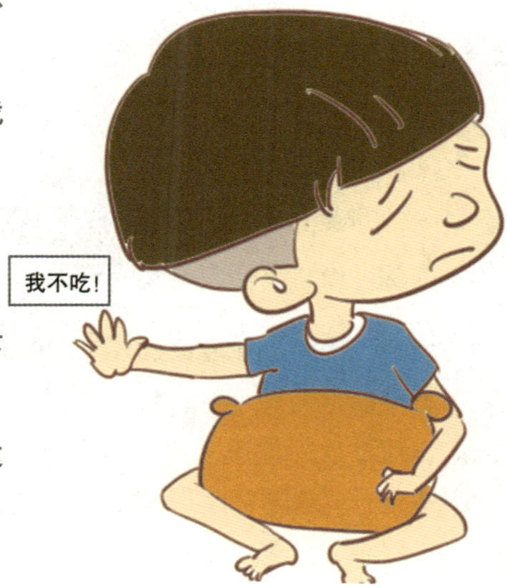

候是父母喂养不当，例如婴儿期喂养食物单调，长期以奶制品为主，会导致各种维生素和微量元素缺乏，导致婴儿味觉呆钝，进而食欲不振；稍大一些时，希望孩子快点长大，各种营养滋补品不断，却不知宝宝的消化能力有限，胃肠负担不了，导致积食呕吐，产生厌食。还有的家长不停地给孩子买零食吃，导致孩子吃饭时并不饥饿，勉强进食，久而久之产生厌食心理。小萍的情况就属于喂养不当。

老王点点头说："听上去确实有道理，有没有好方子治治呢？"我说，方子有的，叫山楂麦芽粥，做起来也不难，把生山楂和炒麦芽煎水，然后放入粳米煮粥就可以了。山楂是健脾开胃、消食化滞的良药，对食积、胸膈痞满、疝气、小儿乳食停滞等症有很好的疗效。《本草再新》描述山楂"治脾虚湿热、消食磨积，利大小便"。炒麦芽，主治食积不消、脘腹胀痛、脾虚食少，具有行气消食、健脾开胃的功效。粳米是常见的健脾补气佳品。

我告诉老王，要引导小孩培养良好的饮食习惯，平衡膳食，荤素搭配，中间可以吃一些有助于消化的水果，少吃肥腻、油炸、生冷的食物，避免造成胃肠负担，影响食欲；适当进行体育锻炼有助于促进食物消化，食欲增加；帮助孩子适应新的环境和新的生活习惯，教导孩子不可偏食、挑食。

两周后，老王高兴地跟我说："小萍逐渐恢复正常饮食了，不呕吐了，排便也正常了，现在特想吃我做的鱼汤。老臧，赶紧和我钓鱼去，今天钓鱼的费用我全包了。"

最灵调理方：山楂麦芽粥

- 准备生山楂、炒麦芽各 8 克，粳米 50 克，白砂糖适量。先将山楂、炒麦芽加水煎汁，然后把粳米加入煎出来的汁中，服用时加入白砂糖即可。日服 2 次，连服 7 日为 1 个疗程。此方可健脾开胃、消食化滞，适用于治疗乳食不节型（胃口差）小儿厌食。

更多调理方

扁豆花汤

准备扁豆花 15~30 克，白砂糖适量。将扁豆花煎水取汁，调入白砂糖服用，每日 1 剂，分 2 次服用。本方可健脾和胃、消食化湿。

四味瘦肉汤

准备北沙参、玉竹、百合、山药各 15 克，猪瘦肉 500 克。将猪肉洗净，切块，与诸药加水炖煮，饮汤食肉。本方适用于治疗胃阴不足所致的食欲不振。

锅巴莲子饮

准备锅巴（炒黄）、莲子各 120 克，白砂糖适量。莲子去心，蒸煮后，晾干，与锅巴共研为细末，加白砂糖，用开水调匀温服，每次 3~5 匙，每日 3 次。本方有助于增加食欲。

糖渍金橘

取新鲜金橘 500 克，白糖适量。金橘洗干净后，用木块把每一个金橘压扁，去核。加入白糖腌渍一天一夜。待金橘浸透糖后，稍加温水，再以小火煨熬至汁液耗干，停火凉凉，再拌入白糖，然后放入搪瓷盘中风干数日，装瓶备用。本方可当果脯随意食用，具有理气、化痰、开胃的功效，适用于治疗小儿食欲不振、消化不良、胸闷腹胀。

香砂藕粉糊

准备砂仁 3 克，木香 2 克，藕粉 50 克，白糖适量。将砂仁、木香一同放入碾槽内，研为细末，每次取 1/3 的药末，同藕粉及白糖一起放入碗内和匀，用刚煎沸的开水冲泡，搅拌成糊状即可。每日一二次，连用 2~3 天。此方可当点心温热食用，健脾开胃，适用于治疗小儿厌食，也可用于治疗小儿伤食症。

蜜饯山楂

准备生山楂 500 克，蜂蜜 250 克。将生山楂洗净，去果柄、果核，然后将山楂放入铝锅内，加水适量，煎煮至七成熟烂，水将干时加入蜂蜜，再用小火煮透收汁即可。此方具有健脾开胃的作用，有助于促进肠道蠕动，促进食物消化。

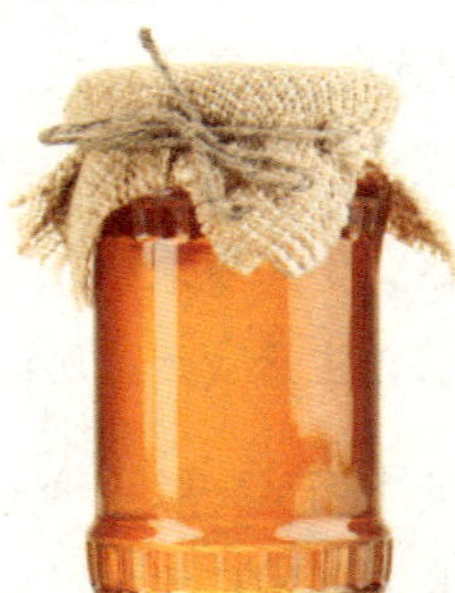

莲子百合粥巧治小儿夜啼

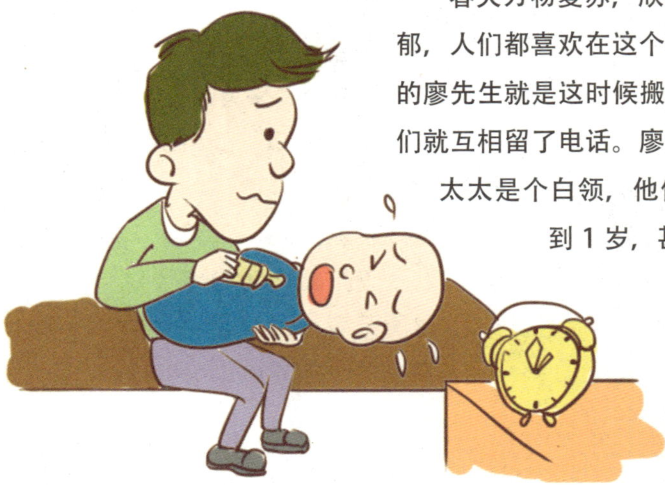

春天万物复苏，欣欣向荣，生命气息浓郁，人们都喜欢在这个季节乔迁新家。隔壁的廖先生就是这时候搬来的，闲聊了一番我们就互相留了电话。廖先生是个生意人，廖太太是个白领，他们的宝宝小西瓜，不到 1 岁，甚是可爱。

当天晚上，我被一阵小孩的哭声吵醒，细听发现声音是从新搬来的廖先生家里传出来的，我猜是他家的孩子饿了或者睡醒了，估计过一会儿就哄好了，就没在意。没想到小孩这样哭了好几个晚上，我决定去帮帮他们。

早上我去敲廖先生家的门。廖先生一开门就说：“对不起，孩子哭闹给您添麻烦了，抱歉抱歉！”原来他以为我是来“兴师问罪”的，看来在我之前已经有邻居来抱怨过了。我跟他解释说我是来给小孩看病的，廖先生这才恍然大悟，连忙把我领进屋子。我问小西瓜呢，廖先生说在房间里睡觉呢，说完又一脸抱歉：“真不好意思，吵到你们了，有几个邻居来跟我们投诉了，我们很无奈，孩子这么小，想哭就哭，哄不住啊。”我表示理解，并问他能不能去看看小西瓜，廖先生带我走进房间。

我看到小西瓜一脸平静、呼吸匀畅，正安静地睡着。我悄悄给他把了脉，接着看了看四周的环境，然后走出了房间，跟廖先生说：“夜啼主要是因脾寒、心热、惊恐所致，另外，宝宝过饥过饱、尿布潮湿、衣服被子过厚过薄都是导致夜啼的常见原因。脾寒气滞的，就要温脾行气；心经积热的，就要清心导热；惊恐伤神的，就要镇惊安神。主要根据症状来判断，脾寒气滞的婴儿哭声低弱，时哭时止，睡觉时喜欢蜷曲，四肢欠温，吮乳无力，大便薄，小便清，面色青白；心经积热的婴儿哭声较响，烦躁不宁，身腹俱暖，大便秘结，小便短赤；而惊恐伤神的婴儿啼哭时神情不安，哭声时高时低、时快时慢，喜欢依偎在大人怀里。”听我说到这，廖先生恍然大悟地说：“没错，正如您所说，孩子夜啼的时候，我们起来抱他，轻轻拍打安抚他，一会儿就不哭了，可把他放回婴儿床，一会儿又哭起来了。”我又问廖先生搬家之前孩子有没有夜啼的现象，廖先生说没有，并问我有没有什么好办法。

根据脉象和廖先生的描述，我判断孩子是由于搬家换了新环境，惊恐导致的夜啼。我给他推荐了一个方子：莲子百合粥。莲子有补脾止泻、益肾涩精、安心养神的功效。《本草纲目》说莲子“补心肾，益精血，有瑞莲丸，皆得此理”。中医上讲鲜百合具有养阴润肺、清心安神的功效，对虚烦惊悸、失眠多梦、精神恍惚等症状有较好的治疗作用。

我建议廖先生把婴儿床移到靠近大人床的地方，让宝宝更有安全感。廖先生满口答应，还立马叫妻子熬了粥。几天后，夜啼日渐减少，再后来已经很少出现了。廖先生还专程带着礼物来我家谢我：“真多亏您啦，现在我们晚上也安心多了，看着孩子健康成长，真是人生一大美事啊！”

最灵调理方：莲子百合粥

- 准备百合 50 克，莲子 30 克，糯米 100 克，红糖少许。将百合、莲子洗净，同置锅中，加水适量，与糯米同煮成粥，粥成加红糖煮沸即可。佐餐食用，每日 2 次，7 日为 1 个疗程。此方可以润肺、清心安神，减少小孩夜间啼哭。

更多调理方

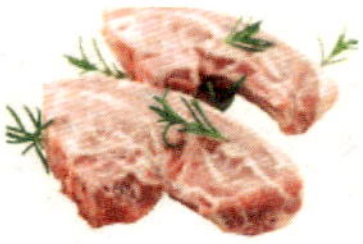 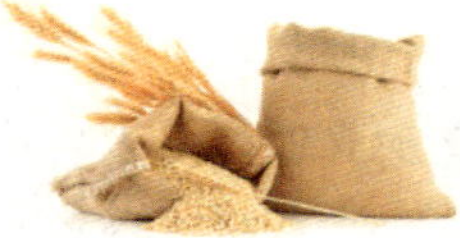 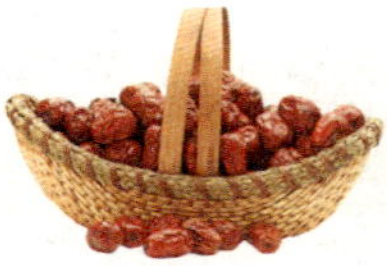 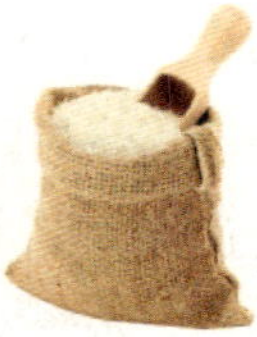

生姜红糖汤

准备生姜 10 克，红糖 15 克。把生姜切片，加入适量红糖，用水煎服。此方具有温中散寒的功效，适用于治疗小儿脾胃虚寒型夜啼、大便溏泄、腹中冷痛等症。

猪骨干姜汤

准备猪骨头 150 克，干姜 5 克。把食材放入锅中，加入清水，煮汤即可。此方有温中补虚的功效，适用于治疗小儿夜啼、四肢欠温、腹痛等症。

莲子饮

取莲子 30 克，煎水代茶饮。此方有清心养神的功效，适用于小儿惊乍不安、手足心热、盗汗、口干多饮者。

莲子桂圆红枣汤

准备莲子 50 克，桂圆 60 克，红枣 10 个，糯米 50 克，红糖少许。将以上四味洗净，加水适量，煮成粥，调入红糖服用，每日一二次。莲子补脾益肾、养心安神，桂圆补心安神，红枣调和胃气。三药合用具有镇静安神之功效，适用于治疗小儿惊骇啼哭。

小麦红枣茶

淮小麦 15 克，红枣 6 克，炙甘草 3 克，蝉蜕 3 克。以上几味水煎，代茶饮，也可加适量白糖。淮小麦清热，养心，除烦；蝉蜕清热，定惊安神，与红枣、炙甘草合用，具有清心热、健脾胃之功效，适用于小儿夜啼因心热所致者。

鸡蛋壳

将鸡蛋壳洗净炒黄，研细末，每次 1.5 克，和在粥里食用，每日 2 次。该方可健脾益气，用于小儿夜啼、不思饮食、便溏、面色不华者。

葱白粳米粥

准备葱白 6 段，粳米 250 克，醋适量。将葱白择去外皮，冲洗干净，切碎。粳米淘洗干净，浸泡半小时。先将粳米、水加入锅中用旺火烧沸，加入葱白、醋，再改用小火熬粥。此方具有温阳健脾之功，适用于治疗脾虚中寒引起的夜啼。

人参粥防治小儿遗尿

家里的小孩总喜欢叫我讲故事，有时我会从《一千零一夜》和《安徒生童话》两本书中选几个，有时则从自己的经历中提取，寓教于乐。

这天，小宝吵着要我给他讲故事。我想了一想，先给他讲了《扁鹊见蔡桓公》的故事。大概内容是蔡桓公有小病的时候不肯承认自己有病而不就医，小病日渐严重，最后病入膏肓无法医治而亡。小宝听了后大呼过瘾，又叫我再说一个，我就说了一个关于小孩尿床的。

有一天，有个老爷爷带着一个五六岁的小朋友来到我的诊所。小朋友很害羞地躲在他爷爷背后，我就问小朋友多大啦，小朋友也不回答我。他爷爷无可奈何，只得自己跟我说了起来。原来小朋友叫佳佳，今年6岁，因为晚上总是尿床而感到羞愧，因为同龄人都不尿床了。原本佳佳是个很活泼开朗的小孩，但是发现自己有尿床的现象后开始自卑起来。他本来到了上学的年龄，却因为害怕尿裤子被人笑而不敢上学，在爷爷苦口婆心的劝告下，才答应来我这就诊。

他爷爷问我："为什么会尿床呀？"我跟他说，一般情况下，孩子3~4岁就有控制排尿的能力，但5岁以后还经常尿床，那就问题不小了，医学上叫"遗尿症"。遗尿的原因有

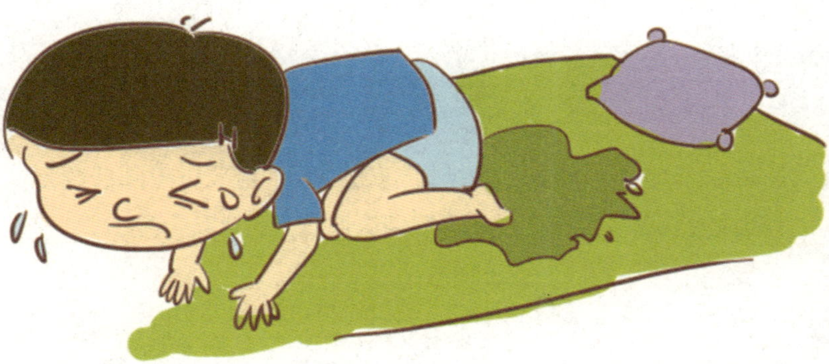

很多，家族遗传、疾病、环境不适和睡眠太深都会导致尿床。另外，入睡前喝水过多和膀胱的控制力发育迟缓也是重要的原因。我叫佳佳坐下来，见佳佳脸色发白、舌苔黯淡，诊出脉沉无力，手脚也有点冰凉。他爷爷说，佳佳遗尿次数不规律，多的时候，一个晚上可能遗尿两三次。结合这些情况，我判断佳佳的遗尿跟肾气不足有关。治疗遗尿应以温补肾阳、固涩下元为原则。我说了一个方子，做法比较简单，疗效也比较好，就是人参粥。人参具有大补元气、复脉固脱、补脾益肺、生津安神的功效，主治尿频、消渴、妇女崩漏、小儿慢惊等症。《本草纲目》说它“治男妇一切虚证，发热自汗，眩晕头痛，滑泻久痢，小便频数、淋沥”。粳米有补脾胃、养五脏、壮气力的良好功效。《本草纲目》记载：“粳米粥，利小便，止烦渴，养肠胃。”两者结合具有温补肾阳、利尿通淋的作用，可以补充肾气不足，增强膀胱括约肌的舒缩功能，是治疗小儿遗尿的佳品。

我叮嘱佳佳说，要对自己有信心，乐观起来；养成良好的作息和卫生习惯；晚饭后尽量不要喝水，在经常尿床的时间设置闹钟，目的是建立清醒状态下的排尿习惯。同时，我告诉大人要多鼓励小孩，与他一起克服困难，不能因为小儿遗尿而斥责、惩罚。

佳佳按照我的方子和叮嘱，治好了遗尿症，现在已经是四年级的小学生了。

我跟小宝说，这个故事和《扁鹊见蔡桓公》都告诉我们一个道理：生病了要及时看医生，才能把问题解决，而不是想着怎么去逃避。

最灵调理方：人参粥

- 准备人参 10 克，粳米 100 克。粳米加水，用武火煮沸后改用文火，同时放入人参熬煮至粥成，早晚空腹服食。

更多调理方

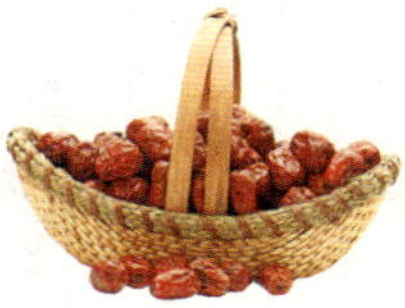
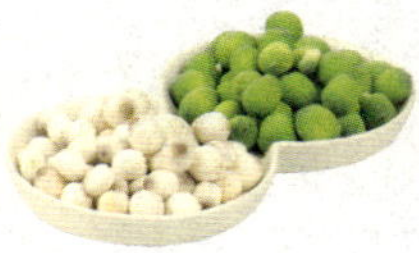
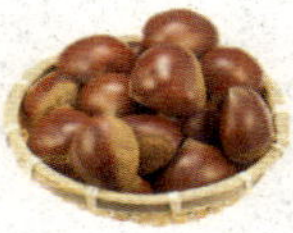
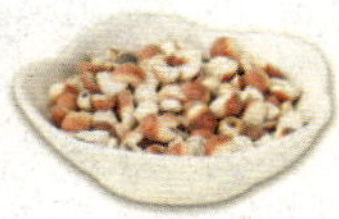

车前草煲猪膀胱

准备车前草15克，猪膀胱1具。洗净共入砂锅，加水共煮熟，去药渣后服用，每天1次。本方可以利湿清热、利尿通淋，缓解小儿遗尿的症状。

金樱子方

准备金樱子10克，红枣、荔枝壳15克，仙茅10克，猪膀胱1具。将几味药均放入猪膀胱中蒸熟吃。本方适用于治疗体质虚弱所致的小儿遗尿。

乌药益智仁方

准备乌药、益智仁各适量。共研成细末，水煎服，每日12~19克，分2次服用。本方适用于治疗肾虚遗精、遗尿等症。

茴香炖猪小肚

准备猪小肚1具，洗净，加入小茴香20克，用文火炖 1 小时后，吃猪小肚喝汤。每日服1剂，一般患儿服7~10天即可痊愈。此方可以补肾气之不足，用于小儿遗尿。

山药糕

取山药250克，山茱萸5克，白糖适量。把山药洗净去皮，捣烂如泥，加入山茱萸蒸熟，加白糖，每日当点心食用。山茱萸有治疗遗尿、小便频数之功效，此食疗方适用于治疗小儿遗尿症。

白果羊肉粥

取白果15克，羊肾1具，羊肉、粳米各50克，葱白3克。将羊肾洗净，去臊腺脂膜，切成细丁；葱白洗净，切成细节；羊肉洗净；白果、粳米淘净。再一同放入锅内，加水适量熬粥，待肉熟米烂成粥时即成。吃羊肾、羊肉、白果，喝粥，每日2次，温热食用。此方补肾止遗，适用于小儿遗尿。

莲子羹

把莲子、板栗肉、芡实磨成细粉，每次取30克加盐拌匀，打入鸡蛋，加清水少许，搅至起泡，入锅蒸熟成羹，空腹食用，每天1次，连服1周，以后每周1剂。此方有补肾固肾之功效，能辅助治疗遗尿。

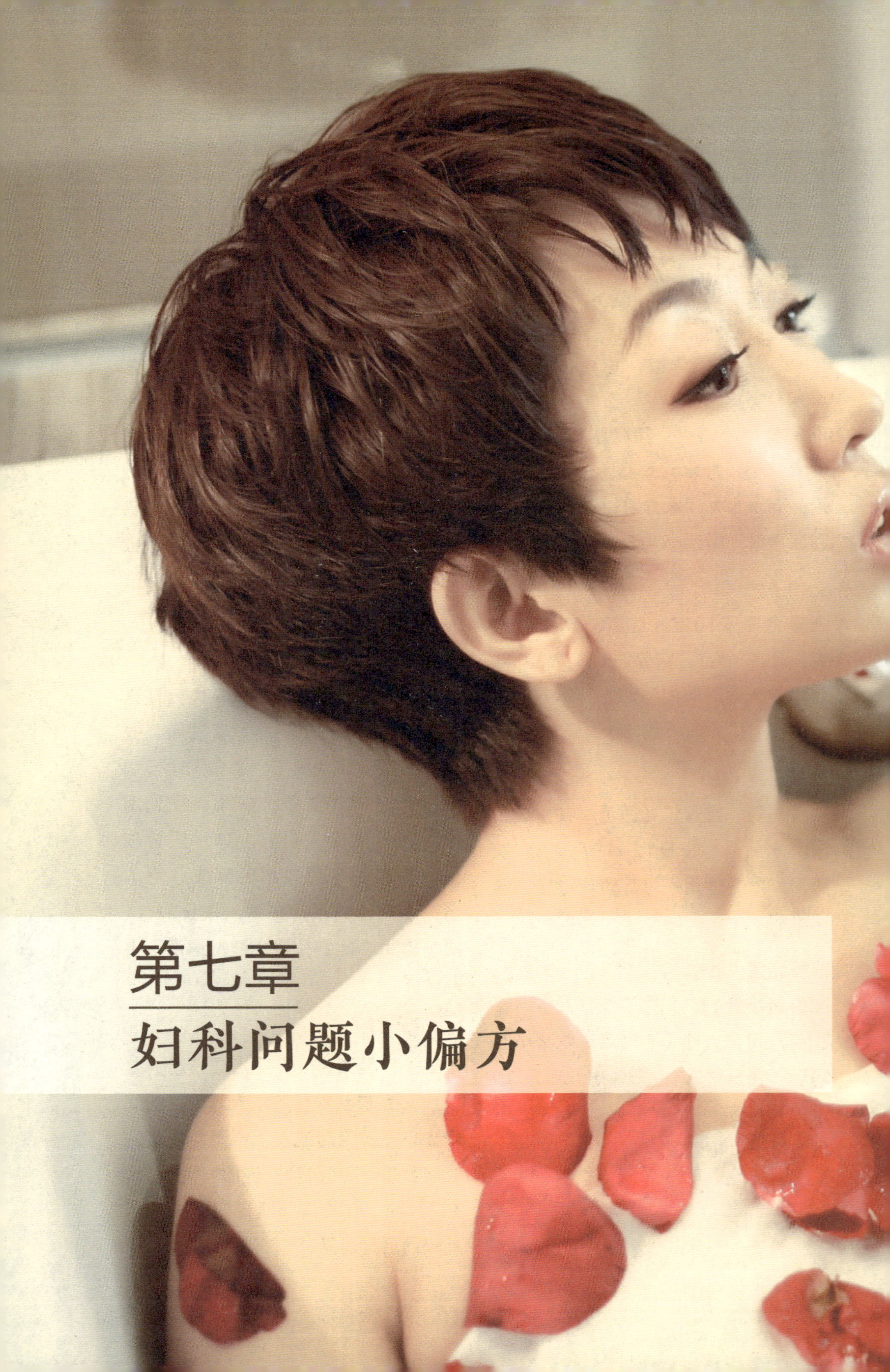

第七章

妇科问题小偏方

“宝剑赠英雄，鲜花配美人。”自古以来，女性就与鲜花有着不解之缘，到底是鲜花衬托了美人，还是美人提携了鲜花？有人说女人如花，女人确实和鲜花一样，娇嫩脆弱，需要关爱和呵护。但生活中，数不尽的妇科疾病使女人备受摧残，这些疾病出现的原因多种多样，表现出来的症状也各不相同。

本章对生活中常见的痛经、月经失调、白带异常、更年期综合征、不孕症等妇科疾病用故事案例的形式进行了详细介绍，并推荐了一些对症下药的小偏方，旨在给读者提供一个参考，使读者对自己的症状有所了解，并能对自己的疾病做出判断。

红糖姜水祛痛经

一到生理期，不少女性都得默默忍受痛经的“折磨”，严重者甚至无法正常工作和学习。

尹小姐今年30岁出头，有一个幸福的家庭，丈夫高大帅气，儿子活泼可爱，夫妻俩工作也都不错，属于有房有车一族。但让同事和朋友们不解的是，每个月总有那么几天，尹小姐都会愁眉紧锁，稍不顺心就会大吼大叫。有些女同事在背地里猜测：是不是“大姨妈”来了？

其实，尹小姐那几天性情大变，的确受到了“例假”的影响，而且更重要的原因是她痛经。原来尹小姐有一次忘记带伞，淋着大雨回家，第二天来月经，就出现了腹痛难忍的症状，而且月经量明显比平常少。从那之后，每个月来月经，她都会出现这种症状。后来，尹小姐去医院检查，医生说是正常的生理现象，叫她心情放轻松一些，多喝热水，不要着凉。尹小姐想着这样下去不是办法，于是决定来我这看看。

尹小姐说，月经前几天她的小腹就开始痛，腹部和手脚冰凉；经期前两天小腹的疼痛会加剧，喝点热水或抱着热水袋感觉会好点；有时候还会有月经推迟、经量偏少、经血暗红的现象。同事们都说那几天她看起来面色苍白，没有精神。

听完尹小姐的描述，我又帮她把了脉，判断她的痛经属于寒凝血瘀型，治疗应以温经散寒、化瘀止痛为宗旨，而大家熟知的红糖姜水就是最佳选择。因为红糖具有补血、散瘀、暖肝、祛寒的功效；生姜有补

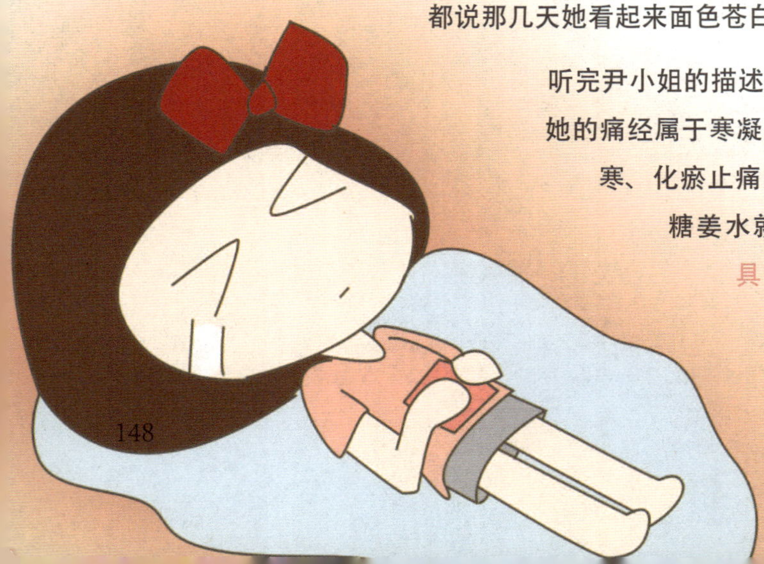

中散寒、缓解痛经的作用。红糖和生姜搭配，正好能补气养血、温经活血，很适合像尹小姐这类经前或经期小腹冷痛、量少色暗的痛经患者。

我嘱咐尹小姐，经期前两天千万不要着凉，可继续使用热水袋捂着肚子，让肚子暖起来，减少疼痛感。多喝热水也有助于身体发热，加速身体的新陈代谢。另外，某些痛经是不注意个人卫生所造成的，如经期性交、外阴不洁等。因此，讲究个人卫生，特别是月经期的卫生，对于痛经的缓解有着很大帮助：一是要绝对禁止经期性交、坐浴等；二是勤洗外阴部，平时注意冲洗阴道，勤换洗内衣内裤，月经垫要清洁、消毒，以杜绝细菌上行感染。饮食方面，痛经者不宜食用寒凉、酸涩的食物，可多食用一些温热行滞的食物，如牛羊肉、荔枝、生姜、橘子等。

最灵调理方：红糖姜水

- 准备红糖、生姜各 30 克。先将生姜洗净切片，锅中加入适量清水，放入姜片熬煮，待姜水熬得有点变黄，放入红糖即可。患者可于月经前几日服用，每日 1~2 次，连服 3~5 日。

更多调理方

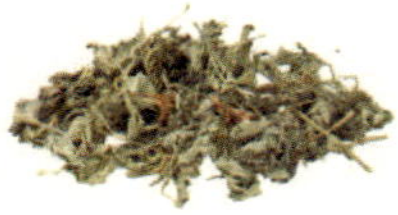
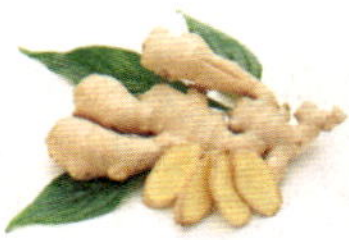
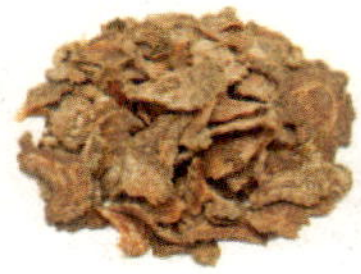
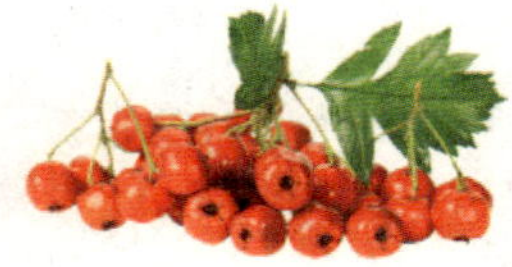

艾叶红花饮

取红花 3 克，生艾叶 10 克。将生艾叶洗净，放入杯中，加入红花，冲入开水 300 毫升，盖上杯盖，闷 20~30 分钟，徐徐服下。一般月经前 1 天或来经时服用 2 剂。本方能调经活血，适用于治疗痛经。

生姜红枣饮

准备生姜 24 克，红枣 30 克，花椒 9 克，红糖适量。将生姜、红枣、花椒加水煎汤，去渣取汁，加入红糖煮沸即可。经前 3~5 天开始服用 1 周。此方具有温经散寒、理气止痛的功效，能明显缓解痛经。

血竭加味散

取川芎、五灵脂各 10 克，元胡 12 克，艾叶、血竭末各 6 克，黄酒适量。将川芎、元胡、五灵脂、艾叶放入砂锅中加水煎汤，取汁加入黄酒。服用时用药酒冲血竭末。经前、经期连续服用。此方具有活血散瘀、温经止痛的功效，可用于痛经患者。

姜艾薏苡仁粥

取干姜、艾叶各 10 克，薏苡仁 30 克。将前两味煎水取汁，然后将薏苡仁煮粥至八成熟，入药汁同煮至熟。此方具有温经、化瘀、散寒、除湿的功效，适用于治疗寒湿凝滞型痛经。

黑豆蛋酒汤

准备黑豆 60 克，鸡蛋 2 个，黄酒（或米酒）100 毫升。将黑豆与鸡蛋加水同煮，调入黄酒即可。此方具有调中、下气、止痛的功能，适用于治疗女性气血虚弱型痛经，并有和血润肤的功效。

山楂红糖饮

准备山楂 30 克，向日葵子 15 克，红糖 30 克。先将山楂、向日葵子放在锅内炒，炒至香熟为度。然后加水，熬成浓汁后，放入红糖熬化即可。此方具有活血暖经的功效，经前 1~2 天服用，可以有效缓解痛经。

● 按摩特效穴：命门穴、肾俞穴

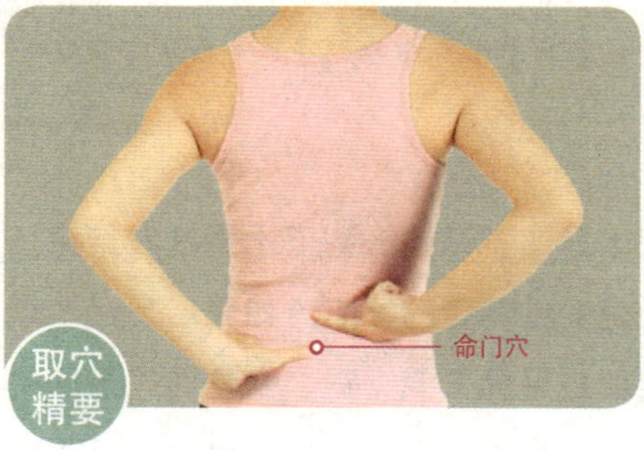

命门穴：补肾壮阳。穴位位于后腰部正中线上，第二、三腰椎棘突之间。

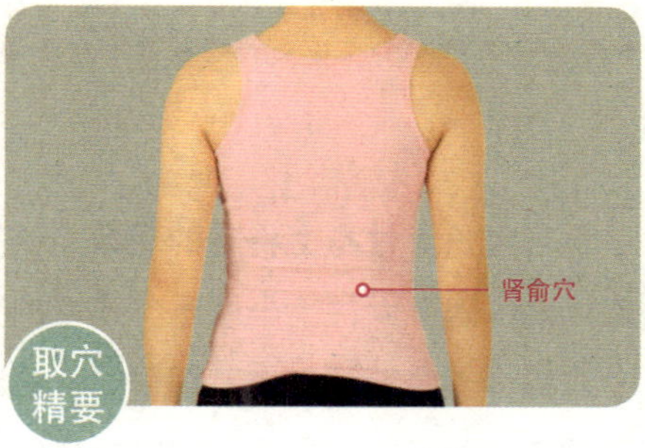

肾俞穴：益肾助阳，强腰利水。穴位位于腰部，当第二腰椎棘突下，旁开1.5寸。

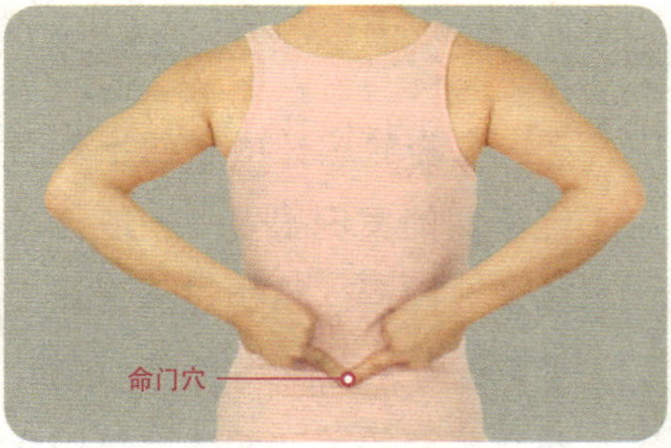

Step 1：正坐或站立，两手伸到腰背后，用左手中指的指腹按住穴位，右手中指的指腹压在左手中指的指甲上，双手中指同时用力按揉穴位，左右手中指轮流向下按揉穴位，先左后右。

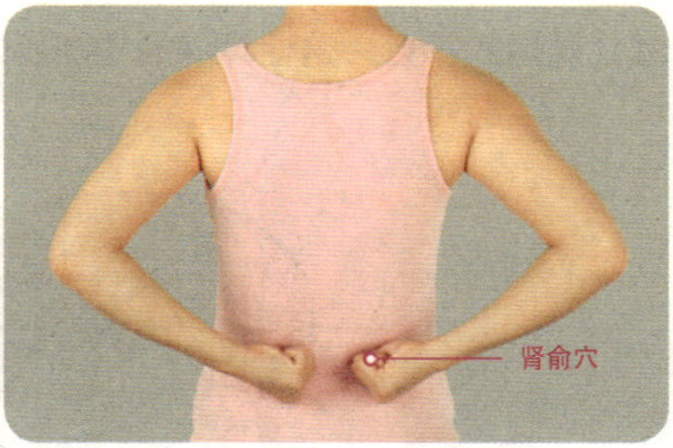

Step 2：正坐或站立，双手绕到腰部，大拇指置于穴位上，以指腹用力按揉。

操作要领

①力度以出现酸胀的感觉为宜。

②每天早晚各按摩 1 次，每次 1~3 分钟。

益母草调经方治疗月经失调

月经是女性身上特有的现象，一般从十三四岁开始，到五十岁左右结束，可以说伴随了女性大半辈子。正常的月经是女性健康的标志，如果出现经量增多或减少、经期延长或不规律时，这可能就是月经失调。很多女性对于月经失调没有给予足够的重视，往往听之任之，把它当做小毛病，到最后导致严重的后果。

今年刚上高三的静静每个月的例假都不能准时到来，每次都会推迟，这个事成了她最大的“心病”。静静的妈妈很担心，带着她来找我。静静说，她的月经周期很乱，上个月就推迟了一个多星期，有时候还会出现两个月才来一次的现象。同学们都笑话她，问她是不是怀孕了。突然“造访”的“姨妈”，经常让她尴尬不已。这让静静的精神压力特别大。

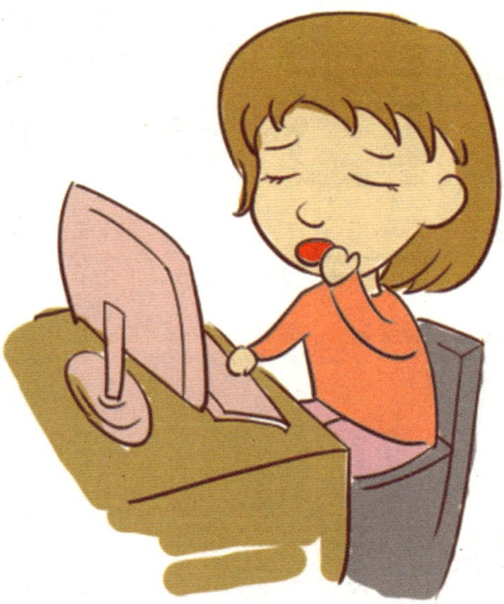

像静静这类中学生出现月经不调的案例很多，一般与身体发育障碍、精神过度紧张、学习压力大、熬夜、疲劳、恐惧、缺乏足够的运动和休息等因素有关。除此之外，不注意卫生、妇科炎症、饮食不当、肝气郁结、脾虚、肾气亏损等都会引起月经不调。

中医认为，七情所伤或外感六淫，或先天肾气不足，多产房劳，劳倦过度，使脏器受损，肾肝脾功能失常，气血失调，致冲任二脉损伤，发为月经不调。我看静静的舌质淡红、脉象细弱，应是因学业负担重、身心压力大导致气血失调而引起的气血两虚型月经紊乱，因此建议她用调经统血的方子来治疗。这个方子叫益母草调经方，益母草可活血调经，香附、川芎可活血化瘀，行气止痛。三药合用可调经止痛，适合月经失调患者。

我告诉静静，这个方子的制作过程虽然有点费时间，但效果确实很好，回去后一定要坚持服用。不久之后，我便收到了静静的月经渐渐转向正常的好消息，很替她高兴。

除了服用上面的方子，平时的自我调节也很重要。月经不调的女性应注意个人卫生，内裤要选择柔软、棉质，通风透气性能良好的；内衣内裤要勤洗勤换；每天用清水洗外阴，预防感染；不宜吃生冷、酸辣等刺激性食物；注意保暖；避免过度疲劳；可选择适合自身体质的有氧运动，如散步、慢跑等；还可在家进行自我按摩，按摩气海穴和三阴交穴，不但能调理月经，还能避免闭经的现象；当出现月经不调的情况时，要保持精神愉快，切不要把自己当作病人，疑心过重，“心病”会加重月经不调带来的身心不适。

最灵调理方：益母草调经方

- 准备益母草 12 克，香附 9 克，川芎 6 克。先将上述药材洗净，然后用清水煮，第一次煮沸后再煮一次直至沸腾。重复以上步骤，两次获得的药剂即为治疗所用的药剂。将药剂分为三等份，于饭后半小时温热服用，每月服用 10 剂就能收到明显的疗效。

更多调理方

黑木耳红枣茶

准备黑木耳 30 克，红枣 20 个。黑木耳和红枣共煮汤服之。每日 1 次，连服。此方具有补中益气、养血止血的功效，主治气虚型月经出血过多。

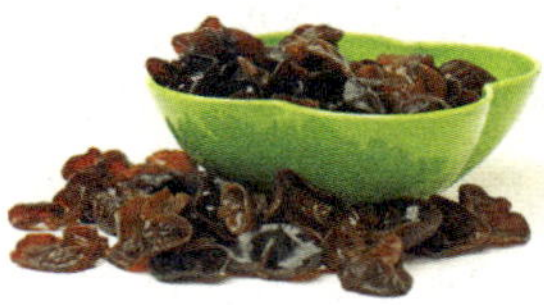

浓茶红糖饮

取茶叶、红糖各适量。煮浓茶 1 碗，去渣，放红糖，待溶化后饮用。每日 1 次。此方具有清热、调经的作用，主治月经先期量多。

米醋豆腐汤

准备米醋 200 毫升，豆腐 250 克。煮熟，饭前吃，一次吃完。本方具有调理肠胃、益气的作用，适用于经期过短，血色深红、量多的壮实女性。

益母草鸡蛋汤

取鸡蛋 2 个，益母草 30 克。将鸡蛋洗净，同益母草加水共炖，蛋熟后去壳再煮 20 分钟，吃蛋饮汤。此方具有利尿消肿、帮助子宫收缩的作用，适宜瘀血阻滞所致的月经过少、月经后延症。

豆豉羊肉汤

准备豆豉 500 克，羊肉 100 克，生姜 15 克，盐适量。将豆豉、羊肉和生姜共置砂锅中煮至熟烂，加盐调味。每次于月经前 1 周开始服用，连服 1 周。该方可温经散寒、养血调经，主治月经不调属血寒型，月经延期、量少色暗，小腹冷痛坠胀，舌苔白。

乌鸡茯苓汤

准备乌鸡 1 只，茯苓 9 克，红枣 10 个。将乌鸡洗净，把茯苓、红枣放入鸡腹内，用线缝合，放砂锅内煮熟烂，去药渣，食鸡肉饮汤。每日 1 剂，分 2 次服完，月经前服，连服 3 剂。此汤补气益血、调经，主治月经不调属气虚型，月经超前、量多色淡、质稀，小腹隐痛，神疲乏力。

山楂红花饮

准备山楂 30 克，红花 15 克，白酒 250 毫升。将山楂、红花入酒中浸泡 1 周。每日 2 次，视个人酒量为度。本方能够活血化瘀，主治经来量少、紫黑有块，腹痛，血块排出后痛感。

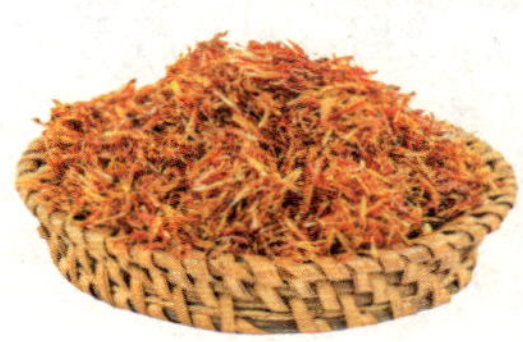

● 按摩特效穴：气海穴、三阴交穴

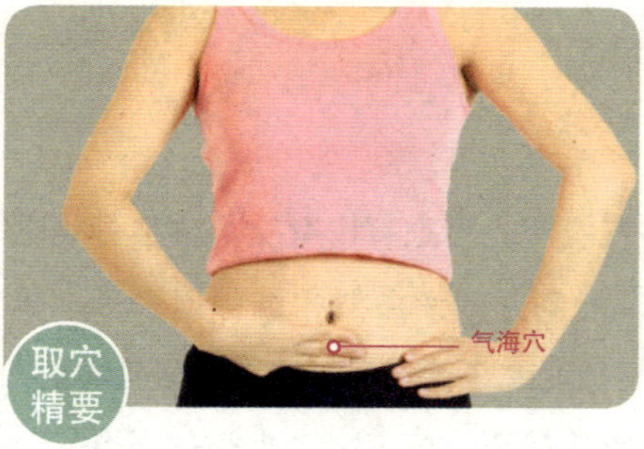

气海穴：调经固经，益气助阳。穴位位于下腹部，前正中线上，当脐中下 1.5 寸。

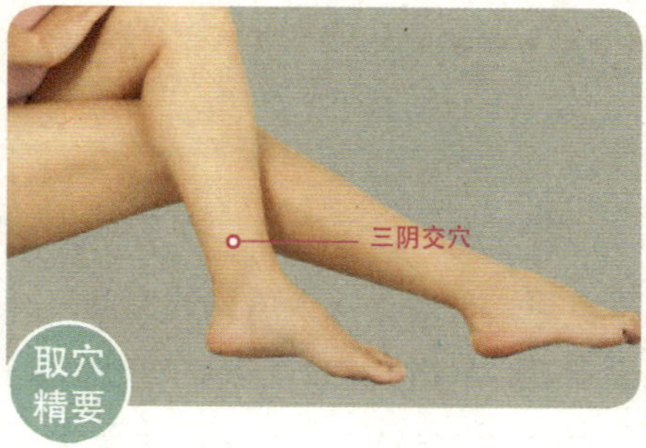

三阴交穴：健脾益胃，调经通血。穴位位于内踝尖直上 3 寸，胫骨内侧面后缘。

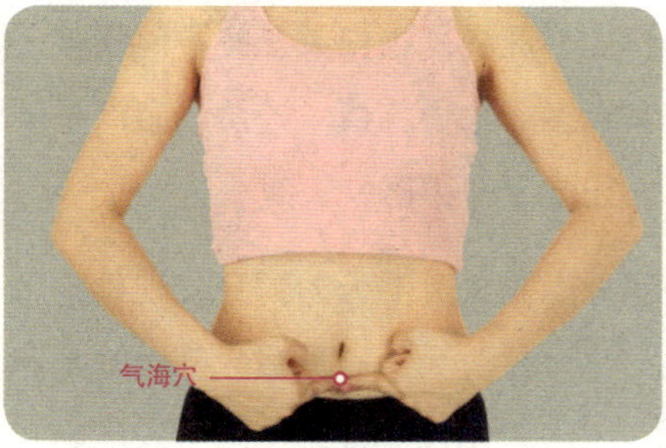

Step 1：站立，双手放在脐下部，用左手中指的指腹按压穴位，右手中指的指腹按压在左手中指的指甲上，两手中指同时用力按揉穴位，每天早晚左右手轮流按摩穴位，先左后右。

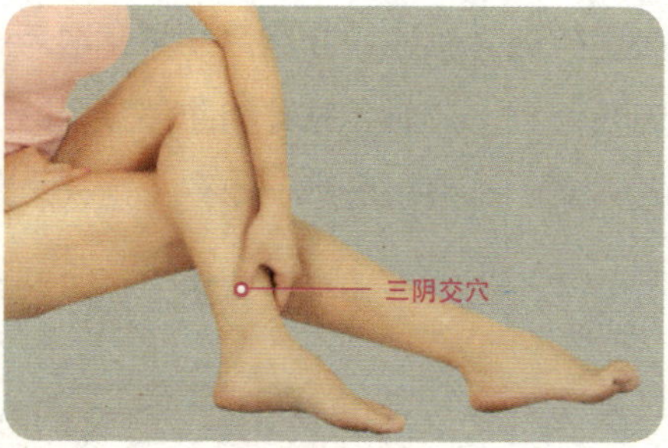

Step 2：取坐位，抬起一条腿放在另一条腿上，大拇指弯曲，指头置于穴位上，用指尖垂直按压穴位。

操作要领

①力度以出现酸胀的感觉为宜。

②每天早晚各按摩 1 次，每次 1~3 分钟。

柏子仁丹参方治闭经

有一次，我过生日，来了许多亲朋好友祝贺，大家有说有笑，唯独丹妮默不作声。丹妮是我亲戚家的女儿，35 岁，一向开朗活泼，和谁都谈得来，每次都滔滔不绝，这次沉默得特别异样。我问她发生了什么事，丹妮勉强笑着说："臧伯，太抱歉了，今天是您生日，您看我这状态，怕是搅了大家的兴致。"我见丹妮神疲倦怠、脸色苍白，就问她："是不是哪里不舒服？说出来我给你看看，别忘了我可是个医生啊。"

丹妮扭捏了半天，吞吞吐吐地说出了原因。原来她最近身体异样，已经连续 4 个月没来月经了，以前虽然也有过一个月没来的情况，可这次持续的时间太久了。刚开始她还以为自己怀孕了，特意去药店买来验孕棒测试，后来还去医院做了尿检和 B 超，结果都显示并未怀上。此外，她白天总打不起精神，老想睡觉，有时会感觉胸肋部胀胀的，痰有点多，大便稀薄，外阴也有点干干的，老公总抱怨房事不如意。她来之前两人还吵了一架呢。

我一边劝丹妮不要着急，一边替她号了脉，脉象沉滑无力；又发现她的舌体胖大，苔白腻，判断她是脾肾阳虚、痰湿中阻导致闭经。很多原因都会导致闭经，如流产、过度疲劳、服错药物、营养不良等。从中医的角度来说，闭经是肝肾不足、气血亏虚、血脉失通所致。闭经有虚实之分，虚者多因气血不足和肾虚所致；实者多由寒凝、气滞和血瘀引起。

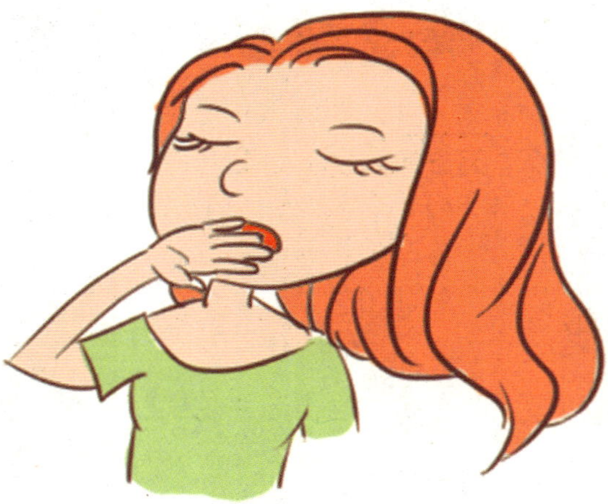

我对丹妮说："你也不要有心理负担，治疗闭经，首先要做的就是摆正好心态，好的心情对病情的缓解大有裨益，然后可以吃一些方子来调养身子。"

"方子，什么方子？真的能治好我吗？"丹妮迫不及待地问。

我说："这个方子是柏子仁丹参方，它集合了补肾、宁心、调宫三方面的药物，方中的柏子仁、丹参可宁心安神；又集合了熟地、牛膝、炙鳖甲，大补肝肾之阴，使癸水充实，肾阴足，癸水足，则月经自来。此方已经过多年验证，对脾肾阳虚、痰湿中阻引起的闭经疗效显著。"

我叮嘱丹妮："吃了这道方子，其他方面也不要疏忽了。多吃一些富含高蛋白、高维生素，补血的食物，如蛋类、乳类、豆类及其制品、瘦肉、新鲜绿叶蔬菜、水果等，不要吃生冷、滑腻、寒凉、黏滞的食物，如冷饮、生菜、肥肉、海带、豆酱、腌腊制品等。最重要的一点是你自己要看开点，保持心情舒畅。"丹妮连连说好。

回去后，丹妮坚持喝柏子仁丹参方，一个月后就来月经了，人也精神了很多，不适症状消失，外阴也不干燥了，夫妻生活也恢复了和谐。

最灵调理方：柏子仁丹参方

- 准备柏子仁、丹参、熟地、川续断、泽兰叶、川牛膝、炒当归、赤白芍、山楂各 10 克，茺蔚子、生茜草各 15 克，炙鳖甲（先煎）9 克。先把上面的药一起放入水中泡上 30 分钟，然后用大火煮沸，换成小火后再次煮沸。重复以上步骤，然后将两次所得的药合并在一起即可。该方于饭后半小时温热服用，每日 1 剂，7 日为 1 个疗程。

更多调理方

黄芪枸杞子炖乳鸽

准备黄芪、枸杞子各30克，乳鸽1只。将鸽子洗净，与药物一起放入砂锅中加适量水炖熟，吃肉喝汤。经常服用可补益肝肾，适用于治疗虚证闭经。

猪腰核桃

取猪腰2具，杜仲、核桃肉各30克。猪腰去白筋，与杜仲、核桃肉同放入砂锅，加水500毫升煮熟，去杜仲，食猪腰、核桃肉，喝汤。每日1次。本方可以温肾添精，适用于治疗肾阳不足型闭经。

乌鸡丝瓜汤

准备乌鸡肉150克，丝瓜100克，鸡内金15克，调料适量。共煮至烂，调味即可。每日1次。此方具有清热利肠、凉血解毒、活络通经等功效，适合辅助治疗气血虚弱型闭经。

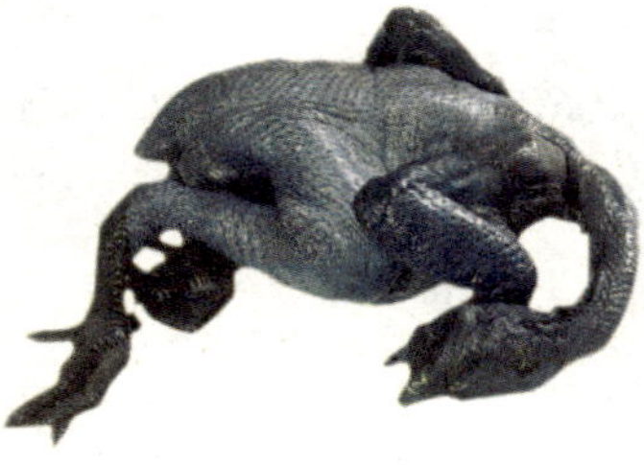

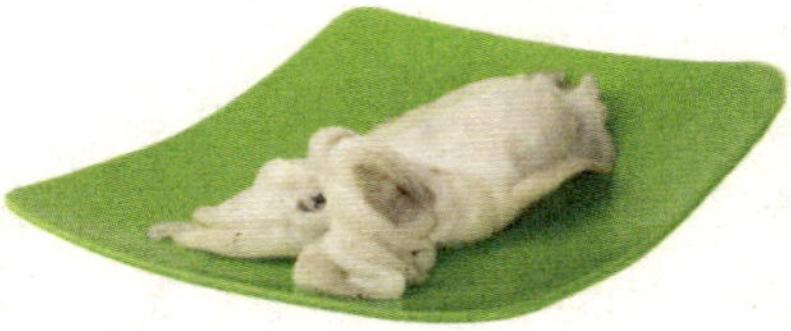

墨鱼香菇冬笋粥

准备干墨鱼1只，水发香菇、冬笋各50克，猪瘦肉、粳米各100克，调料各适量。干墨鱼去骨，用温水浸泡发胀，洗净，切成丝状；猪肉、香菇、冬笋也分别切成丝备用；粳米淘洗干净，下锅，加入肉丝、墨鱼、香菇、冬笋、料酒熬至熟烂，最后调入盐、味精及胡椒粉即可。此方有补益精气的功效，适用于闭经见面色无华等。

桃仁牛血汤

准备桃仁10克，鲜牛血(血已凝固)200克，盐适量。将牛血切块，与桃仁加清水适量煲汤，加盐调味。此方适用于治疗闭经等症。

薏苡仁陈皮粥

取陈皮、竹茹各9克，薏苡仁30克，珍珠母20克。先把陈皮、竹茹、珍珠母用布包好，加水煎，去渣取汁，用药汁与薏苡仁煮粥。此方具有祛湿化痰、理气调经的功效，适用于治疗痰湿阻滞型闭经。

患盆腔炎首选复方红藤煎

一天空闲的时候，我和医馆里的同事老胡探讨关于盆腔炎的治疗，提到了复方红藤煎这个方子，我们一致认同这个方子对盆腔炎有良好的治疗效果。为什么这么说呢？因为此方具有清热解毒、通里攻下、疏肝理气、活血化瘀的作用，虚实兼顾，寒热同调，为治愈盆腔炎的良方。很多盆腔炎患者都用过这个偏方，也是通过她们的反馈，我才更加确信方子灵验。

前天，我的一位患者魏小姐打来电话跟我说，用了我开的复方红藤煎这道方子，盆腔炎有了很大的缓解，准备再来医馆一趟，多开几服回去吃。

这位魏小姐是上个月月末来我这看病的，她的盆腔炎是做流产手术造成的。两个月前，她得知自己意外怀孕，考虑到事业正处于上升期，不适宜要孩子，和老公商量后，她决定去医院做流产。为了防止意外发生，他们选择了一家正规医院，做的也是比较安全的“无痛人流”。手术后，医生嘱咐她至少休息半个月。但因为工作繁忙，魏小姐只在家休息了短短三天就去上班了。就在上班的第一个星期，魏小姐感觉下腹疼痛难忍，到医院检查，被诊断为盆腔炎。经过几个星期的治疗，病情虽有缓解，但反复发作的烦恼让她痛苦不已，于是她决定来我这，通过中医的方式来调理调理身子。

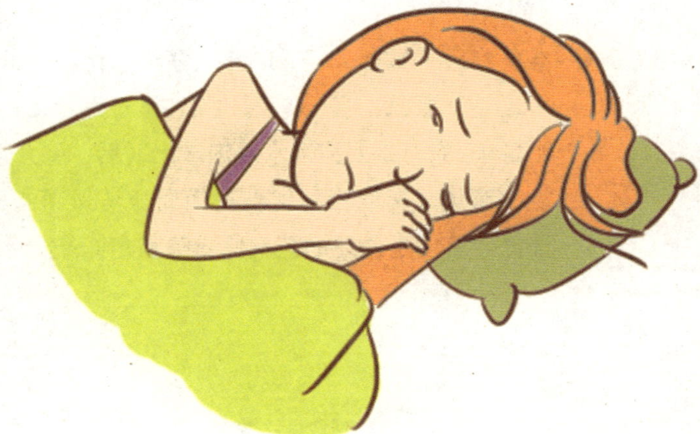

当时，我发现她舌质上有瘀点、舌苔白腻、脉象沉迟，属于寒湿瘀滞型盆腔炎，于是开了这道方子给她。方子由红藤、败酱草、丹参、赤白芍、延胡、寄生、蒲公英、薏苡仁、广木香、土茯苓、山楂、五灵脂组成。将上药加水煮开后，再以相同材料、相同做法重新煮一次，将两次所得的药汁混合服用就可以了。

魏小姐的盆腔炎之所以有所缓解，当然不是单靠一道方子。当时，我还特地嘱咐她回去后一定要做好自我护理工作。首先，注意经期清洁卫生，平时也应该做好阴道清洁卫生，勤换洗内裤，保持私密处的清洁、干燥。其次，性生活要有度，注意房事前后的清洁。再次，少吃辛辣、生冷的食物。

此外，冬天或者夏天长时间待在空调房时，也要注意做好小腹的保暖工作，避免腰腹部受凉。久坐不动的女性在久坐后可以起身走一圈，下班后适当参加一些体育活动。经常穿紧身内裤或紧身牛仔裤的女性，也同样会成为盆腔炎青睐的对象。因此，内裤最好选择透气的棉质内裤，不宜过小过紧。

最灵调理方：复方红藤煎

- 准备红藤、败酱草各 20 克，丹参、赤白芍、延胡、寄生各 12 克，蒲公英、薏苡仁各 30 克，广木香 9 克，土茯苓 15 克，山楂、五灵脂各 10 克。将上药用水浸泡半小时后，用大火煮开。换小火煮透后，放于旁边。再以相同材料、相同做法重新制作一次，两次所得的药汁混合后便是最终的药剂。每天服用 1 碗，7 天为 1 个疗程。

更多调理方

青皮红花茶

准备青皮、红花各 10 克。青皮晾干后切成丝，与红花同入砂锅，加水浸泡 30 分钟，煎煮 30 分钟，用洁净的纱布过滤，去渣取汁即成。此方具有理气活血的功效，适用于治疗气滞血瘀型盆腔炎。

土茯苓猪肉汤

取土茯苓 50 克，芡实 30 克，金樱子 15 克，石菖蒲 12 克，猪瘦肉 100 克，盐适量。以上食材放入锅里，加清水适量，用慢火煲汤，加盐调味，饮汤食肉。本方具有健脾补肾、解毒祛湿的功效，适用于治疗慢性盆腔炎。

金银花莲子汤

准备金银花、牡丹皮各 30 克，莲子、白砂糖各 50 克。把金银花和牡丹皮用水煎，去渣取汁，放入莲子再煎煮至熟烂，加白砂糖拌匀即可。本方具有清热解毒、凉血消炎的功效，适用于辅助治疗热毒内扰所致急性盆腔炎。

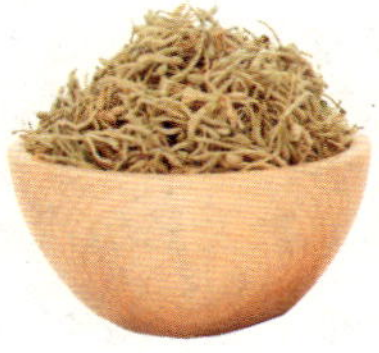

枸杞子山药牛肉汤

取山药 200 克，牛肉 125 克，枸杞子 5 克，香菜末、盐各适量。将山药去皮洗净切块，牛肉洗净切块焯水，枸杞子洗净备用。净锅上火倒入水，调入盐，下入山药、牛肉、枸杞子煲至熟，撒入香菜末即可。本品有调和脾胃、清热散血、补中益气的功效，适合盆腔炎患者食用。

莲子排骨汤

准备猪肋排 500 克，去心莲子 100 克，生姜片 20 克，盐、味精、胡椒粉各适量。砂锅倒入清水，依次放入洗净的排骨、莲子、生姜片、盐，大火烧沸后，撇去面上的浮沫，转小火炖 2 小时，熟后用调料调味即可。此方具有补肾益精、清心固带的作用，可用于治疗盆腔炎。

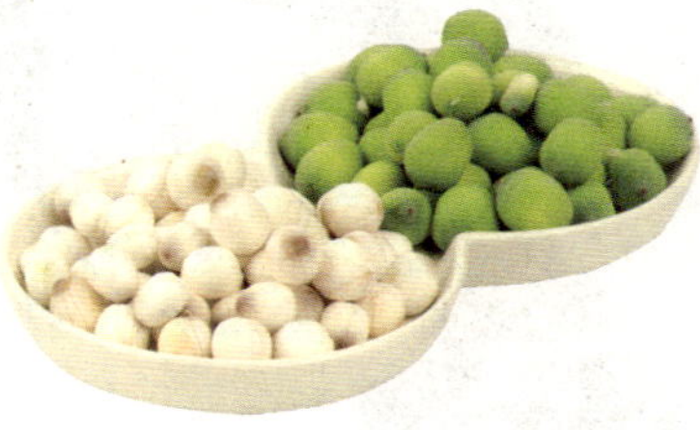

白带异常就吃白果蒸鸡蛋

白带是女性阴道内流出的分泌物，正常白带是白色的，有时透明，有时黏稠，无异味。当白带的数量、颜色、气味等发生变化，即白带异常时，女性朋友应给予足够的重视，及时进行治疗。

李芳今年 26 岁，大学毕业后就进入一家软件公司工作。凭着脚踏实地的精神和不凡的工作能力，在短短的 3 年时间里，她就由研发部的一名普通职员晋升为该部门的经理，成为公司骨干，备受领导器重。在个人问题上，她也如愿把自己嫁了出去。正当一切都很顺利时，一个挥之不去的阴影缠上了她……

不知从何时起，她总感觉自己下身有些不舒服，分泌物比原来多了，白带发黄并带有一股难闻的味道，并且这种情况越来越严重，还出现了瘙痒的症状。有时正在开会，她下身奇痒无比，不得不跑到卫生间进行暂时缓解。

李芳说，虽然她在事业上比较顺利，但巨大的工作压力导致她体力透支、抵抗力下降，经常感冒、发烧。现在又遇到这种情况，一方面怕麻烦，另一方面怕耽误工作，她就吃了点消炎药应付了事，每天用阴道清洁剂冲洗私处，但是却越洗越痒，这让她百思不得其解，烦恼不已。

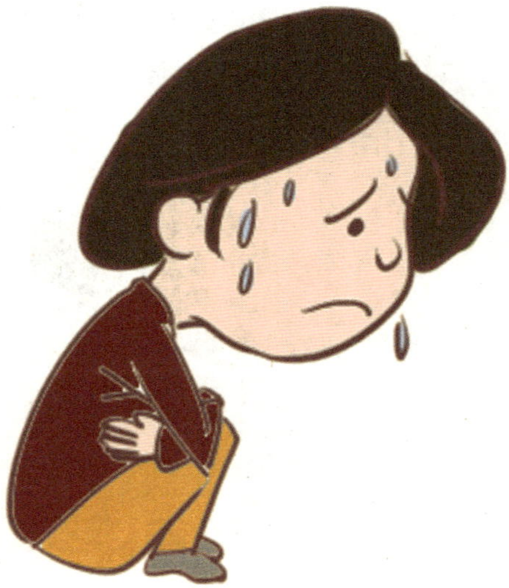

我看了李芳的舌苔，把了脉，发现她舌苔黄、舌质红、脉象弦数，属于肝火型白带异常。我告诉她，经常吃消炎药会扰乱阴道的自然生态平衡，破坏阴道菌群间的制约关

系，导致真菌生长旺盛，引发白带异常；另外，她频繁使用阴道清洁剂，破坏了阴道里的微环境，导致酸碱平衡失调，降低了阴道的自我抗菌能力，因而大大提高了白带异常爆发的概率。

我告诉李芳，以后不要用各种药液清洗阴道，以免破坏阴道的内环境，导致其他妇科疾病，要坚持每天晚上用温水清洗外阴；最好穿宽松、纯棉、吸湿的内裤，少穿紧身裤，少用卫生护垫；平时大小便后，一定要从前往后擦外阴，而不要从后往前，以防将肛门处的细菌带到阴道口；每年至少做一次全面的妇科体检。

我还告诉李芳一个方子——白果蒸鸡蛋，将白果去壳后，纳入鸡蛋内，隔水蒸熟后服下即可。

李芳有点怀疑地问我："这个方子就能治好白带异常？"我解释说，这道方子虽然简单，其实是有医学根据的。白果能敛肺气、定痰喘、止带浊，主治带下白浊；鸡蛋具有滋阴润燥的功效。两者合用，使得治疗白带异常的效果非常好。

李芳回去后坚持服用方子一段时间，下身的瘙痒症状便消失了，白带的量和颜色也正常了，难闻的味道也没有了。她笑着跟我说，缠人的"阴影"终于

最灵调理方：白果蒸鸡蛋

- 取鲜鸡蛋 1 个，白果 2 个。将鸡蛋的一端开孔，白果去壳，纳入鸡蛋内，用纸封住小孔，口朝上放入碟中，隔水蒸熟即可。每日 1 次，7 日为 1 个疗程。

更多调理方

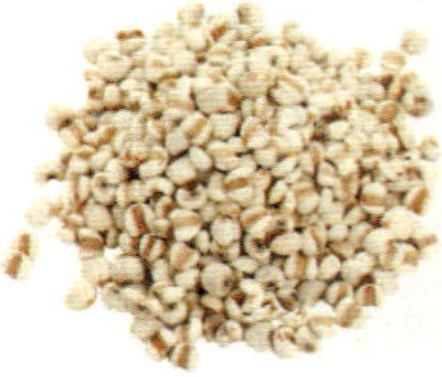

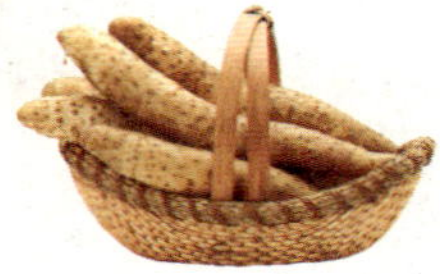

空心菜炖肉

准备空心菜根300克，鲜白槿花150克（干品60克），与猪肉或鸡蛋一起炖煮，趁热食用，每日1次。此方可用于治疗白带异常。

马鞭草蒸猪肝

取猪肝60克，马鞭草30克。将它们切成小块拌匀，用盖碗装好放蒸锅内蒸半小时即可，1次服完。本方对于湿热型外阴瘙痒、白带过多有很好的疗效。

红枣泥鳅汤

准备泥鳅250克，红枣5个，姜3片，调料、食用油各适量。先把泥鳅放进六成热的水中，去掉黏液，清洗干净。再把泥鳅放入油锅中煎香，放姜片，加入红枣，注入约1000毫升的开水，用大火煮开，转小火煮约30分钟，调味即可。本方能滋阴补血，强身健体，改善食欲，适用于治疗血气不足引起的白带异常。

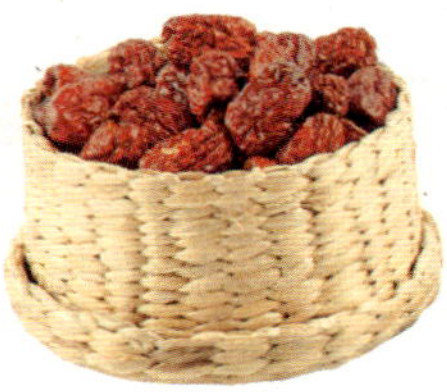

山药莲子薏苡仁汤

取山药、莲子（去皮、去心）、薏苡仁各60克洗净，一起放入砂锅中，加水500毫升，用文火煮熟后即可服用。每日1次，服用5~7次可见效。此方适宜于治疗脾胃虚型白带异常。

扁豆止带煎

准备白扁豆、山药各30克，红糖、冰糖各适量。将白扁豆洗净，去皮，与山药一起放入锅中，加入适量清水，以大火煮沸，转小火共煮至熟，加入红糖、冰糖，煮至糖溶化，搅匀即可食用，每日服用2次。本方适用于白带色异常、质黏稠、异味、绵绵不断的患者。

胡椒蒸鸡蛋

取胡椒7粒，鸡蛋1个。先将胡椒炒焦，研成末。再将鸡蛋捅一个小孔，把胡椒末填入蛋内，用厚纸将孔封固，置于火上煮熟，去壳吃蛋。此方适用于辅助治疗脾虚型白带异常，可以治疗面色苍白、精神疲惫等症状。

保胎调养方有助于治疗习惯性流产

前段时间，一对年轻夫妇带着一个出生没多久的宝宝来到我这，一进门就连说："谢谢您，谢谢您，臧医生。"刚开始我还纳闷是怎么回事，在他们的提示下，我终于想起来我曾替他们看过病。

这对年轻夫妇，男的姓夏，女的姓唐，一年前来到我这时，结婚已有4年的时间，婚后夫妻生活也算幸福美满，唯一不足的就是一直没有生下孩子。唐女士也不是没怀上过，而是每次怀孕都流产，流产几次后都不敢再怀孕了。这让全家人特别着急，同时也让夫妻俩的感情出现了问题。就在夫妻俩感到无助的时候，一个亲戚建议他们到我这看看。

当时，我发现唐女士面色苍白、没有精神、舌淡苔白、脉象细弱，她的问题属于气血虚弱型习惯性流产，中医上称为"滑胎"。素体虚弱，气血不足，或饮食、劳倦伤脾，气血化源不足，或大病久病耗气伤血，都可导致气血两虚、冲任不足，不能载胎养胎，故使屡孕屡堕而为滑胎。简而言之，多次流产与身体虚弱、气血不足、疾病、劳累过度等因素有关。唐女士宜在怀孕之前进行益气养血、固冲安胎的调养工作。在这方面，数保胎调养方效果最灵验。

保胎调养方由党参、熟地、白术、山药、枸杞子、炒杜仲、炙甘草、山茱萸、扁豆、阿胶组成。考虑到唐女

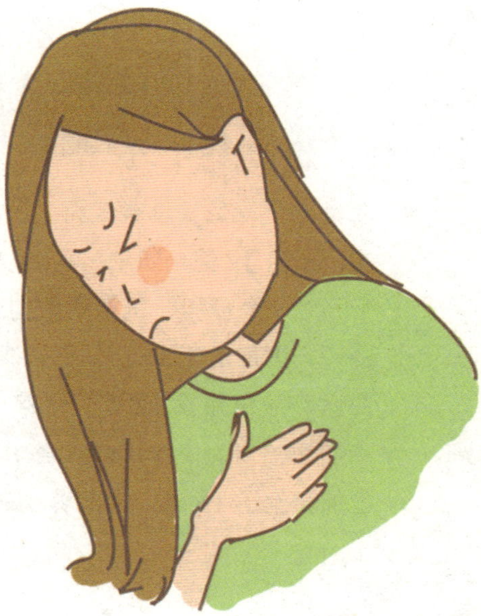

士气血两虚，我又加了当归、桑葚、砂仁进去。我让唐女士放心服用，方中的药材都是传统中医药材中补气安胎的常用药物，副作用极小，对于孕妇和胎儿不会有健康威胁。

调养了一段时间后，唐女士终于又怀上了宝宝。之后夫妻俩也格外小心，除了细心调养，还按时做产检，不敢有半点大意。不久前唐女士成功地诞下了一个健康可爱的胖小子，这次我看到的小孩便是他们爱的结晶。

对于唐女士这类习惯性流产的女性来说，若要成功再次怀孕并顺利生产，必须注意以下几点：在流产后一个月内避免同房，之后如有考虑孕育，要在适当的时间受孕，最好是在一年以后，保证子宫功能恢复正常，有能力承担孕育的重担；如果再次怀孕，要避免屏气、提举重物、用力大便，避免使腹内压增高而发生流产；切忌大温大补，尽量避免到流行性感冒、伤寒、肺炎等流行病区活动，也不要去人群拥挤的公共场所，以减少受感染的机会；家里尽量不要养宠物；一定要养成良好的生活习惯，作息要有规律，最好每日保证睡够 8 小时，并进行适当活动。

最灵调理方：保胎调养方

- 准备党参、炙甘草各 6 克，白术、炒杜仲、山茱萸各 10 克，山药、枸杞子各 12 克，熟地、扁豆、阿胶各 15 克。以水煎服，每日 1 剂，7 日为 1 个疗程。气血两虚型加当归、桑葚各 12 克，砂仁 5 克；脾肾亏损型加川断 12 克，巴戟 10 克，陈皮 6 克；血热伤胎型去党参、白术，加白茅根 12 克，紫草、马尾连各 10 克；扑跌伤胎型出血多者加侧柏炭、椿根、白皮各 10 克；腹痛甚者加益母草 6 克；腰痛甚者加菟丝子 15 克，肉苁蓉 10 克。

更多调理方

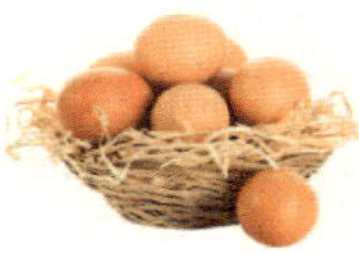
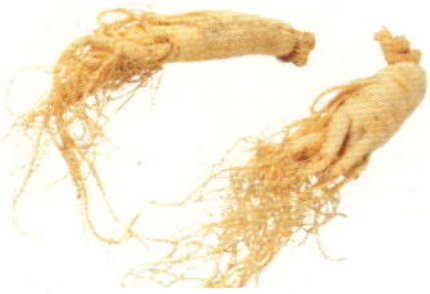
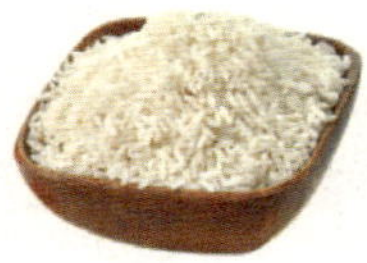
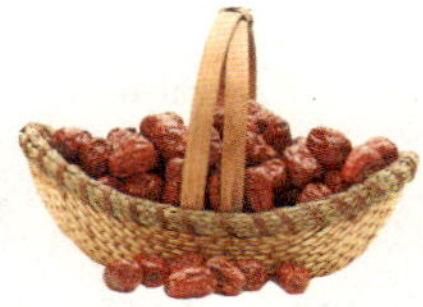

鸡蛋枣汤

取鸡蛋 2 个，红枣 10 个，红糖适量。锅内放水煮沸后打入鸡蛋，水再沸腾时加入红枣及红糖，文火煮 20 分钟即可。此方具有补中益气、养血的作用，适于习惯性流产者食用。

参芪母鸡

准备老母鸡 1 只，党参、黄芪、山药、红枣各 50 克，黄酒适量。将处理好的母鸡加黄酒腌渍，其他四味放在鸡的四周，隔水蒸熟，分数次服食。本方有益气健脾、生津润肺之效，可用于习惯性流产者。

芝麻根糯米粥

准备芝麻根 60 克，山茱萸、淫羊藿各 40 克，红枣 30 个，糯米 100 克。先将芝麻根加水 1000 毫升，煎煮至一半，去渣取汁。再加入以上材料煮成粥，调味即可。本粥具有清热补虚、壮阳补肾、止血安胎的效果。

杜仲鸡

取乌骨鸡 1 只，炒杜仲、桑寄生各 30 克，调料适量。先将乌骨鸡闷死（不用刀杀），去除毛杂和内脏，用纱布将炒杜仲和桑寄生包好放入鸡腹内，然后加水将鸡煮至熟烂。之后将鸡腹内的炒杜仲和桑寄生丢弃，加入调料，饮汤食鸡，分二三次服完。上药合用具有补益肝肾、强筋壮骨、止漏安胎之功效，适用于气血不足、肾气亏虚的习惯性流产患者。

人参鸡腿糯米粥

准备糯米 60 克，鸡腿 1 个，人参 2 个，干红枣 5 个，盐 1 匙。把糯米洗净，用清水浸泡半小时，鸡腿剁块，焯水。把所有材料放入砂锅中，加入清水，大火烧开后转小火煮至肉熟米烂。该粥具有补益元气、抗疲劳、强身健体等作用，可有效调理习惯性流产患者的身子。

患乳腺炎首选丝瓜木耳汤

初为人母的妈妈在哺育小宝宝时由于缺乏经验，会遇到或大或小的问题。乳腺炎，就是一个比较令人烦恼的问题。乳腺炎，中医称之为“乳痈”，是产妇常见的一种病症。产妇服用西药，容易通过母乳传递给宝宝，不利于宝宝的生长发育。而中医治疗乳腺炎有比较理想的效果。

老刘是我的好友，半个月前他的儿媳妇邱兰顺利产下一个大胖儿子，老刘很是开心，请我们吃了顿大餐。这天，他心急如焚地来找我，说邱兰有点不舒服，叫我帮忙去看看。到那后，我看到邱兰抱着孩子一副郁郁寡欢的样子，就问她怎么了。邱兰低头不说话，只是掉眼泪。老刘急了：“邱兰，你哪里不舒服就说出来。老臧看了几十年病，肯定有办法的。”老刘的儿子小刘说：“臧伯，是这样的，前两天邱兰喂完奶后不久，就觉得胸部胀，还发痛，到第二天还没见好。去医院检查后，医生说是乳腺炎，要开一些药，把瘀积的乳汁发散出来，可我们觉得吃西药会影响到孩子，就没敢让她吃。眼看着邱兰的情况越来越严重了，无法正常喂奶，孩子饿了也只能吃奶粉，我们无计可施，就叫我爸把您请来了。”

我跟他们说，乳腺炎是女性常见的疾病，多发于像邱兰这类初产者。乳汁过多，排乳不畅，导致乳汁瘀积成块，乳汁瘀积导致细菌大量繁衍，破坏身体机能，导致肿胀；孕妇产后免疫力下降，出汗过多，清洗不够，也为细菌繁衍提供了机会。

邱兰说，她现在乳房肿痛，时冷时热，经常会口渴，胃口也变差了，不怎么想吃东西。我给她把了脉，看了舌苔，发现脉象弦数，舌头发红，舌苔较黄，是乳汁瘀积导致静脉不通，进而引起的胀痛。如果没有到皲裂、化脓的地步，可以通过一些简单的方子排乳，辅助偏方加以治疗。

邱兰听后眼睛一亮，急忙追问我有什么好方子。我给她推荐了丝瓜木耳汤。老刘很纳闷："这汤效果真的这么灵吗？"我跟他解释说，丝瓜性凉、味甘，具有行血脉、通经络、清热解毒的功效，可以辅助治疗乳汁不通、热病烦渴、气血瘀滞、水肿等症。木耳具有补血活血、益气强身、疏通肠胃的功效，可以辅助治疗溃烂诸疮、气滞血瘀等症。本品有清热凉血、行血脉等功效，对急性乳腺炎患者有很好的食疗作用。

我告诉邱兰，还可以使用吸乳器吸出瘀积的乳汁；平时要注意休息，早睡早起；养成良好的饮食习惯，荤素搭配，忌吃辛辣、油腻的食物；注意清洁个人卫生，保持衣物的洁净；每次喂乳务必将乳汁排尽；保持愉悦的心情。

一周后，老刘告诉我，邱兰服用了几天方子后，胀痛感渐渐减轻了，现在身体已经好得差不多了，不发冷发热了，食欲也跟着变好了，宝宝又可以喝母乳了。老刘还说，原本邱兰生完孩子后有点忧郁，患上乳腺炎之后就更严重了，现在好啦，她又变回以前那样活泼啦，现在天天给孩子唱歌呢。

最灵调理方：丝瓜木耳汤

- 准备丝瓜 300 克，水发木耳 50 克，盐、味精各适量。将丝瓜洗净，对半剖开后切片，木耳去蒂后撕成片状。锅中放入清水 1000 毫升，水烧开后放入丝瓜和盐，煮至丝瓜半生时，加入木耳略煮片刻，盛出用味精调味即可。佐餐服用，7 日为 1 个疗程。本品有清热凉血、行血脉等功效，对急性乳腺炎患者有很好的食疗作用。

更多调理方

黄花菜炖猪蹄

准备干黄花菜 25 克，猪蹄 1 个，盐适量。将干黄花菜泡发，撕成细丝；猪蹄处理干净，剁成小块。共放入锅中，加水炖煮，加盐调味，煮熟后吃肉、喝汤，每日 1 剂。黄花菜具有清热解毒、止血、止渴生津、利尿通乳、解酒毒的功效；猪蹄富含胶原蛋白，能下乳，有利于乳汁通畅，对调理乳腺炎有一定帮助。

莲藕煮水

准备莲藕 50 克，蒲公英 40 克。将莲藕切成片，再将莲藕、蒲公英分别用清水冲洗一下，去除杂质，放入锅中，加水煎煮，去渣取汁；取两次过滤药液，混匀后即可服用。每日 1 剂，分 3 次温服，连服 3~5 日。莲藕具有滋阴养血的功效，可补五脏之虚、强壮筋骨、补血养血、清热、凉血、化瘀；蒲公英具有利尿消炎的功效。本方适用于治疗急性乳腺炎、乳腺增生。

葱汁饮

准备鲜大葱 250 克，将葱洗净切碎，捣烂取汁，加热即可。本方用于治疗妇女乳生痈疮、红肿热痛，具有解毒、散热、消肿之功效。

双耳青皮饮

取银耳、黑木耳各 20 克，青皮 10 克，马齿苋 30 克。先把青皮、马齿苋煎取药汁。银耳与黑木耳先用水泡发，然后与药汁一起入锅，大火烧沸，转至文火炖煮 2 小时，至双耳熟烂、汁稠为度。此方清热消肿，通经下乳，适用于乳腺炎患者。

蒲公英粥

准备蒲公英 60 克，金银花 30 克，粳米 50~100 克。先煎蒲公英、金银花，去渣取汁，再入粳米煮成粥。此方适用于乳腺炎溃破后脓尽而余热未清的患者。

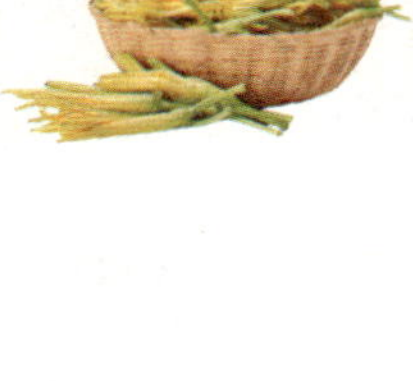
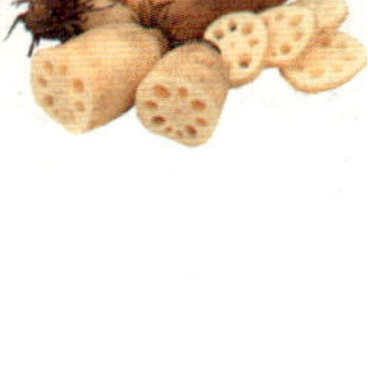
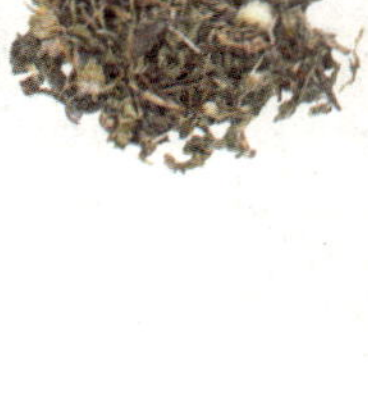
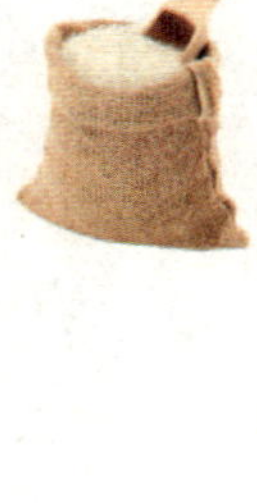

山茱萸粳米粥有助于治不孕

近年来，随着生活节奏的加快，人们的压力越来越大，随之产生的各种疾病也越来越多，不孕症就是其中一种。婚后夫妇有正常的性生活，未避孕的情况下同居 1 年而妻子未受孕就有可能患了不孕症。不孕症是导致夫妻感情不和、家庭破裂的重要原因，应该引起足够的重视。

梁小姐经朋友介绍找到我，说她结婚已经 2 年多了，婚后没采取任何避孕措施，一直没怀上孩子。我跟她说，不孕问题可能出在丈夫或妻子一人身上，或者两人都有问题。梁小姐随即跟我说，两人去医院做过详细检查，没查出什么问题。随后梁小姐支支吾吾地说，结婚前谈男朋友时打过胎，自己无法怀孕有可能跟这事有关。每次和丈夫行房事时，她都会想起堕胎的事，总会很恐惧，甚至对房事产生排斥的心理。另外，她的月经偶尔也会来迟，有时候还误以为自己怀上了，空欢喜一场。

我发现她的脉象比较细弱，面色黯淡，舌苔泛白，是肾阳亏虚的表现。我问她是否有腰酸腿冷、夜尿频多的症状，她说有。综合梁小姐的情况，我给她推荐了山茱萸粳米粥，做法容易，把粳米和山茱萸加红糖煮粥就行了。

我告诉梁小姐，不孕症通常由于月经失调、肝肾不平衡导致。中医尤其重视“种子必先调经”的理论，治疗会侧重于调经、补肾。而此方中的山茱萸具有补益肝肾、固精缩尿、止带止崩的作用，广泛用于治疗肝肾不

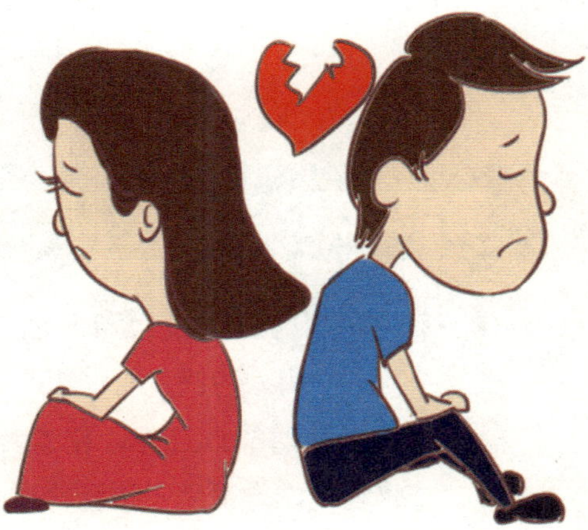

足、腰膝酸痛、月经不调等症状。粳米具有健脾胃、补中气、养阴生津、除烦止渴、固肠止泻等作用。《本草纲目》载："山茱萸，主治心下邪气寒热，有强阴益精、安五脏、通九窍、止小便淋沥之功。"红糖是广为人知的调经良药。三者合用，可谓是对症下药，能在很大程度上帮助治疗梁小姐的不孕症。

我跟梁小姐说，除了上面的食疗方，还有关键的一点是自己要从阴影中走出来，过于紧张、焦虑、恐惧会导致内分泌失调，不利于受孕，要树立起良好的自信心；另外，要形成良好的生活习惯，保证充足的睡眠，均衡膳食，荤素搭配，远离烟、酒、咖啡；同时要多参加户外运动，为怀孕打下坚实的基础。

过了几个月，我接到一个女性的电话，开始我还没听出来是谁。对方兴奋地说："臧医生，是我啊，我八个月前看过病的，姓梁。我现在已经怀上了，真是太感谢您了！"我这才想起是梁小姐，就问起她的情况。她说："我听了您的话，也想开了，把过去的事完全放下，完全接纳了我先生，对房事也不再有排斥的心理。那个山茱萸粳米粥我也一直在服用，后来晚上不再有夜尿了，腰腿也很少出现痛感了，身体好了很多，果然就怀孕了！"我对她说："这个方子只是一个辅助的作用，关键是你敞开了心扉，放松了心情。良好的生活习惯以及健康的身心才有助于怀孕。"

最灵调理方：山茱萸粳米粥

- 取粳米 50 克，山茱萸 15 克，红糖适量。将准备好的粳米和山茱萸洗净后，一同入砂锅，加水 450 毫升，用文火煮粥，至表面有粥油为宜。待粥煮熟时放入红糖，稍煮片刻即可。每日服食一二次，3~5 天为 1 个疗程。本方适用于治疗肾虚引起的不孕症。

更多调理方

木耳鹿角汤

取白木耳 30 克，鹿角膏 6 克，冰糖 15 克。将白木耳用温水泡发洗净，放砂锅内，加水适量，用文火煎熬。待木耳熟透，加入鹿角膏和冰糖煮化，和匀熬透。此方有助于滋阴养血，添精助孕。

青豆炒河虾

准备河虾、青豆各 150 克，甜椒、食用油和调料各适量。将青豆放入沸水中煮至八成熟，捞出。河虾放入油锅爆炒，放入青豆，加上甜椒，炒熟调味即可。本方有补肾壮阳、益气养血的功效，对不孕症患者有一定的食疗效果。

黄芪补血鸡汤

准备当归、黄芪各 25 克，乌鸡腿 1 只，调料适量。鸡腿剁块，放入沸水中焯烫后捞出。把鸡腿和当归、黄芪一起放入锅中，加入 1800 毫升的水，大火煮开后转小火煮 25 分钟，调味即可。本方具有补肝养肾、补益精血的功效。

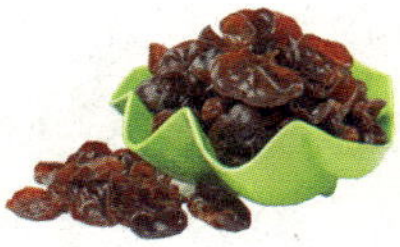

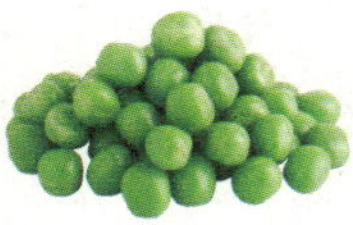

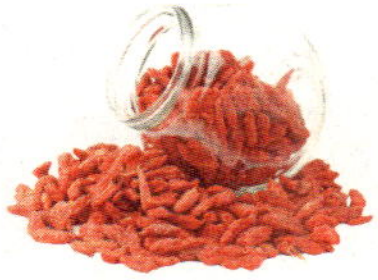

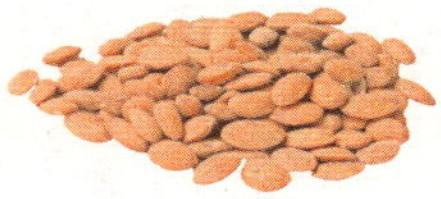

虫草全鸡

准备冬虫夏草 10 克，老母鸡 1 只，姜、葱、调味料各适量。老母鸡杀好洗净，鸡头劈开后纳入部分虫草扎紧，余下的虫草与姜、葱同入鸡腹中，放罐内，再注入清汤，加盐、胡椒粉、黄酒，上笼蒸 1.5 小时，出笼后去姜、葱，加味精调味即可。此方可补肾助阳、调补冲任，用于治疗肾阳虚之不孕。

枸杞子桃仁鸡丁

准备鸡肉600克，桃仁150克，枸杞子90克，鸡蛋200克，调料、姜末、葱末、蒜片、食用油各适量。鸡肉切丁，用盐、味精、白砂糖、胡椒粉、鸡汤、芝麻油、湿淀粉兑成滋汁。桃仁用温油炸透，加枸杞子起锅沥油。待油五成热时，放鸡丁快速滑透，倒入漏勺内沥油；锅再置火上，放热油，加姜末、葱末、蒜片稍煸，放鸡丁，倒入滋汁，速炒，放桃仁、枸杞子炒匀即成。此方具有气血双补、养身调虚的功效。

核桃仁黑豆浆治卵巢早衰

衰老对于爱美的女性来说很“要命”，特别是卵巢的衰老，对女性的影响是多方面的。卵巢早衰是指女性卵巢功能衰竭导致 40 岁之前就闭经的现象，出现雌激素下降、卵巢萎缩等症。

秦小姐今年 37 岁，做电商行业，每年的节假日都特别忙。她曾跟我抱怨说，有时候很纠结，忙些吧，累得要死，不忙又没钱赚，这日子不是人过的。熬夜、加班对秦小姐来说是司空见惯的事，特殊时期如“双十一”更是连饭都吃不上。长时间下来，她发现自己的皮肤变差了，经常发热出汗，排便也渐渐失常了，脸上长了不少色斑，食欲也跟着变差了，有时会头晕耳鸣，而且经常腰酸腿软，嘴巴很干燥。更严重的是，她的月经量渐渐变少了，性生活由于阴道干涩会生疼，丈夫也疏远了她。

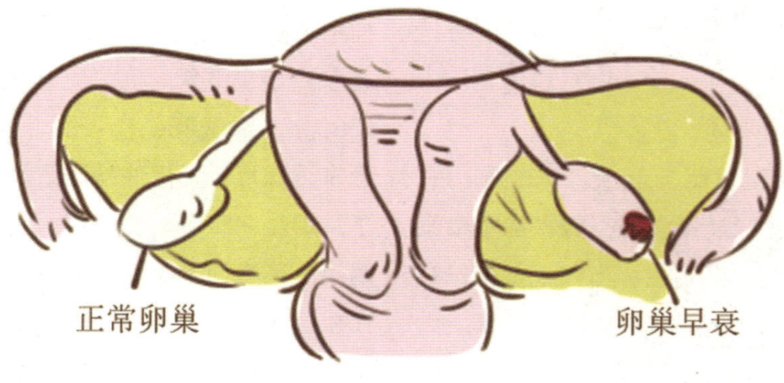

她意识到问题的严重性，就去看了医生，看到诊断结果吓了一跳，原来她得了卵巢早衰。医生告诉她，不治疗的话会提前闭经，产生一系列更年期综合征。而治疗卵巢早衰比较有效的方法有雌、孕激素替代治疗和促排卵治疗，但疗程都比较繁杂，且费用不菲。秦小姐觉得自己没有时间和金钱去医院治疗，听说中医治病费用不高，而且效果也不错，于是通过朋友介绍找到我。

我给秦小姐把脉，发现她的脉象比较细数，舌红苔少，结合她的症状，断定她是肾阴虚导致的卵巢早衰。肾阴不足，精血衰少，所以会出现头晕耳鸣；肾虚冲任失调，经血蓄溢失常，所以会经期紊乱，经量不定。

秦小姐听后迫不及待地问我有什么好办法，最好是那种容易做的、不费事的方子。我跟她说，得病容易治病难，想要痊愈可得花一番工夫。像她这种情况，得调整作息时间，建立健康的生活方式。另外，不妨试试核桃仁黑豆浆，将核桃仁和黑豆打成豆浆喝，可以补肾温肺。

中医认为，核桃仁具有补肾温肺、润肠通便的功效，常用于治疗腰膝酸软、阳痿遗精、卵巢早衰。《医林纂要》中说核桃仁“补肾，润命门，固精，润大肠”。黑豆能补肾益阴，健脾利湿，除热解毒，用于治疗肾虚阴亏、消渴多饮、小便频数等病症。《本草纲目》记载黑豆能“治肾病，利水下气，治诸风热，活血”。

1 个月后，秦小姐回来复诊，我看到她的气色改善了不少，整个人也显得精神奕奕。秦小姐说，从我这回去后，她当天就做了这道核桃仁黑豆浆喝，坚持服用了 1 周，照镜子的时候就感觉自己没之前憔悴了，可能也跟她早睡有关，朋友都说她好像变年轻了。之后，她就开始改变自己的生活作息，饮食也规律起来，现在不会耳鸣头晕了，腰腿不酸了，感觉整个人都充满了力气，不像以前死气沉沉的，这个月的月经也恢复正常了。

最灵调理方：核桃仁黑豆浆

- 准备核桃仁 60 克，黑豆 80 克，白糖适量。将核桃仁、黑豆洗净，倒入豆浆机中，注入清水，至上下水位线之间，搅打成豆浆，然后将豆浆装入碗中。加入白糖，拌匀即可。每日 2 次，7 日为 1 个疗程。此方可补肾温肺，治疗女性卵巢早衰。

更多调理方

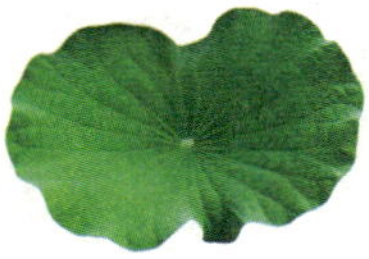 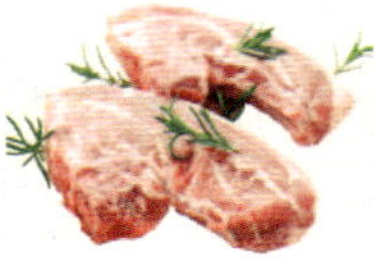 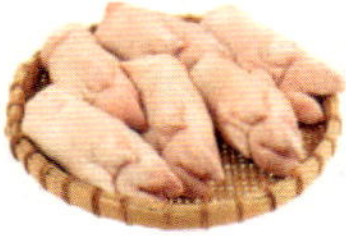 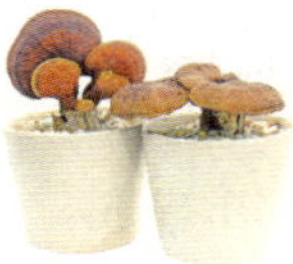

荷叶薏苡仁粥

准备荷叶、陈皮各 10 克，薏苡仁、粳米各 15 克。先煮薏苡仁、陈皮、粳米，煮熟后再放荷叶，煮出荷叶的清香味时即可食用，不宜煮太长时间。此方具有清热利湿的功效，可滋养卵巢。

十全大补汤

准备猪骨 500 克，党参、茯苓、白芍、黄芪、白术各 10 克，肉桂 3 克，熟地、当归各 15 克，炙甘草、川芎各 6 克，姜 30 克，葱、花椒、料酒各适量。以上材料煮汤食用，可益气补血，缓解卵巢早衰带来的疲劳。

黑木耳红枣粥

准备黑木耳 30 克，红枣 20 个，粳米 100 克，冰糖 150 克，白砂糖适量。木耳水发后撕成小块，红枣用沸水泡后去核切丁，加糖渍 20 分钟，木耳与粳米熬成粥后倒入枣丁，加入冰糖，再煮 20 分钟即可。此方适用于治疗卵巢早衰引起的体虚无力、贫血等。

参鱼瘦肉汤

准备鱼鳔、猪瘦肉各 50 克，枸杞子、太子参各 20 克，生地 18 克，盐适量。鱼鳔洗净，用水泡软，切成小条状；猪瘦肉洗净，切丝；其余用料洗净。将全部用料放锅内，加水适量，文火煮 1 小时，加盐调味，喝汤吃鱼鳔、枸杞子及猪瘦肉，一天之内吃完。此方具有滋阴降火的功效，对卵巢早衰很有疗效。

灵芝猪蹄汤

准备灵芝 15 克，猪蹄 1 个，肉汤、猪油、味精、盐、料酒、葱段、姜片各适量。灵芝洗净切片，猪蹄去毛，洗净切块，放入沸水中焯一下。锅内放入猪油，烧热加葱、姜煸香，放入猪蹄、肉汤、料酒、味精、盐、灵芝，武火烧沸，文火炖至猪蹄熟烂调味，出锅即成。此汤可抗衰老、增强免疫力、养颜美容，适合卵巢早衰者。

更年期就喝核桃莲子猪骨粥

更年期综合征大多发生在 40~60 岁的女性身上，典型症状为月经紊乱、阵热潮红、情绪不稳定、腰背四肢疼痛等。更年期的女性要更懂得呵护自己。下面要讲的这位言女士，就是调养得比较好的一个例子。

言女士是我的一个朋友，今年 48 岁，平时生活宁静又充满朝气。但最近，她变得颇不“平静”，月经迟迟不来，身体发热出汗，情绪也变得不稳定起来。以前的她从不轻易发脾气，现在却动不动就急躁、发怒，丈夫说她好像变了一个人。

后来，言女士去看医生才知道自己得了更年期综合征，吃了一些药，效果不是很明显，就来找我。我一边给她把脉，一边问她还有什么症状。言女士说：“月经迟迟不来，要是往前推 20 年，这会我就该找男朋友算账了。”我笑了笑，示意她继续说。“有时耳朵会嗡嗡作响，脸上不时会发热，腰膝酸痛，皮肤总感觉很干燥，有轻微的失眠，记性也比以前差了。”言女士说。我看了下她的舌苔，然后跟她说：“你的脉象比较细数，舌头发红，舌苔较少，是肾阴虚的表现。”

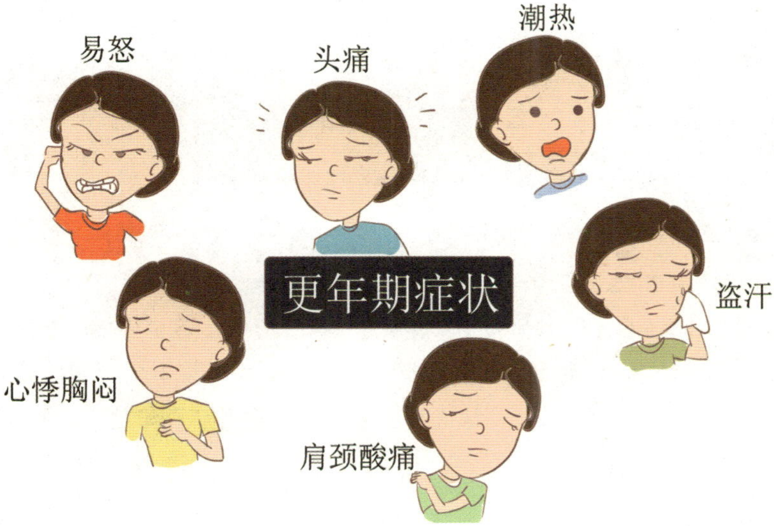

“那有什么好法子治疗吗？”言女士问我。我告诉她：“女性更年期综合征是妇女在绝经前后，因为肾气渐渐衰竭、冲任亏虚、精血不足等原因带来的一系列生理变化。很多女性由于受体质或精神因素的影响，一时不能适应这些生理变化，使得阴阳失去平衡，脏腑气血功能失调而出现紊乱。方子是核桃莲子猪骨粥，做法简单，只需用核桃、莲子、猪骨、胡萝卜煲汤就可以了。”

言女士好奇地问道：“这个粥真有这么大的功效吗？”我解释说：“核桃含有丰富的营养，具有健脑、补肾、固精强腰、美容养颜等功效，广泛用于治疗肾虚、腰痛；莲子具有补脾止泻、益肾涩精、养心安神的功效，常用于治疗脾虚泄泻、心悸失眠；李时珍说胡萝卜‘下气补中，利胸膈肠胃，安五脏，令人健食，有益无损’。这几个食材药食两用，都很适合你的症状，可以说是对症下药。”

言女士说回去就试。我跟她说，更年期是人生的一个必然阶段，不必过于纠结，要调整好心态，稳定情绪，树立信心，和家人保持和睦的关系，多做自己喜欢的事；保持合理的营养饮食，荤素搭配；保证足够的睡眠时间，起居有常，劳逸结合；坚持锻炼可以释放心理压力，提高身体机能。

后来，言女士打电话跟我说：“那个方子一直在服用，现在失眠基本没有出现了，腰腿也比以前好受多了。心情也放松了许多，好像发现了一片新天地呢！”

最灵调理方：核桃莲子猪骨粥

- 准备核桃 10 粒，莲子 50 克，猪脊骨 500 克，胡萝卜 1 根，盐适量。核桃去壳取肉，莲子洗净，胡萝卜切块，猪脊骨焯水捞起冲净，锅中煮沸清水，放入所有材料，武火煮 20 分钟，转小火煲一个半小时，下盐调味即可食用。每天早晚各服 1 次，7 天为 1 个疗程。此方具有养心安神、养气补肾、增强活力的功效，可缓解更年期带来的不适感。

更多调理方

浮小麦甘草粥

准备浮小麦 100 克，炙甘草 10 克，红枣 10 个。先将炙甘草加水煎煮取汁、备用，再用炙甘草与浮小麦、红枣同煮，先用武火煮沸，最后用文火煮至小麦烂熟成粥状。每天早晚各空腹食用 1 碗。此方有助于调理胃肠，缓解更年期的食欲不振。

杞枣汤

准备枸杞子、桑葚、红枣各等份，水煎服，早晚各 1 次。本方适用于更年期有头晕目眩、饮食不香、困倦乏力及面色苍白患者。

小麦黄芪红枣粥

取小麦 100 克，黄芪、首乌藤各 20 克，刺五加、桑叶、当归各 10 克，三七 5 克，红枣 10 个，冰糖适量。将除小麦、红枣外的六味药放入砂锅内，加水煎汁，煎好后倒出 1 碗。然后锅内加水，放入洗净的小麦和红枣，大火烧开，改小火煮成粥；粥将熟时，倒入煎好的六味药汁，再煮一会儿，放冰糖即可。每天早晚当粥服。此方能缓解更年期失眠多梦、情绪低落等症状以及神经官能症等。

红枣银耳汤

准备红枣 60 克，银耳 20 克，冰糖适量。将红枣洗净，去核，银耳温水泡发，去掉杂质洗净。锅内加适量水，放入红枣，大火烧开后去掉浮沫，改小火煮 15 分钟，再加入银耳和冰糖煮 5 分钟即可。每日 1 剂，连服 15 天。此汤可有效缓解女性更年期心悸不安、失眠多梦、潮热盗汗、心烦内躁等症状。

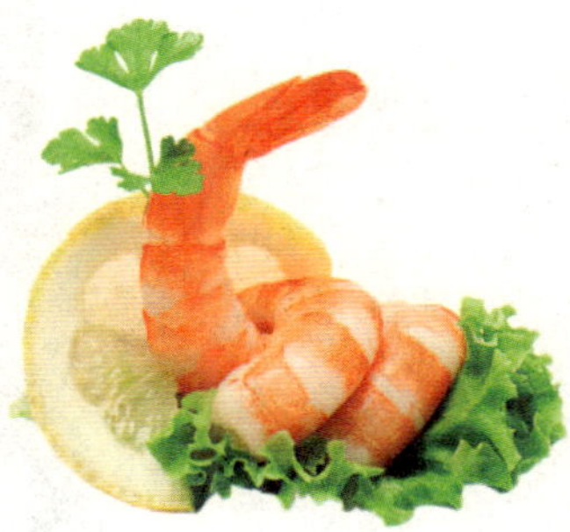

鲜虾蒸蛋羹

准备鸡蛋 1 个，鲜虾 3 只，高汤 2 勺，盐、葱末、香油各适量。鲜虾去壳，挑去肠泥。鸡蛋打散入碗，加入 1 杯清水，与浓缩高汤、盐搅匀。盖上保鲜膜，放入碗蒸 2 分钟，加入鲜虾，再蒸 2~3 分钟，撒葱末，加少许香油即可。此方有较好的滋补作用，可级缓解更年期症状。

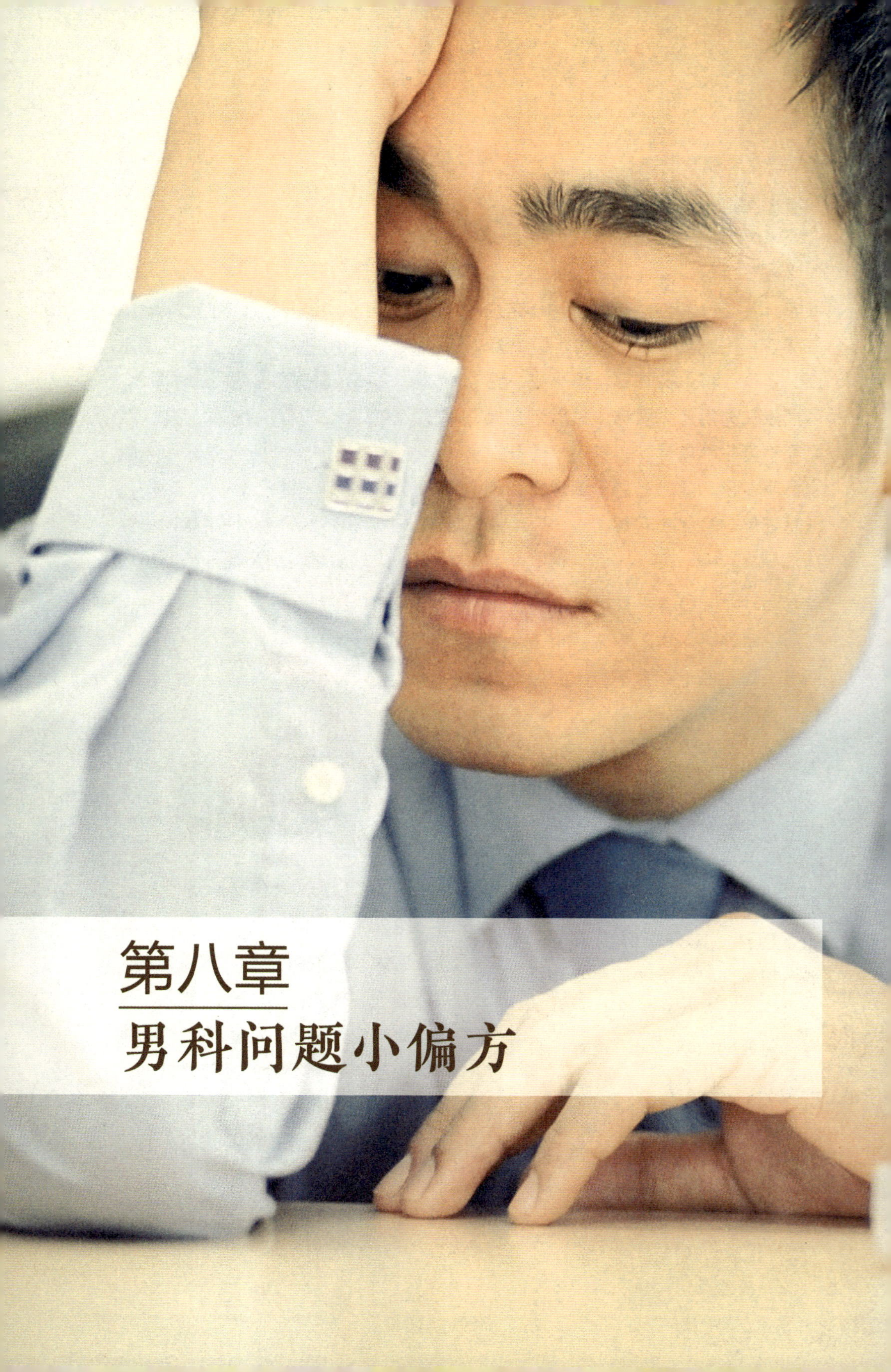

第八章

男科问题小偏方

“将相本无种，男儿当自强。”健康的身体，是男人赖以“自强”的资本。然而现实生活中，家庭和工作压力像两座“大山”把男人压得透不过气来，生活作息紊乱、饮食不调等不良习惯直接影响人们的身体健康。而男人们也往往无暇顾及身体，在身体出现不良反应时没有给予足够的重视并加以治疗，没有把疾病的苗头扼杀在摇篮里，使得不少男科疾病变成了随时都会引爆的无形炸弹，潜伏于体内。

本章介绍了5种生活中常见的男科疾病，如早泄、阳痿、不育症等，通过一个个鲜明的故事案例，分析出现疾病的原因，并引导出与之相对应的偏方，让读者对常见的男科疾病有一个较为全面的了解，参照自己的症状加以治疗，并启发读者如何预防这些疾病的出现。

车前绿豆粥治前列腺炎

有一晚我坐出租车回家，因为路途遥远，我便和出租车司机闲聊起来。

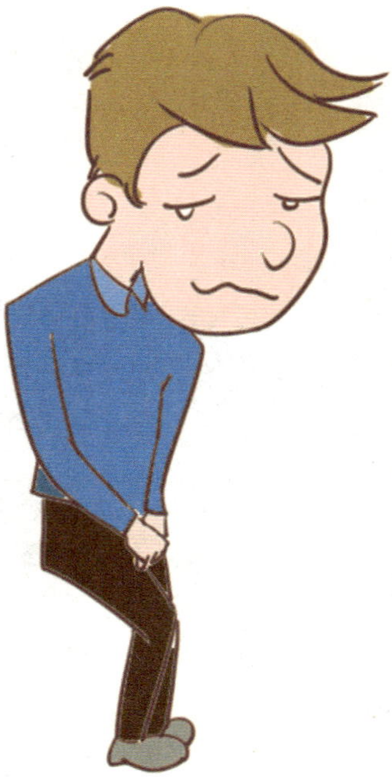

司机姓何，45 岁上下，得知我是中医之后就跟我“求方”。他说：“前一阵子感觉自己排尿的次数多了，原本一觉睡到天亮，现在要起来排两三次夜尿。而且排尿比以前困难了，以前很顺畅，现在却排得很慢，想用力加快速度就明显感觉到膀胱痛。我感到问题严重就去了医院，结果医生说是前列腺炎，开了很多药，可是效果并不是很大。”我跟他说：“前列腺炎可以说是你这行的‘职业病’了，引起前列腺炎有三个常见的原因：一是休息不好，精神紧张；二是烟酒的刺激；三是长时间久坐，憋尿。”

何师傅说：“那有好法子治吗？”我问他是否抽烟喝酒，他说是常事。我说，烟酒会影响前列腺的血液循环，要想远离前列腺炎呢，首要的是把烟酒给戒了。前列腺是男性的重要附属性腺，它虽只有核桃大小，在人体器官中并不引人注目，但它在男性生殖系统中扮演着不可缺少的角色，而且位置特殊，也比较“脆弱”。久坐不动，会直接压迫前列腺，使得血液循环不畅，导致局部的代谢产物堆积而无法顺利排出。出租车司机长时间驾车时常常需要憋尿，这会加重前列腺的水肿、充血，进而引起排尿障碍。饮水少时产生的高浓度尿液会对前列腺产生刺激，容易引起发炎，导致前列腺受损，前列腺炎的发生概率就大大增加了。中医认为，湿热下注、气滞血瘀皆可引起前列腺炎。嗜食肥甘酒酪和辛辣之品，积湿生热，下注膀胱，可导致本病。长期久坐以致气血流行不畅，经脉受阻，气血瘀滞，亦可诱发本病。因此，想要治疗前列腺炎，需要从清热利湿、活血化瘀入手。

我给他推荐了一个方子：车前绿豆粥。做法简单，将车前子、橘皮、通草、绿豆和大米一起煮粥即可。何师傅问我："我吃了许多西药都没多大效果，这道粥会有效吗？"

我跟他说，车前子性寒味甘，入肾、膀胱、肝、肺经，有利水通淋、渗湿止泻的功效，《医学启源》描述为"主小便不通，导小肠中热"。绿豆可以抗菌抑菌，清热解毒，《开宝本草》描述绿豆"消肿下气，清热解毒"。橘皮化气利滞，通草清热利尿。这几种药物对于治疗前列腺炎都有很好的效果，通过清热利湿、活血化瘀达到清除湿邪的目的。

到家以后何师傅说不要钱，就当是看病的费用了。我还是坚持给了他，并叮嘱他，想根治前列腺炎，要养成良好的生活习惯，早睡早起，避免久坐，条件允许的话多下车走走，使用软硬适中的座椅可以减少前列腺炎的发生，少沾烟酒、辛辣之物，多进行户外运动等。养生，还得从小处做起。

半年后，一次机缘巧合，我又碰见了何师傅。他跟我说："您介绍的方子确实有效，喝了几次就感觉排尿顺畅一些了，现在已经完全正常了，这种畅通的感觉真爽！"

最灵调理方：车前绿豆粥

- 将车前子 60 克、橘皮 15 克、通草 10 克用纱布包好，煮汁去渣，入绿豆 50 克和大米 100 克煮粥。空腹服用，每日 2 次，连服 7 日为 1 个疗程。此方适用于治疗前列腺炎、小便淋痛等症。

更多调理方

冬瓜海带薏苡仁汤

先将冬瓜250克洗净切成粗块，薏苡仁50克洗净，海带100克洗净切成细片状。以上材料一起置锅内，加水煮汤即可。此方清热利湿，排毒化瘀，可用于治疗前列腺炎。

车前草茶

将车前草100克、淡竹叶10克、生甘草10克、一起放入砂锅内，加适量清水，用中火煮40分钟左右，放进黄糖，稍煮片刻即可，每天代茶饮用。此方有利水通淋、止泻明目的功效，广泛用于治疗前列腺炎。

绿豆粥

取绿豆50克，车前子25克。车前子用布包好，与绿豆同置于砂锅中加5倍的水烧开，改用文火将绿豆煮烂。去车前子吃绿豆，每日2次，早晚各1次。本方可以缓解排尿涩痛的症状，对前列腺炎的治疗有很好的辅助效果。

芡实煲老鸭

准备老鸭1只，芡实100克，调料适量。将芡实纳入鸭腹中，置锅内加清水适量，文火煮2小时左右，调味服食。此方具有滋阴健脾利水的功效，适用于肾阴虚型前列腺炎患者。

羊肾苁蓉羹

准备羊肾1对，肉苁蓉30克。将羊肾洗净切开，剥去中间的筋膜，切成薄片；肉苁蓉用酒浸泡一夜，去皱切片，锅中放水烧开，加作料，烧开后微火略煮即可。此方具有温肾助阳的功效，用于肾阳虚型前列腺炎患者。

荷叶汤

取荷叶50克（鲜品加倍），研末，每次取5克。每日早晚各1次，热米汤送服。此方清凉利湿，利尿通淋，是治疗前列腺炎的好方法。

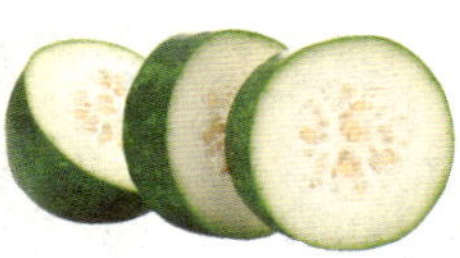

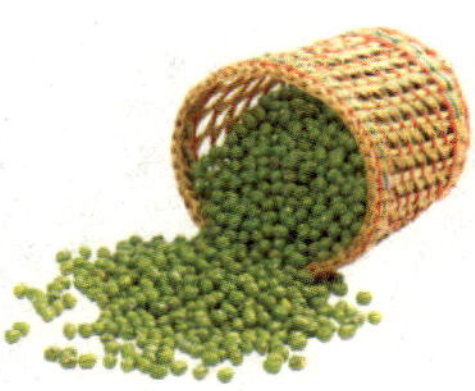

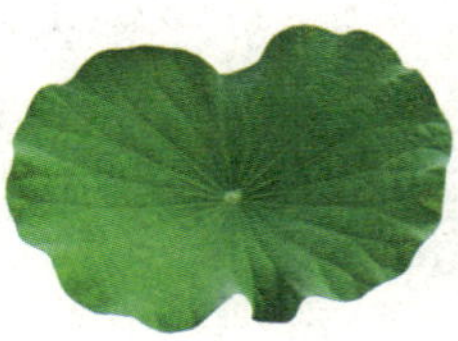

锁阳羊肉粥治早泄

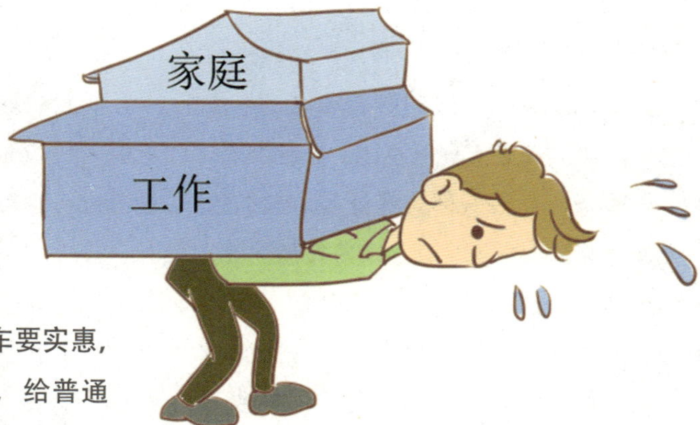

近年来，各种打车软件如雨后春笋般出现，不少私家车车主加入这个行业，在工作之余做起了兼职。这类打车方式比坐出租车要实惠，而且效率高，专车接送，给普通老百姓出行带来不少便利。

我跟着时代潮流尝了个鲜，预定之后，不一会儿车就来了。车主看上去是个二十几岁的年轻人，稚气未脱，略显青涩。上车后他很热情地跟我聊了起来，说现在年轻人太不容易了，养车供房几乎把每个月的收入吃了三分之二，生活压力很大；现在有了这个打车软件倒是挺好的，下班后载客，赚点钱分担一下生活开支。我见这个年轻人挺真诚，就跟他聊开了。他说他姓赵，是个普通白领。小赵听到我是个中医，神色为之一动，犹豫了一会儿，后来终于下定决心说："您是医生啊，我有个困难，想让您分析一下。"

我见他脸都红了起来，知道问题严重，就叫他先把车停好，然后问他有什么困难。他吞吞吐吐地说："我刚结婚不久，可是每次和老婆做那事都不尽如人意，老婆口头上没说什么，可是从她的神色我已经看出有点不满。我很焦虑，怕别人笑话，不敢问其他人，更不敢去看医生，现在都不知道该怎么办了！"我问他具体表现是什么。他说："有时一进去就完事了，情况好的时候也坚持不了1分钟。"我跟他说，他这种情况属于早泄。早泄是指男性进行房事时，阴茎尚未接触或接触女性的阴道在很短的时间内就发生射精，随后就出现疲软，不能继续进行性行为，是一种常见的男性性功能障碍疾病。小赵紧张地问我："为什么会出现这种情况啊？"

我问他有没有手淫的习惯，小赵低下头轻轻地"嗯"了一声。我接着分析说，按照中医的脏腑理论，早泄分为相火亢盛、肾气不固、肝经湿热、心脾亏虚及肝气郁结等证型，总的治疗原则是以补肾固精、清肝补脾为主。小赵听到能治，抬起头问我："有什么好方子吗？"我说："有，你的情况是以前的手淫史伤了肾气、肝脾，加上精神紧张、心理压力大导致的。我给你推荐这道锁阳羊肉粥，回去用锁阳、羊肉、粳米一起煮粥食用就可以了。"

锁阳具有补肾阳、益精血的功效，常用于治疗肾阳不足、精血亏虚、腰膝痿软、阳痿滑精。《本草切要》里说锁阳"治阳弱精虚、阴衰血竭"。羊肉具有补体虚、祛寒冷、温补气血、益肾气、助元阳的功效，主治肾虚腰冷、阳痿精衰、畏寒怕冷等。

我跟小赵说，要尽量少手淫，以巩固肾气；注意饮食健康，荤素搭配；适当进行运动，可以提高持久力；同时，夫妻间要多交流，出现困难要合力解决，消除紧张、焦虑感，建立自信心。

一个月后，小赵打电话说："我回去之后就开始做这个粥吃，几天后我感觉状态来了，那一次我们比以前表现得都要好很多，后来我'越战越勇'，现在已经能够让老婆心满意足啦，真的太感谢臧医师了！"

最灵调理方：锁阳羊肉粥

- 准备锁阳 10 克，精羊肉、粳米各 100 克，盐、葱、姜各适量。将羊肉洗净切细，先煎锁阳，去渣取汁，后入羊肉与粳米同煮为粥。待粥将成时，加入盐、葱、姜等调味，煮沸即可。每日一二次，7 日为 1 个疗程。本方具有补肾阳、益精之功效，适用于治疗肾阳不足、阳痿

更多调理方

菊花醪

准备甘菊花 10 克剪碎，与适量糯米酒放在小锅内拌匀，煮沸，顿食，每日 2 次。此方可治相火妄动所致的早泄。

温肾涩精汤

准备菟丝子、韭菜子、白石蜡、白茯苓、五味子、熟地黄、沙苑子各 10 克，桑螵蛸、生龙骨、生牡蛎各 15 克。水煎服，每日 1 剂。此方可以温补肾气、固肾涩精、治疗早泄。

清肝利胆汤

准备龙胆草、栀子、柴胡、芡实、川楝子各 10 克，生地黄、车前子、泽泻、黄芩各 15 克，当归、金樱子各 12 克，甘草 5 克。水煎服，每日 1 剂。此方清利肝胆湿热，佐以固摄肾精，主治阴虚火旺型早泄。

蚯蚓韭菜

准备大蚯蚓 11 条，剖开洗净，加韭菜汁捣泥状，热酒冲服。每日 1 次，连服 7 日。韭菜作为壮阳的辛味食品与蚯蚓同食可起到壮阳、固精、补肾等作用，适用于治疗早泄。

龙马童子鸡

取强壮的小公鸡 1 只，宰杀后去毛及内脏，虾仁 15 克、海马 10 克用温水洗净，泡 10 分钟，加入姜、葱隔水蒸至熟烂后取出，拣去姜、葱，加入盐、味精调味食用。此方温肾壮阳，益气补精，适用于治疗早泄。

复元汤

将羊肉500克切条块，羊脊1个砍块，肉苁蓉、菟丝子各20克装入纱布袋内，核桃（去壳、取肉）2个，怀山药50克，生姜、花椒、八角、料酒各适量，同煮汤，加入适量盐调味食用。此汤有温补肾阳的作用，适用于治疗肾阳不足、肾精亏损所致的早泄等症。

腐皮白果粥

准备白果 12 克，腐皮 45~80 克，大米适量。白果去壳，与腐皮、大米置砂锅中，加水适量，煮粥当早点吃，每日 1 次。此方补肾益肺，适用于治疗早泄、遗尿等。

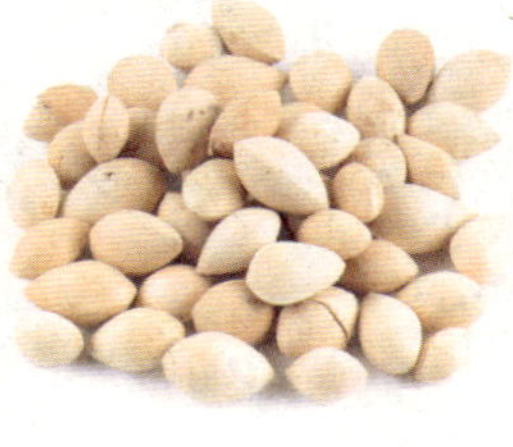

韭菜粳米粥培元固精

每次看《红楼梦》，我都会为里面人物的命运唏嘘不已，例如书中描写贾瑞的死：“贾瑞心中一喜，荡悠悠觉得进了镜子，与凤姐云雨一番，凤姐仍送他出来。贾瑞自觉汗津津的，底下已遗了一摊精。心中到底不足，又翻过正面来，只见凤姐还招手叫他，他又进去，如此三四次。众人上来看时，已经咽了气了，身子底下冰凉精湿，遗下了一大摊精。”贾瑞的死应了那句“色字头上一把刀”，遗精的危害，也不言而喻。

一天，一个年轻人来诊所找我看病。他说他姓郑，刚上大学，最近几天夜里总是遗精，多的时候一个晚上会遗两三次，有时候是伴着做梦，有时平白无故就遗了，现在每天都感觉很困倦，老是想睡觉，上课听不进去，还经常丢三落四，有时耳朵还嗡嗡作响。他一口气把情况说完后，警惕地看了看四周。

我问他是不是接触了什么刺激性的东西，有没有手淫的习惯，并跟他说要坦诚，遗精可大可小，对医生诚实才能治好病。他低下头说，以前他并没有接触过那些图片、视频，上了大学之后，舍友们的电脑里基本上都有几部那种视频，互相传来传去，他就看了不少，看了之后比较亢奋，就忍不住……

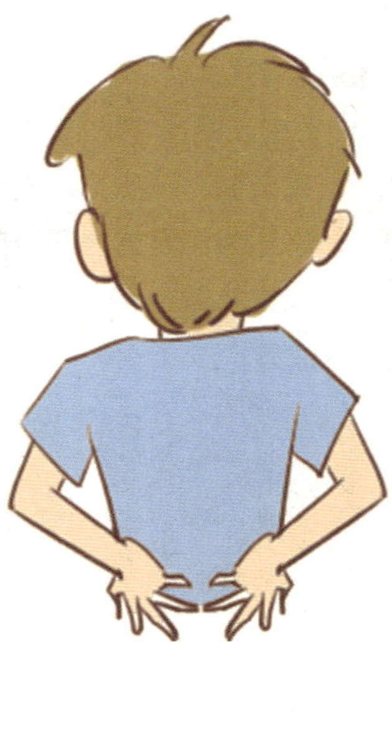

我跟他说，中医认为，遗精是脾肾亏虚，精关不固，或者火旺湿热，扰动精室所致，不因性生活而精液频繁遗泄的病症。发病的原因主要有房事过度、先天不足、思欲过度、饮食不调、湿热侵袭等。伴随着做梦出现的，叫梦遗；无梦，甚至是清醒时精液自出的，叫滑精。古语说“精满自溢”，就像一个容器装满了水就会溢出来。正常的成年未婚男子，每月遗精1~5次都属于正常情况。小郑这种情况比较频繁，已经不正常了，我给他把了一下脉。根据脉象的沉迟和他的描述来看，其是肾虚不固和手淫过度导致肾精亏虚，进而导致精关不固才出现的滑精。《证治要诀・遗精》里说：“有色欲太过，而滑泄不禁者。”要想治愈必须从两方面入手：一方面要约束自己，抵制容易让自己冲动的图、文、电影等，戒除手淫；另一方面通过食疗补肾固精。

我又问他宿舍可不可以煮吃的，他说宿舍有电饭煲。于是我推荐了韭菜粳米粥，做法简单，材料易得，粳米煮熟后放入韭菜，调味即可。小郑还有点疑虑地说，这个粥有用吗？我跟他解释说，韭菜具有补肾、健胃、提神、止汗、固涩等功效。在中医里，有人把韭菜称为“洗肠草”。而粳米具有养阴生津、除烦止渴、健脾胃、补中气、固肠止泻的功效。在《滇南本草》中，粳米被描述为“治诸虚百损，强阴壮骨，生津，明目，长智”。小郑听后很高兴，说回去就做。

几周后，小郑打电话跟我反映情况，说很感谢我的帮助，现在已经戒了手淫，也把电脑里面不该有的东西给删了，按照那个食疗方吃了几天，遗精次数慢慢减少了，现在整个人都精神多了，也没出现耳鸣，以后再也不胡思乱想了。我跟他说，中医教人养生并不是要人禁欲苦行，不过任何事情都要把握一个度；要注意饮食的均衡，多参加体育锻炼，增强身体的免疫力。

最灵调理方：韭菜粳米粥

- 准备鲜韭菜80克，粳米100克，盐8克。鲜韭菜洗净切细，粳米洗净待用。锅中放入清水、粳米，用大火烧开后转小火煮10分钟，下入韭菜炖1分钟，调味即可。每日2次，7日为1个疗程。此方具有补中益气、健脾暖胃、补肾助阳的功效。

更多调理方

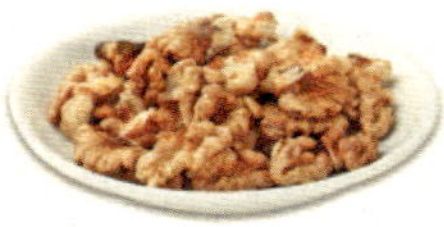

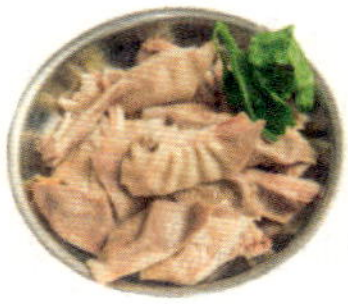

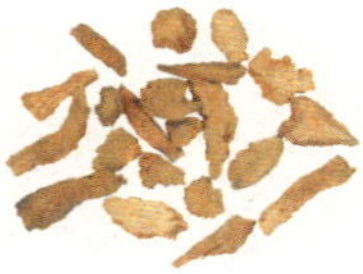

核桃仁韭菜

准备核桃仁 60 克，韭菜 150 克，用麻油炒熟，加适量盐、姜、葱、味精等调好味，佐餐食。本方温肾固精，适用于治疗肾虚不藏之遗精。

苦瓜芡实

准备苦瓜 1 条，芡实粉 10~15 克，冰糖 30 克。将苦瓜捣泥，和芡实粉及冰糖搅匀，分一二次服用。本方降火滋阴，涩精，适用于治疗阴虚火旺所致的遗精。

降火固涩汤

准备知母、黄檗、牡丹皮、山茱萸、茯苓各 9 克，芡实、生地黄、山药、金樱子各 15 克，煅龙骨、煅牡蛎各 18 克，甘草 5 克，水煎服，每日 1 剂。此方滋阴降火，佐以固涩，主治遗精频作。

锁阳粳米粥

准备锁阳 30 克，粳米 50 克。将锁阳洗净切碎，同粳米加水适量，煮熟成粥。此方温肾助阳，适用于治疗肾阳虚之遗精。

莲子煲猪肚

取莲子 90 克，猪肚 200 克，盐、味精各适量。先将莲子劈开，去莲子心，把猪肚洗净切成小块，加水适量煲汤，加盐、味精。此方有补脾涩精之功，主治脾虚之遗精。

煨甲鱼

取甲鱼 1 只，先将甲鱼杀死，用刀剖去外部衣皮，再刮去一层黑皮，去内脏，将甲鱼入锅加水煮烂，取出甲鱼去骨，切碎，用鸡汤、黄酒煨；汤 2 碗收至 1 碗起锅，用葱末、胡椒粉、姜末掺之即成。此方可滋肾添精，治疗肾虚精亏之遗精。

羊肉粥

取羊肉 100 克，粳米 150 克。粳米洗净加水煮至半熟时，将羊肉切成末入锅，煮烂即可食之。此粥有温肾助阳之功，对肾阳虚之遗精有疗效。

杜仲鹌鹑汤防阳痿

老严的女儿严瑛结婚，邀请我过去喝喜酒。严瑛和她丈夫荣华是工作中认识的，两人都属于“工作狂”，彼此意气相投又互相赏识，甚是般配。当晚，大伙酒足饭饱，尽兴而归，我正要告辞的时候，老严拉着我不让我走，我见他有点醉了，也不好推辞。

第二天我起得比较早，走到院子里散步，意外地看见新郎荣华坐在院子里抽烟，一脸苦闷。我走过去对他说：“怎么这么早就起来了？”荣华见到我之后把烟按灭，并对我说：“臧伯，您也起这么早啊，招呼不周，请勿见怪啊。”我见他脸上布满了阴云，于是继续追问他是不是有心事。荣华叹了口气，低头不语。我就跟他说：“我是从医的，如果你有什么问题，都可以跟我说说。”荣华犹豫了一会儿，终于鼓起勇气说：“臧伯，我那方面好像‘不行’，能不能帮我治好？”我问他具体的症状，荣华小声地说：“开始时倒是挺硬的，等到要进入的时候就发软了，我很紧张，后来不管我怎么努力，都硬不起来。严瑛好像很失望，虽然她嘴上没说出来。我该怎么办？”

我跟他说，这种症状在医学上称为“阳痿”，是指在有性欲要求时，阴茎不能勃起或勃起不坚，或者虽然有勃起且有一定的硬度，但不能保持性交的足够时间，因而妨碍了性交或不能完成性交。除了先天性原因，疾病、手术和外伤、药物、放射等外部原因，生活作息紊乱和精神焦虑、抑郁等心理原因也可能会导致阳痿。中医认为，房事过度、少年频繁手淫、心脾受损和思虑过度、恐惧、抑郁、湿热下注等都会导致阳事不举。

我接着问他生活作息如何。荣华说，公司繁忙时经常加班到深夜，饮食比较单调，都是以快餐为主，以前很喜欢运动，现在工作压力大，很少去运动了。经过把脉和观察，我发现荣华的脉象比较弦细，舌苔薄腻，是心脾受损的表现。荣华不健康的生活作息导致心脾损伤，以致气血两虚，导致阳痿。治疗就应从这两方面入手，一方面调整生活作息，放松身心；另一方面通过食疗补益肝肾，补虚益气。我给他推荐了杜仲鹌鹑汤，用枸杞子、杜仲、鹌鹑煲汤即可。

杜仲有补益肝肾、强筋健骨、调理冲任的功效，可用于治疗肾阳虚弱、肝气不足。鹌鹑有补五脏、补中益气、壮实筋骨的功效，《本草纲目》说鹌鹑“能补五脏，益中续气，实筋骨，耐暑热，消结热”。枸杞子具有养肝滋肾、润肺益精的功效。三者结合，补肾效果很可观。荣华听后很期待，当天就煲了这个汤。

半个月后我造访老严家，荣华私下告诉我，那天他跟妻子沟通后，两人决定先等自己身体恢复后再同房，然后跟公司请了几天假，每天早睡早起，清晨还去跑步，心情感到前所未有的放松，坚持吃那个食疗方，1 周后他感觉状态很好，就同房了，没有失败，老婆很满意。

我叮嘱荣华，工作再重要也要照顾好身体，平时多注意保养，身体才不会在关键时候掉链子。

最灵调理方：杜仲鹌鹑汤

- 准备枸杞子 30 克，杜仲 10 克，鹌鹑 1 只，盐适量。鹌鹑去毛和内脏，枸杞子、杜仲用清水浸透，洗干净。瓦煲内加入适量清水，先用文火煲至水开，然后加入以上材料，煲至水滚时，改中火煲 1 小时左右，加盐调味。每日 1 剂，佐餐食用，7 日为 1 个疗程。此方具有补肝益肾、消除疲劳、强壮筋骨的功效。

更多调理方

鲜淫羊藿汤

准备鲜淫羊藿200克，将药物剪碎烤干，水煎服，开水泡亦可，每日3次。此方具有补肾壮阳的功效，用于治疗阳痿。

酒浸阳起石

准备阳起石15克，白酒1500毫升，将阳起石研末，浸酒1日，每次50毫升或2酒杯饮服，每日3次。此方用于治疗性功能衰退、阳痿。

蜈蚣茴香末

准备蜈蚣30条，甘草6克，小茴香3克。上药共研末，水煎服，每次服用2克，每日一二次。此方具有暖肾补虚的功效，用于治疗阳痿。

鸡睾丸

取鸡睾丸适量，白酒、醋、蒜泥适量。选择鸡冠红大、毛色艳丽、翅大身高的公鸡，宰杀后，取出睾丸浸入白酒中3小时左右，再取出烤黄备用。食用时可蘸酒、醋和蒜泥，隔晚服1次，每次1对。此方主治阳痿等症。

阳起石合剂

取阳起石30克，淫羊藿、首乌各15克，肉苁蓉12克，巴戟天、葫芦巴、山茱萸、菟丝子、枸杞子、五味子各10克，仙茅6克，羊睾丸1对。每日1剂，水煎服。15日为1个疗程。此方治疗阳痿有显著的功效。

金樱杜仲煲猪尾

取金樱子25克，杜仲30克，猪尾2条，盐适量。将猪尾去毛洗净后和金樱子、杜仲一起放入砂锅中，加适量清水煎煮，煮熟后调入盐即成。此方具有固精缩尿、涩肠止泻、补肝益肾、强筋壮骨的功效，可缓解阳痿的症状。

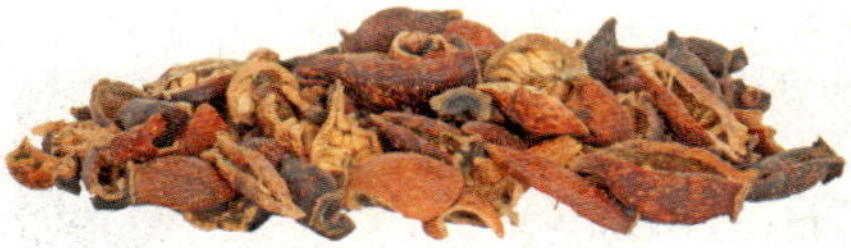

杞叶羊肾汤

准备枸杞鲜叶250克，羊肾1对，葱白、生姜片适量。羊肾剖开去筋膜，洗净切片，再与其他三味一起煮汤服用。每日1剂，佐膳食用，可以常吃。此汤补肾气、益精髓，可用于治疗腰酸、阳痿。

● 按摩特效穴：命门穴、神阙穴

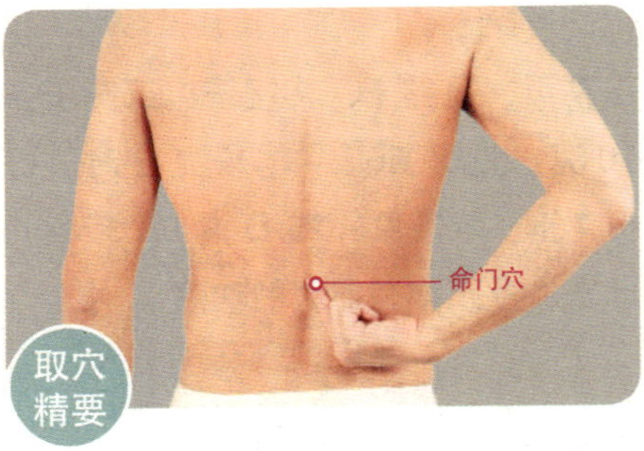

命门穴：补肾壮阳。穴位位于后正中线上，第二、三腰椎棘突之间。

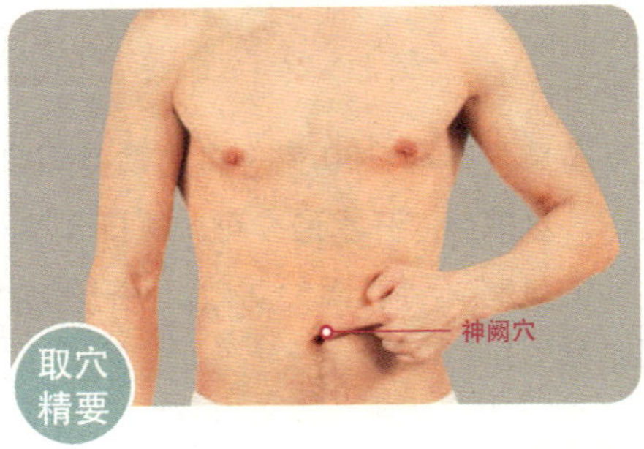

神阙穴：温阳救逆，健运脾胃。穴位位于腹中部，脐中央。

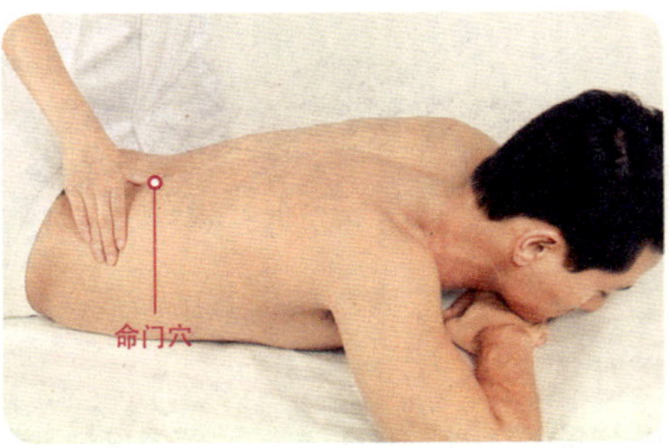

Step 1：俯卧，将拇指置于穴位上，用拇指指腹按揉。

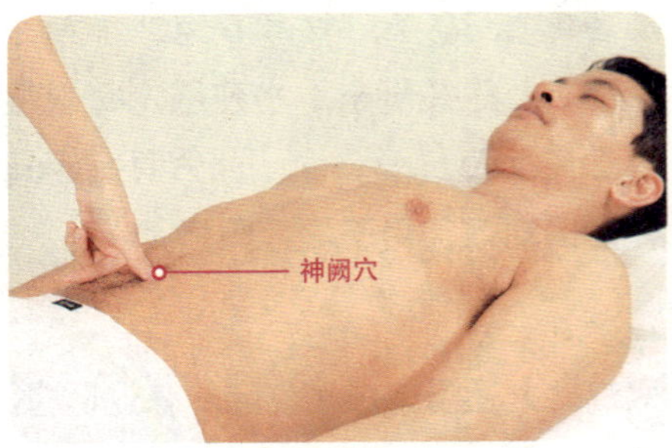

Step 2：仰卧，将拇指置于穴位上，用拇指指尖按压穴位。

操作要领

①力度以出现酸胀的感觉为宜。

②每天早晚各按摩 1 次，每次 1~3 分钟。

患不育症首选肉苁蓉炖羊肉

在农村很多地方，如果一对夫妻结婚两三年还没有生孩子，就会被人认为是“有病”。这儿的“有病”不是骂人的话，而是说这对夫妻没有生育能力。

小林是我的一个远房亲戚，结婚已经3年了，却未生子，就被村里的人在背后说成“有病”。其实刚结婚的时候，小林和妻子吴兰决定先赚足钱再考虑生孩子，现在事业渐渐稳定了，想生个孩子享受天伦之乐，顺便也堵住村民的悠悠之口，可是事与愿违，解除“安全措施”一年了，吴兰的肚子却毫无动静。去医院检查，身体也很健康，完全没毛病。无奈之下，夫妻俩就决定进城来找我看看。

一进门，吴兰就跟我抱怨说：“还说要小孩，平时烟酒不断，身体哪会好？”小林正要反驳，我怕他们吵起来，就赶紧岔开话题说：“这个不育呢，从中医的角度来讲，有以下几种类型：肾阳不足型、肾阴虚型、脾肾阳虚型、气血两虚型、肝经湿热型、肝郁血瘀型等。”我诊到小林舌质发红，苔少，脉象比较细数，便问他身体有没有其他不舒服的地方，还有平时饮食、睡眠怎么样。小林说，在外面和朋友吃饭比较杂，喝酒也比较多，睡眠时早时晚。我又问他：“会不会耳鸣？”小林说：“有一点。”我跟他说：“你这种情况是肾阴虚所致，最近房事的频率是不是很高？”小林有点不好意思地点了点头，说：“这不是想快一点生个出来嘛！”我跟他说，欲速则不达，很多事情是急不来的，特别是生孩子这种

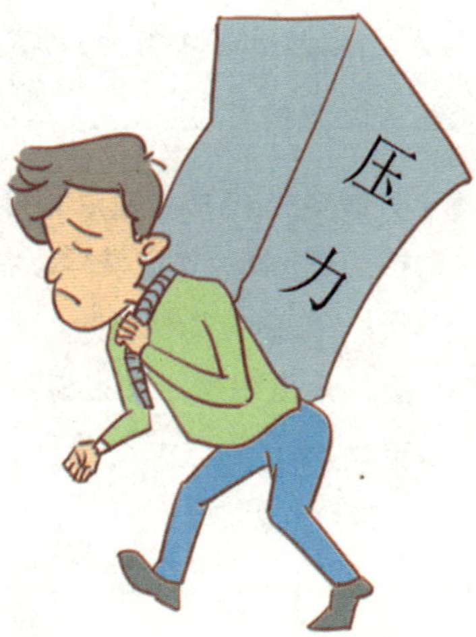

事，半点都马虎不得。

小林恍然大悟，问我："那有什么好办法吗？"我跟他说："办法是有，不过要先把烟酒戒了，因为烟酒会直接损害精子的数量、质量和疾病的治疗效果，你先答应戒烟酒，我才告诉你方子。"小林连连答应下来。我给他们推荐了一个方子：肉苁蓉炖羊肉。吴兰问我具体的做法以及疗效，我把方子写给了她并解释说，肉苁蓉味甘性温，归肾、大肠经，具有补肾阳、益精血的疗效，主治肾阳虚衰、精血不足、耳鸣眼花、宫寒不孕等；菟丝子具有滋补肝肾、固精缩尿的功效，用于治疗阳痿遗精、腰膝酸软、目昏耳鸣、脾肾虚泻等症状。李时珍在《本草纲目》中说"羊肉能暖中补虚，补中益气，开胃健身，益肾气，养胆明目，治虚劳寒冷、五劳七伤"。

半年后，我收到吴兰怀孕的喜讯，听小林说，开始他说要戒烟酒的时候，身边的朋友都不信，想不到他真的做到了；饮食也变清淡了，重口味的食物通通不沾；同时经常食用药膳方，并减少了房事的次数，不久之后，吴兰真的怀上了。我很是欣慰，告诉他，要保持这种健康的生活习惯，照顾好自己的身体才能更好地赚钱养家，背负起丈夫、父亲的责任。

最灵调理方：肉苁蓉炖羊肉

- 准备羊肉60克，肉苁蓉鲜干片30克，菟丝子15克，生姜2片，大葱1根，蒜5瓣。羊肉洗净切块去腥味，从罐里取出肉苁蓉鲜干片，菟丝子、生姜、大葱洗净，蒜切块。把全部用料放入炖盅内，加开水适量，炖盅加盖，文火炖2~3小时，加入葱、姜、蒜即可。佐餐当菜，每日1次，7日为1个疗程。本方有滋肾阴、益气血、壮肾阳的功效，用于治疗不育症。

更多调理方

山药蟹肉汤

准备螃蟹 200 克，山药 50 克，葱段、食用油、调料各适量。螃蟹洗净去壳、鳃，切块；山药洗净，去皮切块。炒锅放入螃蟹块炸至金黄色，捞出控油。炒锅洗净，放入山药、葱段，倒入适量冷水，大火煮 1 分钟，加入蟹块，再煮 6 分钟，调味即可。此方具有补肾壮阳的功效，可辅助治疗男性不育症。

人参麻雀鸡

准备人参和水发香菇各 15 克，黄芪和山药各 20 克，麻雀 5 只，母鸡 1 只，葱、姜、调料各适量。将处理好的母鸡和麻雀放入锅内同煮，煮至七成熟时加入黄芪、山药、香菇、葱、姜、盐、料酒，用小火煨至软烂。人参用开水泡开，上笼蒸半小时，喝汤吃肉。此方适合气血亏虚、面色无华、精子活力不足的患者。

胡椒龟鸡

准备童子鸡（重约 1 千克）和人工饲养的乌龟（重约 500 克）各 1 只，白胡椒 9 克，红糖 500 克，白酒 1000 毫升。把鸡去毛及内脏，从腹部剖开，龟去甲。将龟、白胡椒及红糖装入鸡腹内，置于砂锅中，加白酒，加盖（不再加水），并用泥封固，用慢火煨至

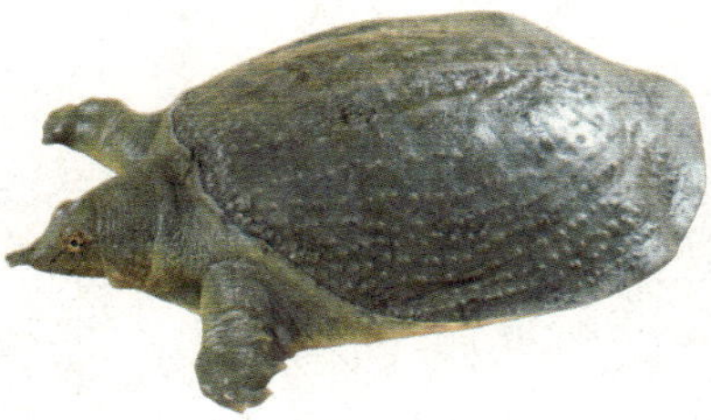

肉烂为度。此方用于治疗肾虚阳痿、男性不育。

银耳甲鱼汤

准备人工饲养的甲鱼 1 只，知母、黄檗、天冬、女贞子各 10 克，银耳 15 克，姜丝、葱段、调料各适量。甲鱼剖腹去内脏和头后放入锅内，加水、姜丝、盐、葱段，用大火烧开后改用小火煨。肉将熟时放入泡发好的银耳及药袋，待甲鱼肉软烂时出锅，放入盐和味精。此汤可以辅助治疗精液不化，适合有腰酸肢冷、疲倦嗜卧、阴囊湿热等症状的男性食用。

羊腰汤

准备羊腰子 1 对，肉苁蓉 12 克，熟地、枸杞子各 10 克，巴戟天 8 克。将羊腰子洗净，切丁，与肉苁蓉、熟地、枸杞子、巴戟天同入锅中，加水适量炖 1 小时至腰子熟烂即可。吃肉饮汤，每日 1 次。此汤可壮阳补肾，辅助治疗不育症。

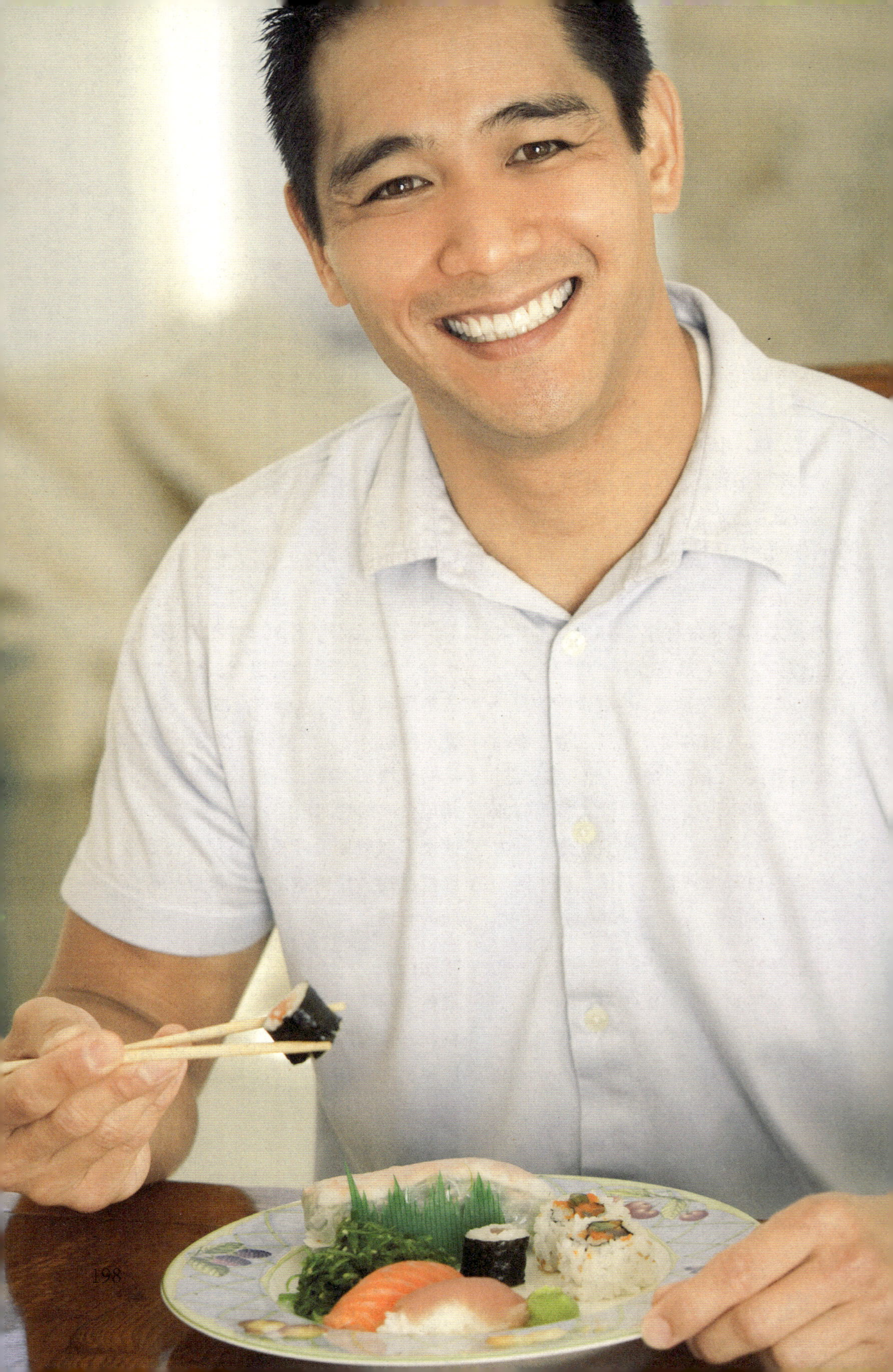